U0198344

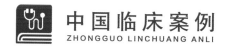

临床实践与教学丛书

心血管内科罕见疑难疾病病例精解

主编　刘震宇　史冬梅　李　静

上海科学技术文献出版社
Shanghai Scientific and Technological Literature Press

图书在版编目（CIP）数据

心血管内科罕见疑难疾病病例精解 / 刘震宇，史冬梅，李静主编 . -- 上海：上海科学技术文献出版社，2024

（中国临床案例）

ISBN 978-7-5439-9026-5

Ⅰ . ①心… Ⅱ . ①刘… ②史… ③李… Ⅲ . ①心脏血管疾病—疑难病—病案—分析 Ⅳ . ① R54

中国国家版本馆 CIP 数据核字（2024）第 061645 号

策划编辑：张 树
责任编辑：应丽春
封面设计：李 楠

心血管内科罕见疑难疾病病例精解
XINXUEGUAN NEIKE HANJIAN YINAN JIBING BINGLI JINGJIE
主 编：刘震宇 史冬梅 李 静
出版发行：上海科学技术文献出版社
地 址：上海市淮海中路 1329 号
邮政编码：200031
经 销：全国新华书店
印 刷：河北朗祥印刷有限公司
开 本：787mm×1092mm 1/16
印 张：18.75
版 次：2024 年 4 月第 1 版 2024 年 4 月第 1 次印刷
书 号：ISBN 978-7-5439-9026-5
定 价：238.00 元

http://www.sstlp.com

《心血管内科罕见疑难疾病病例精解》
编委会

主 编

刘震宇　中国医学科学院北京协和医院
史冬梅　首都医科大学附属北京安贞医院
李　静　首都医科大学宣武医院

副主编

陈　未　中国医学科学院北京协和医院
于　雪　北京医院
祖凌云　北京大学第三医院
郭彩霞　首都医科大学附属北京同仁医院
叶绍东　中国医学科学院阜外医院
吴　炜　中国医学科学院北京协和医院
郭潇潇　中国医学科学院北京协和医院
陈太波　中国医学科学院北京协和医院

编 委

（按姓氏笔画排序）

马玉良　北京大学人民医院
王　欣　首都医科大学附属北京朝阳医院
王　亮　中国医学科学院北京协和医院
王　辉　中国医学科学院北京协和医院
王新宇　北京大学第三医院
田　然　中国医学科学院北京协和医院
田新利　中国人民解放军总医院第七医学中心
朱园园　中国医学科学院北京协和医院
刘颖娴　中国医学科学院北京协和医院
杨杏林　中国医学科学院北京协和医院

杨德彦　中国医学科学院北京协和医院
汪　奇　中国人民解放军总医院
张博为　中国医学科学院北京协和医院
钱　浩　中国医学科学院北京协和医院
高　鹏　中国医学科学院北京协和医院
黄　燕　中国医学科学院阜外医院
董　哲　中日友好医院
韩业晨　中国医学科学院北京协和医院
褚松筠　北京大学第一医院
黎婧怡　中国医学科学院北京协和医院

学术秘书

刘颖娴　中国医学科学院北京协和医院

主编简介

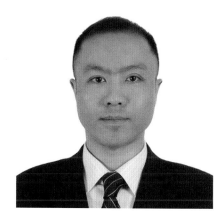

刘震宇，男，医学博士，主任医师，教授，硕士研究生导师。现任中国医学科学院北京协和医院心内科常务副主任（主持工作）。毕业于中国协和医科大学八年制临床医学专业，就读期间曾作为交换学生前往美国加州大学旧金山分校（UCSF）医学院交流学习。毕业后一直在中国医学科学院北京协和医院工作至今，工作期间曾作为荣誉访问学者在法国巴黎第六大学〔皮埃尔与玛丽-居里大学（UPMC）〕Pitié-Salpêtrière医院心脏病研究所进修学习。

兼任欧洲心脏病学会会员（FESC），中华医学会心血管病学分会动脉粥样硬化与冠心病学组委员，中国药理学会药源性疾病学专业委员会委员，中国研究型医院学会高血压专业委员会委员，中国医师协会心血管内科医师分会委员，北京医学会罕见病分会副主任委员，北京医学会血栓与止血学分会常务委员，北京医学会心血管病学分会委员，北京医师协会心内科专科医师分会理事兼副总干事。

主要工作和研究领域为冠状动脉疾病，擅长冠心病的抗栓治疗、介入治疗以及炎症相关性冠状动脉疾病的诊治。

主编简介

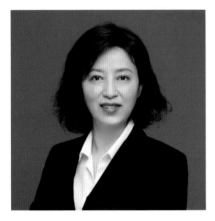

史冬梅，女，主任医师，教授，硕士生导师。现任首都医科大学附属北京安贞医院心内科主任、老年心脏病中心执行副主任。

兼任美国心脏病学院Fellow（FACC）、美国影像及介入学会会员（SCAI），中国心脏内外科医师沙龙秘书长，中华医学会心血管分会介入学组委员，中国医师协会心血管分会委员转换医学学组委员，北京医学会内科分会常务委员，北京医学会罕见病分会委员，北京医学会心血管分会血栓专业委员会委员，中国老年保健协会心血管专业委员会主任委员，北京心血管疾病防治研究会常务副会长，中国女医师协会心脏与血管专委会常务委员，中国生物医学工程学会心律分会女性心律失常工作委员会委员，中国老年学和老年医学学会老年病分会心血管病精准医疗专家委员会常务委员，中国中西医罕见病协会副秘书长，北京亚健康防治协会理事，世界中医药联合会介入心脏病专业委员会常务委员。中国康复医学会心脏介入和康复专业委员会常务委员，中国老年医学会心电与心功能分会委员。

长期从事心血管疾病的临床诊断和治疗工作，有着丰富的临床经验。对于心血管疾病危重症疾病的管理，多学科交叉管理，尤其是心脏病的介入治疗，永久起搏器植入术，先天性心脏病的介入治疗方面更是有着高超的技术水平，完成了上万例手术。担任全国心血管疾病介入诊疗技术培训项目冠心病介入和起搏器培训导师。

《中国实用内科学杂志》编委，《心血管病研究》编委，《中华临床医师杂志》编委，《国际循环杂志》编委。主持和参与多项国家自然科学基金、北京市自然科学基金、市科委专项基金，并参与863和十三五重大项目的研究，获得国家及北京市科技成果三等奖。在国内外的SCI杂志上发表论文论著50余篇，并主编多部论著和科普书籍等。

主编简介

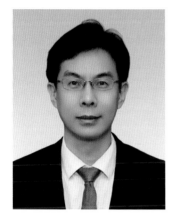

　　李静，男，医学博士，主任医师，教授，博士生导师。现任首都医科大学宣武医院老年医学科主任，首都医科大学心血管病学系副主任。

　　兼任中国老年医学学会常务理事和高血压分会总干事，中国医师协会高血压专业委员会委员，北京医学会心血管病分会第二届青委会副主任委员，北京高血压防治协会副会长，北京医师协会老年医学分会常务委员，北京医师协会全科医师分会副会长，北京慢性病与健康教育研究会心血管病分会副主任委员、高血压分会副主任委员，北京医学伦理学会临床研究分会副主任委员，国际血管联盟微血管病分会副主任委员，国家老年疾病临床医学研究中心老年心血管病防治联盟执行主任委员，Fellow of European Society of Cardiology（FESC）。

　　擅长急性心肌梗死、冠脉介入、高血压、心律失常、心力衰竭、先天性心脏病等心血管疾病的诊断和治疗。

　　主持国家自然科学基金、北京市自然科学基金等多项国家级和省部级科研项目，以第1作者或通讯作者在国内外心血管领域顶级期刊发表论文；撰写二十余部学术专著、研究生教材、指南和专家共识。获得北京市科学技术二等奖、中国老年医学学会/北京医学奖励基金会老年医学"杰出贡献奖"、北京市通州区科学技术一等奖。入选北京市科技新星计划、北京市215高层次卫生人才项目、北京市百千万人才工程项目、北京市高层次创新创业领军人才项目。

>>>>>>

　　心血管内科罕见疑难疾病相对少见、病情复杂，同时心血管内科医生普遍对其认识不足、经验缺乏。上述原因共同导致心血管内科罕见疑难疾病成为广大心血管内科医生临床工作的痛点和难点，其临床诊治水平亟待提高。

　　基于上述现状，我们编写了《中国临床案例·心血管内科罕见疑难疾病病例精解》一书。如书名所示，本书为一本心血管内科罕见疑难疾病的病例集，共收录了35例经过精心挑选的临床病例，涵盖了心血管内科的多个不同领域，如冠状动脉疾病、离子通道疾病、继发性心肌疾病、累及心血管系统的血栓出血性疾病、肿瘤相关性心血管疾病、遗传性心血管疾病等。

　　本书由北京医学会罕见病分会心血管病学专业组牵头编写。编者均为来自中国医学科学院北京协和医院以及北京其他知名三甲医院的心血管内科专家，他们在心血管内科罕见疑难疾病的诊治方面具有丰富经验。各位编写专家对每一个病例的诊治过程进行了抽丝剥茧般的细致分析，并对每一个病例的教育意义做了精彩点评。

　　希望本书能够提高广大心血管内科医生对心血管内科罕见疑难疾病的认识水平和诊治水平，助力广大心血管内科医生在临床工作中更好地应对心血管内科罕见疑难疾病的挑战。

中国医学科学院北京协和医院

刘震宇

2023年9月于北京

序

受《中国临床案例·心血管内科罕见疑难疾病病例精解》主编刘震宇教授之邀，为本书撰写序言。十分荣幸，又十二分忐忑！

作为一名儿童肾脏病学教授，我与从事心血管病学工作的刘震宇教授的"跨界"结识和共事缘于罕见病！2012年，北京医学会罕见病分会成立。作为分会的主任委员，我有幸结识了先后担任分会的常务委员和副主任委员的刘震宇教授。数年来，我们同北京以及全国众多关注罕见病的专家一道为推进中国罕见病的相关工作不懈努力。

尽管罹患罕见病的患者人数少，但罕见病的种类却多达数千种！其中不少罕见病以心血管系统受累为主或以心血管系统症状为首发表现，极易误诊、漏诊。为普及心血管内科罕见疑难疾病的相关知识、提高广大心血管内科医生对心血管内科罕见疑难疾病的认识水平和诊治水平，在刘震宇教授带领下，以北京医学会罕见病分会心血管病专业组成员为主体的20余位心血管内科专家精心编写了《中国临床案例·心血管内科罕见疑难疾病病例精解》。

作为一名"外行"，在喜获手稿后急不可待地拜读了全书，深为编委们的大爱所感动！心血管内科疾病在我国和世界范围内均属于常见病，但各位编委专家们在繁忙的工作之余并没有忽视小众群体——疑难罕见心血管内科疾病患者。他们用医者的爱心和智慧在百忙之中收集、整理了35例疑难罕见心血管内科疾病的临床病例。书中的"病例摘要"清晰简明，"诊治经过"详实有序，尤其精彩的是"病例讨论"和"病例点评"，充分展示了编委专家们在疑难罕见心血管内科疾病诊治方面的渊博学识和丰富经验。

期待更多读者能够喜爱《中国临床案例·心血管内科罕见疑难疾病病例精解》一书！相信无论您是内行（心血管内科医生），抑或外行（非心血管内科医生，甚至非医护专业人士），拜读学习下来应该会被书中鲜活的病例所吸引，会因专家们的讨论和点评而引发自己的思考，会将本书视为爱读、耐读的重要参考书籍。

丁洁

2023年11月15日

序言作者简介

丁洁，儿科教授，博士研究生导师。中国宋庆龄基金会副主席，第十一、第十二及第十三届全国政协委员，北京大学第一医院原副院长，英国曼彻斯特大学客座教授。擅长儿童肾脏疾病的诊治和研究。

先后担任国际儿科学会常务委员、国际儿科肾脏病学会理事、亚洲小儿肾脏病学会理事、北京医学会罕见病分会主任委员、中国女医师协会副会长及儿科专业委员会主任委员等。

主持数十项国家级和部委级课题。在国际、国内期刊发表论文300余篇，其中100余篇被包括《新英格兰医学杂志》在内的SCI期刊收录。作为第一完成人获国家科学技术进步奖二等奖、中华医学科技奖一等奖等。

目　录

第一章

冠状动脉疾病

病例1 Kounis综合征

病例1-1：Kounis综合征Ⅰ型

一、病历摘要

（一）病史简介

一般情况： 患者男性，38岁，因"血压升高2年，发现肾上腺占位2个月余"于2021年6月16日入院。

现病史： 2年前患者体检发现血压升高，约190/100mmHg，无头晕、黑矇，无发作性心慌、大汗、四肢厥冷，患者未诊治。3个月前患者就诊于外院，予苯磺酸氨氯地平5mg 1次/日及奥美沙坦酯片20mg 1次/日治疗，血压控制在160/90mmHg左右。2个月余前患者无明显诱因出现头痛，无头晕，无恶心、呕吐，就诊于外院。行腹部CT平扫示左侧肾上腺结节样增粗，血肾素水平升高（具体不详），患者遂就诊于我科门诊，改为盐酸维拉帕米缓释片240mg 1次/日治疗，血压控制在160/90mmHg左右，建议4周后入院检测肾上腺功能。现患者为进一步诊治收入院。自患病以来，患者精神好，睡眠好，饮食佳，二便无殊，体重无明显改变。

既往史： 高脂血症2年，未诊治。前列腺增生2年，未诊治。否认肝炎、结核、疟疾病史，否认心脏病史，否认糖尿病、脑血管疾病、精神疾病史，否认手术、外伤、输血史。

个人史： 否认烟酒嗜好。否认食物、药物过敏史。适龄结婚，育有1女，子女及配偶体健。

家族史： 否认家族相关遗传病史。

（二）体格检查

体温36.5℃，脉搏92次/分，呼吸16次/分，血压184/108mmHg。神清语利，查体合作。无满月脸、水牛背，皮肤无紫纹、无色素沉着。颈静脉无充盈。甲状腺未触及肿大。双肺叩诊清音，双侧未闻及干湿啰音。心率92次/分，律齐，心音有力，A2＞P2，心脏各瓣膜听诊区未及明显杂音。双侧桡动脉搏动对称，无水冲脉，毛细血管搏动征阴性。腹平坦，无压痛、反跳痛。肝脾未触及，Murphy征阴性，未闻及腹部血管杂音，肠鸣音正常，4次/分。肾脏无叩击痛。双下肢无水肿。

（三）辅助检查

入院后检查

血常规：白细胞4.34×10^9/L，血红蛋白170g/L，血小板202×10^9/L，中性粒细胞百分数48.3%，嗜酸性粒细胞百分数1.3%，嗜酸性粒细胞绝对值0.13×10^9/L，嗜碱性粒细胞百分数0.2%，嗜碱性粒细胞绝对值0.02×10^9/L。

尿常规、便常规未见异常。

肝功能：丙氨酸氨基转移酶60U/L↑（正常值＜50U/L），天冬氨酸氨基转移酶44U/L↑（正常值＜40U/L），其余正常。

肾功能：肌酐72μmol/L，估算的肾小球滤过率113ml/（min·1.73m^2）。

血脂：总胆固醇6.16mmol/L↑，三酰甘油1.8 mmol/L↑，高密度脂蛋白胆固醇1.08mmol/L，低密度脂蛋白胆固醇4.13mmol/L↑。

凝血、糖化血红蛋白、甲功、心肌损伤标志物、N末端B型利钠肽原（NT-proBNP）未见明显异常。

立卧位RAAS试验未见异常，如病例1-1表1所示。

病例1-1表1　立卧位RAAS试验未见异常

	肾素活性（ng/ml/h）	血管紧张素Ⅱ（pg/ml）	醛固酮（pg/ml）	ARR
卧位	2.46	64.3	158.23	
立位	＞12	110.38	180.56	＜1.5

注：ARR正常值＜30。

ACTH-皮质醇节律未见异常，如病例1-1表2所示。

病例1-1表2　ACTH-皮质醇节律未见异常

	8am	4pm	0am
ACTH（pg/ml）	76.5	13	15.9
皮质醇（μg/dl）	14.2	6.9	1.4

注：同日8am皮质醇正常值约为4pm皮质醇测定值2倍，0am皮质醇正常值＜1.8μg/dl。

生长激素组合：胰岛素样生长因子164ng/ml（正常值范围为109～184ng/ml），生长激素<0.05ng/ml（正常值<3ng/ml）。

24小时尿游离皮质醇定量：210μg/24hr。

24h尿VMA定量：10mg/24hr。

心电图：窦性心律，心率74次/分，大致正常心电图。

颈动脉、椎动脉超声：双侧颈动脉内中膜增厚。

双下肢动脉超声：未见明显异常。

双肾动脉超声：双肾动脉主干未见明显狭窄。

超声心动图：心内结构未见异常，LVEF 71%，下腔静脉内径及呼吸动度正常。

腹部增强CT：左侧肾上腺稍增粗。

二、诊治经过

入院初步诊断考虑为：①高血压3级 很高危；②左侧肾上腺占位性质待查；③高脂血症；④前列腺增生。考虑患者肾上腺占位性质不明，已经换用口服维拉帕米缓释片降压8周，决定复查腹部增强CT明确肾上腺占位情况，并进一步完善肾上腺功能学检测等继发性高血压病因筛查。

入院第2天下午（15：00）患者行腹部增强CT，检查中静脉注射对比剂碘海沙醇注射液80ml（威视派克320），过程中患者无不适。当晚（21：00）患者出现头颈面部、双上肢、胸腹部皮疹伴瘙痒，患者未告知医生。入院第3天清晨，患者头颈面部皮疹大部分消退。入院第四日凌晨（00：20）患者突发胸闷、心悸、伴大汗。测血压95/52mmHg，心率54次/分。查体示四肢温暖，心肺腹查体未见明显异常。即刻查心电图（病例1-1图1B）示V_2～V_5导联ST段弓背向下抬高，与入院心电图（病例1-1图1A）相比存在动态变化。予硝酸甘油0.5mg舌下含服2分钟后患者胸闷缓解，胸闷共持续10分钟。复查心电图（病例1-1图1C）示V_2～V_5导联ST段恢复至基线。即刻及8h后心肌损伤标志物均未见异常。8小时后复查心电图（病例1-1图1D）提示前壁导联T波双向改变，结合患者胸闷症状及心电图存在动态演变，考虑不除外急性冠脉综合征可能，决定行冠脉造影。考虑患者既往有可疑碘造影剂过敏史，造影前予100mg氢化可的松静脉输液。造影结果（病例1-1图2）示：冠脉分布呈均衡型，LM：正常；LAD：大致正常；LCX：正常；RCA：正常。造影剂为碘海醇注射液（欧乃派克）。

结合患者以下临床特点：①突发胸闷症状，硝酸甘油0.5mg舌下含服2分钟后胸闷缓解，胸闷持续时间<30分钟；②症状发作时心电图示V_2～V_5导联ST段弓背向下抬高，症状缓解复查心电图示V_2～V_5导联ST段恢复至基线；③心肌损伤标志物无升高；

④冠脉造影正常；考虑患者为冠脉痉挛导致变异型心绞痛可能性大。

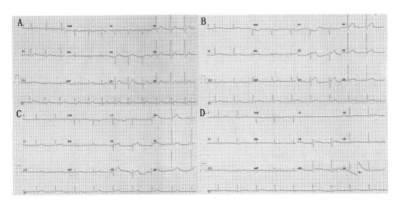

病例1-1图1　心电图

注：A.入院首份心电图；B.胸闷发作时心电图；C.胸闷缓解时心电图；D.胸闷缓解8h后心电图。

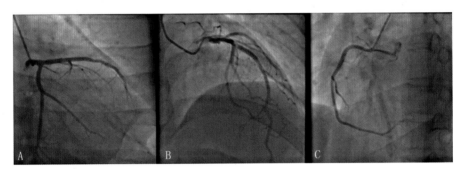

病例1-1图2　冠脉造影

注：A. 左冠状动脉（RAO 30°+CAU30°）；B. 左冠状动脉（AP+CRA30°）；C. 右冠状动脉（LAO 45°）。

　　冠脉痉挛常见病因[1]如下：①冠状动脉粥样硬化：患者有高血压、高脂血症等冠心病危险因素，需考虑冠状动脉粥样硬化相关性冠脉痉挛。但冠脉造影未见异常，故不考虑此病因；②甲状腺功能亢进：该患者无甲亢相关症状，查体甲状腺未见肿大，甲功正常，故不考虑此病因；③嗜铬细胞瘤：该患者无阵发性头痛、心悸，24小时尿VMA正常，腹部增强CT未见肾上腺明显强化（病例1-1图3），故不考虑此病因；④药物相关：β受体阻滞剂、阿片类等药物可诱发冠脉痉挛。该患者未应用上述药物，故不考虑此病因；⑤过敏反应：该患者入院复查腹部增强CT，静脉注射造影剂后出现皮疹伴瘙痒。虽然造影过程中无症状，但造影6小时后出现皮疹，考虑患者对造影剂过敏，需考虑此病因。过敏反应诱发的冠脉痉挛称为Kounis综合征。其中Kounis综合征Ⅰ型常发生于无冠状动脉粥样硬化性心脏病的人群，表现为心电图ST段一过性抬高，伴或不伴心肌损伤标志物升高。该患者胸闷发作时$V_2 \sim V_5$导联ST段抬高，胸闷缓解后ST段恢复至基线，心肌损伤标志物阴性，冠脉造影未见异常，故最终诊断为造影剂相关Kounis综合征Ⅰ型。

高血压方面，患者完善肾上腺功能学检查未见异常，考虑肾上腺增粗为无功能性增生，排除继发性高血压，最终诊断为原发性高血压。入院后患者考虑合并Kounis综合征Ⅰ型，予合心爽缓解冠脉痉挛，同时控制血压。随访1年，患者未诉胸闷等症状再发，血压控制在140/90mmHg左右。

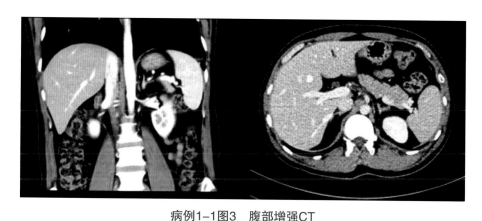

病例1-1图3 腹部增强CT

注：提示左侧肾上腺稍增粗，呈结节状。

三、病例讨论

患者系青年男性，因高血压入院，为明确肾上腺占位性质行腹部增强CT，造影6小时后出现皮疹伴瘙痒，考虑存在过敏反应。造影33小时后患者突发胸闷，予硝酸甘油舌下含服2分钟后胸闷缓解。心电图示$V_2 \sim V_5$导联一过性ST段抬高，肌钙蛋白阴性。冠脉造影未见明显异常。考虑患者胸痛为冠脉痉挛导致变异型心绞痛。结合患者造影剂过敏，变异型心绞痛，冠脉造影正常，故考虑诊断为Kounis综合征Ⅰ型。

大多数Kounis综合征发生在接触过敏原1小时后，只有10%左右表现为迟发型Kounis综合征。既往有病例报道患者接触过敏原最长20小时之后出现急性冠脉综合征相关症状，截至目前，本病例是国内外Kounis综合征病例报道中迟发过敏时间最长的病例，迟发过敏时间长达33小时。这说明Kounis综合征可出现在接触过敏原数小时甚至1天后，当患者出现过敏症状数天内都应警惕继发Kounis综合征。但需要注意的是，急性冠脉综合征相关症状出现时间距离接触过敏原时间越长，诊断Kounis综合征的可能性越小，需认真排查其他引起冠脉痉挛的病因。

目前尚缺少Kounis综合征的国际诊治共识，治疗中应兼顾过敏及急性冠脉综合征。我国2015年《冠状动脉痉挛综合征诊断与治疗中国专家共识》中提到，治疗Kounis

综合征应以糖皮质激素为主，在保证血压耐受的情况下，予硝酸甘油及钙离子拮抗剂缓解冠脉痉挛。根据患者冠脉存在动脉粥样硬化及狭窄，予冠心病二级预防治疗。

四、病例点评

Kounis综合征是过敏反应诱发的急性冠脉综合征，发病率极低，国内外报道极少见。引起Kounis综合征的诱因有很多，药物和昆虫叮咬是最常见的过敏原。过敏时肥大细胞及淋巴细胞活化，机体释放大量组胺、血小板活化因子等炎症介质，导致冠脉痉挛、斑块破裂甚至支架内血栓形成。目前Kounis综合征分为三种类型：Kounis综合征Ⅰ型最常见，常发生于无冠状动脉粥样硬化性心脏病的人群，表现为冠脉痉挛，心电图ST段一过性抬高，若冠脉痉挛持续存在，严重时可导致心肌梗死。Kounis综合征Ⅱ型常发生于有冠状动脉粥样硬化性心脏病的人群，表现为斑块破裂或糜烂引起急性心肌梗死。Kounis综合征Ⅲ型发生率最低，指支架置入术后的患者因过敏反应导致原有冠脉支架附近或支架内血栓形成。目前有关Kounis综合征的发病机制尚不清楚，有待进一步研究明确。

Kounis综合征在临床工作中时有发生但鲜有报道，由于不具特异性的临床表现而常被忽视。当患者出现过敏反应时，如有胸闷、胸痛症状，应及时查心电图、心肌酶等辅助检查，必要时进行冠脉造影进一步分析明确诊断，并对过敏反应和急性冠脉综合征进行综合治疗。对于Kounis综合征的治疗，很重要的就是针对过敏的治疗，给予对症支持治疗，预防过敏再发，同时根据冠脉情况给予解痉、抗动脉粥样硬化的治疗。

病例1-2：Kounis综合征Ⅱ型

一、病历摘要

（一）病史简介

一般情况：患者男性，52岁，因"间断胸痛伴呼吸困难18小时。"于2022年2月19日入院。

现病史：患者入院前18小时进食面条5分钟后（2022年2月18日18：35）出现心前区压迫样疼痛，伴呼吸困难、全身皮肤潮红、多发风团样皮疹，无抽搐，无肢体活动障碍。自服氯苯那敏3片后呼吸困难较前好转但胸痛持续不缓解，遂呼叫120。17小时前（2022年2月18日19：30）120急救人员到达现场，查体示血压测不出，外周血氧饱和度75%，予吸氧、心电监测、开放静脉、肾上腺素1mg治疗后血压回升至

97/36mmHg。16小时前（2022年2月18日19：55）至我院急诊科，初步诊断"过敏性休克"。行心电图（病例1–2图1A）显示Ⅲ、aVF导联ST段抬高，Ⅰ、aVL、V_2~V_4 ST段压低。予补液、地塞米松、葡萄糖酸钙、西替利嗪（抗过敏），小剂量去甲肾上腺素后患者血压、血氧逐步恢复正常，胸痛逐渐缓解，胸痛共持续2小时。复查心电图（病例1–2图1B）提示Ⅱ、Ⅲ、aVF ST段恢复至基线，V_3~V_6导联T波倒置。8h前（2022年2月19日5：30）查肌钙蛋白I（cTnI）0.86ng/ml（正常值<0.023ng/ml），肌酸激酶同工酶（CKMB）25U/L（正常值≤24U/L），考虑不除外急性冠脉综合征。遂联系急诊绿色通道，行冠脉造影（病例1–2图1C~E），结果示三支病变，RCA中段局限狭窄60%~70%，显影淡。行OCT评估（病例1–2图2）见RCA中段局部斑块破裂伴血栓形成，对RCA置入支架1枚。术后冠脉血流为TIMI 3级。术后收入CCU。患者自发病以来，精神差，睡眠差，食欲欠佳，小便无异常，尿量正常，大便失禁，体重无明显变化。

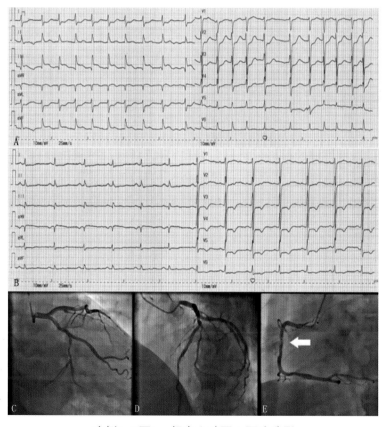

病例1–2图1　超声心动图＋冠脉造影

注：A. 急诊首份心电图；B. 急诊复查心电图；C. 左冠状动脉（RAO 30°＋CAU30°）；D. 左冠状动脉（AP＋CRA30°）；E. 右冠状动脉（LAO 45°）。

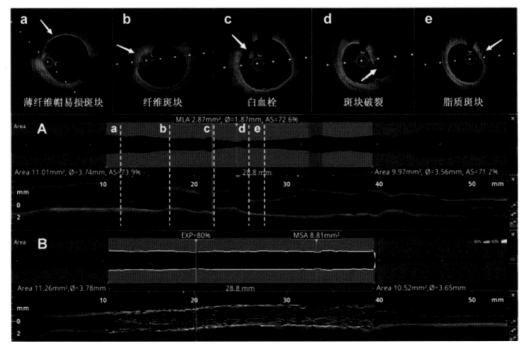

病例1-2图2　支架置入前后OCT重建图像

注：A. 支架置入前 OCT 重建图像；B. 支架置入后 OCT 重建图像。a. 薄纤维帽易损斑块；b. 纤维斑块；c. 白色血栓；d. 斑块破裂；e. 脂质斑块。

既往史：5年前患者进食面食后运动出现"过敏性休克"，外院予补液、抗过敏治疗后好转。次日出现左腿活动不利，诊断脑梗死，现无后遗症，长期口服阿司匹林100mg 1次/日。随后于北京协和医院诊断"小麦依赖性运动型过敏性休克"，此后患者避免进食面食。3年前患者再次进食面食后出现过敏性休克，经补液抗过敏后好转。高脂血症5年，未诊治。高血压3年，最高140/105mmHg，平素口服比索洛尔2.5mg 1次/日，血压控制在130/90mmHg左右。3年前于外院行冠脉造影示单支血管狭窄50%（具体不详），未予介入治疗。否认糖尿病。

个人史：吸烟30年，15支/日，未戒烟。饮酒30年，40g酒精/次/3天，未戒酒。海鲜过敏，青霉素过敏，表现为皮试阳性。适龄结婚，育有1女，子女及配偶体健。

家族史：否认家族相关遗传病史。

（二）体格检查

体温36.5℃，脉搏70次/分，呼吸17次/分，血压112/72mmHg。神清语利，查体合作。全身皮肤无皮疹、色素沉着。双侧瞳孔等大等圆，直接、间接对光反射均灵敏，双侧鼻唇沟无变浅，伸舌居中，双侧上下肌力正常，生理反射存在，病理反射未引出。颈静脉无充盈。双肺呼吸音清晰，未闻及干湿性啰音，无胸膜摩擦音。心前区无隆起，心尖搏动正常，心浊音界无扩大或缩小，心率70次/分，律齐，心音有力，A2＞P2，各瓣膜听诊区未闻及杂音，无心包摩擦音。腹平坦，腹部柔软，无压痛、反跳痛。双下肢无水肿。

（三）辅助检查

血常规：白细胞6.92×10^9/L，血红蛋白133g/L，血小板268×10^9/L，中性粒细胞百分数84.0%↑，嗜酸性粒细胞百分数3.0%，嗜酸性粒细胞绝对值0.33×10^9/L，嗜碱性粒细胞百分数0.5%，嗜碱性粒细胞绝对值0.06×10^9/L。

尿常规、便常规未见异常。

肝功能：丙氨酸氨基转移酶23U/L，天冬氨酸氨基转移酶24U/L，白蛋白33.6g/L↓，其余正常。

肾功能：肌酐82μmol/L，估算的肾小球滤过率95ml/（min·1.73m²）。

糖化血红蛋白A1c 6.5%↑。

心肌损伤标志物：

2022年2月18日cTnI＜0.010ng/ml（正常值＜0.023ng/ml），CKMB 12U/L（正常值≤24U/L），NT-proBNP 155ng/L（正常值＜450ng/ml）。

2022年2月19日cTnI 0.86ng/ml↑，CKMB 25U/L↑。

2022年2月20日cTnT 0.192ng/ml↑（正常值＜0.1ng/mL），NT-proBNP 812pg/ml↑。

肌钙蛋白的变化趋势如病例1-2图3所示。

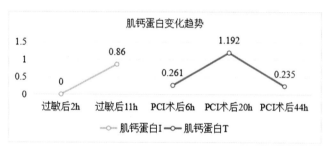

病例1-2图3 肌钙蛋白的变化趋势

注：单位：ng/ml。

过敏原筛查见病例1-2表1。

病例1-2表1 过敏原筛查

过敏原	结果	参考值	单位
过敏原总 IgE 检测	1325.00 ↑	0 ~ 60	KU/L
小麦	4.21 ↑	0 ~ 0.35	KU/L

凝血未见明显异常。

入院心电图：窦性心动过缓，心率59次/分，$V_3 \sim V_6$ T波倒置。

冠脉造影：冠脉分布呈右优势型；LM：管腔不规则；LAD：近段狭窄30%～40%，中段肌桥，收缩期狭窄40%～50%，远段狭窄30%～40%；LCX：近段内膜不光滑，远段发出OM后狭窄60%～70%，血管直径2mm；RCA：中段狭窄60%～70%，显影淡。

介入治疗（病病例1-2图2）：送LAUNCHER 6F JR3.5指引导管至RCA开口，送BMW导丝通过病变至RCA远端，送OCT导管至RCA，见RCA中段斑块破裂及血栓影，MLA 3.08mm^2，MLD 1.36mm，决定对RCA行PCI治疗，送Wolverine cutting（3.0mm×10mm）切割球囊至RCA中段病变处，以12atm扩张，送Resolute（3.0mm×26mm）支架至RCA中段病变处，以10～12atm扩张释放，送D.Kross（3.5mm×15mm）囊至RCA支架内，以12～16atm扩张，造影示结果满意，无残余狭窄及夹层，前向血流TIMI Ⅱ级。复测OCT示MLA 9.9mm^2，MLD 3.28mm，支架膨胀及贴壁良好。

超声心动图：左房增大，LVEF64%，右室收缩功能正常，下腔静脉内径及呼吸动度正常。

二、诊治经过

结合患者症状、体征、辅助检查，入院诊断考虑为：①冠状动脉性心脏病 急性下壁心肌梗死 心界不大 心律齐 心功能Ⅰ级（Killip分级）；②过敏性休克；③高血压病2级（很高危）；④高脂血症；⑤陈旧性脑梗死；⑥小麦依赖性运动型过敏性休克。

结合患者以下临床特点：①中年男性，有高血压、高脂血症、吸烟等冠心病危险因素；②突发胸痛，胸痛持续时间>30分钟；③症状发作时心电图示Ⅲ、aVF导联ST段抬高，症状缓解复查心电图示Ⅲ、aVF ST段恢复至基线；④心肌损伤标志物升高；⑤冠脉造影示三支病变，RCA中段局限狭窄60%～70%，OCT检查可见薄纤维帽的纤维脂质斑块，局部存在破裂斑块伴血栓形成。考虑患者为冠状动脉粥样硬化相关急性心肌梗死。

诱因上，患者既往有小麦过敏史，本次食用面食后出现多发风团样皮疹伴瘙痒，血压测不出，查IgE明显升高，经补液、抗过敏后患者血压逐渐恢复正常，皮疹消退，考虑过敏性休克诊断明确。

该患者冠脉造影提示三支病变，OCT示RCA中段局部斑块破裂伴血栓形成，结合患者进食小麦后出过敏反应，故诊断为Kounis综合征Ⅱ型。予冠心病二级预防治疗，同时嘱避免过敏原,出院后门诊随访1年,未再发作胸痛等不适。

三、病例讨论

患者系中年男性,既往有小麦过敏史,本次进食小麦后出现心前区压迫样疼痛,伴呼吸困难、多发风团样皮疹,血压测不出,查IgE明显升高,考虑过敏性休克诊断明确。予补液、抗过敏后患者血压逐渐恢复正常,胸痛缓解。患者胸痛持续>30分钟,首次心电图提示Ⅲ、aVF导联ST段抬高,Ⅰ、aVL、$V_2 \sim V_4$ ST段压低,复查心电图提示Ⅲ、aVFST段恢复至基线,$V_3 \sim V_6$导联T波倒置,动态监测心肌损伤标志物升高,考虑急性心肌梗死诊断明确。急诊冠脉造影示RCA中段狭窄60%~70%,显影淡,OCT检查可见薄纤维帽的纤维脂质斑块,局部存在破裂斑块伴血栓形成。结合患者小麦过敏,急性心肌梗死,OCT可见局部斑块破裂伴血栓形成,故考虑诊断为Kounis综合征Ⅱ型。

该患者经抗过敏治疗后胸痛逐渐缓解,症状发作时心电图示Ⅲ、aVF导联ST段抬高,症状缓解复查心电图示Ⅲ、aVFST段恢复至基线,OCT虽发现RCA中段局部斑块破裂伴血栓形成,但局部血流已开放,考虑血流开放原因是血栓部分自溶。后动态监测心肌损伤标志物升高,考虑虽然血栓有自溶,但冠脉闭塞持续时间>30分钟,仍造成心肌损伤。患者及时进行冠脉介入治疗后冠脉血流完全开放,梗死面积小,术后查超声心动图未见室壁节段运动异常。

目前尚缺少Kounis综合征的国际诊治共识,治疗中应兼顾过敏及急性冠脉综合征。我国2015年《冠状动脉痉挛综合征诊断与治疗中国专家共识》中提到,治疗Kounis综合征应以糖皮质激素为主,在保证血压耐受的情况下,予硝酸甘油及钙离子拮抗剂缓解冠脉痉挛。根据患者冠脉存在动脉粥样硬化及狭窄,予冠心病二级预防治疗。

四、病例点评

同病例1-1。

(病例提供:徐 媛 徐伟仙 祖凌云 北京大学第三医院)

(病例点评:叶绍东 中国医学科学院阜外医院 祖凌云 北京大学第三医院)

参考文献

[1]向定成，曾定尹，霍勇，等.冠状动脉痉挛综合征诊断与治疗中国专家共识[J].中国介入心脏病学杂志，2015，23（04）：181-186.

[2]KounisNG.Kounis syndrome：an update on epidemiology，pathogenesis，diagnosis and therapeutic management[J].Clin Chem Lab Med，2016，54（10）：1545-1559.

[3]Dimos A，Xanthopoulos A，Bismpos D，et al.Delayed Acute Coronary Syndrome Caused by Multiple Bee Stings：A Rare Case of KounisSyndrome[J].Cureus，2021，13（3）：e14120.

病例2 结节性多动脉炎累及冠状动脉

一、病历摘要

（一）病史简介

一般情况：患者男性，23岁，因"反复发作意识丧失3年，活动后胸闷2年，加重2天"入院。

现病史：患者2012年4月行走时首次发作意识丧失，伴双眼凝视、口吐白沫、肢体抽搐，持续约1小时意识自行恢复。外院查脑电图、头颅MRI未见异常。2014年10月卧位休息时再发意识丧失，性质同前，意识恢复后出现右侧肢体麻木、活动不利，言语不清，外院测血压170/110mmHg，24h尿蛋白4.9g。外院查头颅MRI示：左侧中脑大脑脚及左侧额叶半卵圆中心白质新发梗死，外院诊断为脑血管病、高血压，予降压、针灸等治疗后症状好转。2013年6月起出现活动耐量下降，上2~3层楼即感胸闷。此后患者症状进行性加重，至2015年初平地步行200米即有胸骨后压迫感，向左肩放射，休息10分钟可缓解。

2015年5月14日，患者床旁活动后出现持续性心前区闷痛，就诊我院急诊查心电图示窦性心动过速，心率120次/分。aVR ST段抬高0.2mV，Ⅰ、aVL、Ⅱ、aVF、V_1~V_7 ST段压低0.1~0.2mV，Ⅰ、aVL、V_5~V_7 T波双向或倒置（病例2图1）；血心肌钙蛋白（cTnI）1.74→4.67μg/L，考虑急性非ST段抬高型心肌梗死，予阿司匹林、氯吡格雷、阿托伐他汀、低分子肝素治疗及硝酸甘油静脉泵入后症状缓解，复查心电图提示抬高的ST段回落至基线，当晚收入CCU病房。病来精神饮食可，大小便正常。

既往史： 2012年曾出现发热，体温最高39℃，伴有右侧腮腺区肿大，半月后出现后背部斑丘疹，有破溃，同年夏天出现左侧睾丸疼痛，间断发作。

个人史： 无殊。

家族史： 无殊。

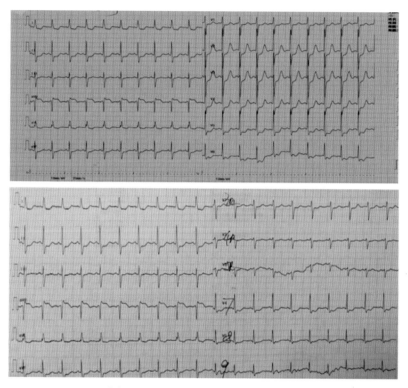

病例2图1　患者胸痛发作时的心电图

（二）体格检查

体温37.4℃，脉搏78次/分，呼吸18次/分，血压145/76mmHg，体重指数（BMI）22.4kg/m²。神志清晰，平车入病室，高枕卧位，安静面容，查体合作。背部皮肤可见散在圆形或椭圆形色素沉着，局部融合成片，无脱屑。双侧瞳孔等大正圆，对光反射灵敏。舌体无胖大，伸舌居中。颈软无抵抗，颈部、腹部及腹股沟未闻及血管杂音，无颈静脉怒张。双肺呼吸音粗，双下肺少量湿啰音。心率78次/分，心律齐，心界不大，各瓣膜区未闻及杂音及附加心音；腹软，肠鸣音正常。腹部无压痛、反跳痛，肝脾肋下未触及。脊柱无畸形、压痛，四肢关节活动自如，双下肢无水肿，双足背动脉搏动减弱。生理反射存在，病理反射未引出。

（三）辅助检查

1. **外院检查**　2014年10月外院查头颅MRI示：左侧中脑大脑脚及左侧额叶半卵

圆中心白质新发梗死，诊断为脑血管病。

2. 急诊检查　2015年5月14日就诊我院急诊，急诊检查：肌酐90μmol/L（59～104μmol/L）；cTnI 1.74→4.67μg/L（0～0.056μg/L）；N末端B型钠尿肽原（NTpro-BNP）2098pg/ml（0～125pg/ml）；血脂正常范围。2015年5月14日入院当日晚间急诊行冠脉造影，结果提示（病例2图2）：左主干（LM）体部至末端瘤样扩张；左前降支（LAD）开口至近段（第一对角支D1发出前）瘤样扩张，D1发出后100%闭塞；D1向LAD远段发出逆灌血流；左回旋支（LCX）开口至近段瘤样扩张，近段100%闭塞；右冠状动脉（RCA）开口至近段扩张，近段100%闭塞；RCA开口部位向远段发出细小桥侧支。诊断：冠状动脉瘤样扩张伴狭窄闭塞、LM＋三支病变（LAD、LCX、RCA）。因病变病因不明，未进一步介入治疗。

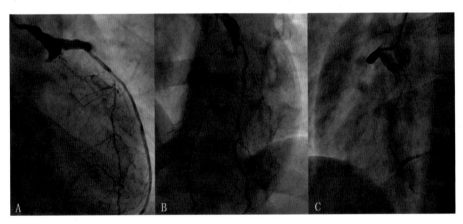

病例2图2　急诊冠状动脉造影检查结果

注：A. 左主干体部至末端瘤样扩张；B. 左前降支（LAD）开口至近段（第一对角支 D1 发出前）瘤样扩张，D1 发出后 100% 闭塞；D1 向 LAD 远段发出逆灌血流；左回旋支开口至近段瘤样扩张，近段 100% 闭塞；C. 右冠状动脉（RCA）开口至近段扩张，近段 100% 闭塞；RCA 开口部位向远段发出细小桥侧支。

3. 入院后检查　收治入院后，继续完善相关检查：血常规未见异常。

尿常规：蛋白TRACE，红细胞（－）；24小时尿蛋白0.61～1.06g（0～0.20g/24h）；尿蛋白电泳：小球性98.4%。

生化：白蛋白正常范围，血脂正常范围，肌酐80μmol/L［估算肾小球滤过率eGFR 104ml/（min·1.73m^2）］，同型半胱氨酸15.7μmol/L（<15μmol/L）。

心肌酶：cTnI最高6.1μg/L后逐渐下降。

B型利钠肽（BNP）：240ng/L（1～100ng/L）。

NTpro-BNP：2811pg/ml（0～125pg/ml）。

糖化血红蛋白：5.4%（4.5%～6.3%）。

超敏C反应蛋白5.92mg/L（0～3.00mg/L）；血沉49mm/h（0～15mm/h）。

补体、类风湿因子（−）；免疫球蛋白IgM↓0.27g/L（0.40～2.30g/L）；抗核抗体（ANA）谱3项、抗可溶性核抗原抗体、狼疮抗凝物、抗中性粒细胞胞质抗体（ANCA）、抗磷脂抗体谱（−）。

乙肝5项：HBeAb、HBcAb、HBsAb均（＋），HBV−DNA（−）。

超声心动图：节段性室壁运动异常（左室下后壁内膜回声增强，无运动，室间隔基部运动减低），左室增大（舒张末内径57mm），左室射血分数（LVEF）42%。

PET/CT心肌代谢显像：下壁（中部、基底）血流灌注受损区，可见心肌存活。

静息心肌灌注显像：左室部分下壁（中部、基底）血流灌注受损，可能为顿抑心肌或冬眠心肌。

头颈CTA：右侧椎动脉全程闭塞，余头颈部血管未见明显异常。

颈动脉、椎动脉彩色多普勒超声：双侧颈动脉分叉处中膜增厚，右侧椎动脉显示欠佳，不除外闭塞。

腹主动脉CTA（病例2图3）：脾动脉、双肾动脉远端、肝总动脉及其分支狭窄闭塞，可见小侧支循环开放。肠系膜下动脉起始部及双侧髂内动脉多发管腔不同程度狭窄；肾动脉分支多发瘤样扩张伴狭窄。

下肢动脉超声：双侧胫前动脉多发狭窄。

心电图：窦性心动过速，aVR导联ST段抬高0.2mV，Ⅰ、aVL、Ⅱ、aVF、V_1～V_7导联ST段压低，Ⅰ、aVL、V_5～V_7导联T波双向或倒置。

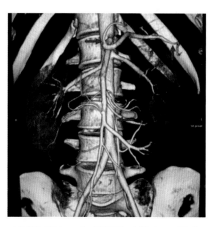

病例2图3　患者腹腔动脉CTA重建

注：肝动脉闭塞（右箭头），肠系膜下动脉起始端狭窄（左箭头），右肾动脉远端管腔不规则狭窄（下箭头）、脾动脉远端狭窄（上箭头）。

二、诊治经过

结合患者症状、体征、辅助检查，入院诊断考虑为：①急性冠脉综合征；②缺血性心肌病；③全身多发动脉狭窄、闭塞、瘤样扩张（双侧颈动脉、右侧椎动脉、脾动脉、双肾动脉、肝总动脉、肠系膜下动脉、双侧髂动脉）；④高血压病3级，极高危；⑤陈旧脑梗死。入院后给予积极药物治疗控制心绞痛及心衰发作，监测生命体征。

患者为青年男性，慢性病程，有新发高血压，乙型肝炎病毒标记（HBsAg或HBsAb）阳性，有睾丸疼痛病史，全身多发中等动脉狭窄、闭塞和瘤样扩张病变，经多科会诊（心内科、心外科、儿科、风湿免疫科、神经内科、神经外科、重症医学科和麻醉科），诊断考虑结节性多动脉炎，累及冠状动脉导致急性非ST段抬高型心肌梗死，同时合并全身多发动脉狭窄、闭塞，高血压。治疗上给予静脉甲泼尼龙80mg qd×7d→泼尼松60mg qd口服；环磷酰胺0.4g每周1次，静脉推注。心脏方面，给予低分子肝素抗凝，阿司匹林和氯吡格雷抗血小板，美托洛尔控制心室率，硝酸异山梨酯、尼可地尔扩张冠状动脉，曲美他嗪改善心肌代谢，福辛普利改善心室重构及利尿治疗。10天后患者夜间可平卧，静息时及床旁活动时胸闷、胸痛较前明显好转。进一步将抗栓方案调整为华法林抗凝（维持INR 2～3）、阿司匹林100mg qd，并将琥珀酸美托洛尔逐渐加量至190mg qd后患者可缓慢步行50米无心绞痛发作，夜间可平卧无憋醒，予其出院。出院后予泼尼松60mg qd，用满1个月后开始规律减量，每周使用静脉环磷酰胺0.4g，2个月后复查血沉及C反应蛋白均降至正常范围，心脏用药不变。出院后患者活动耐量进一步恢复，半年复查静息心肌核素显像显示原下壁血流灌注受损区供血明显恢复。患者在7年的持续随访中病情保持稳定，目前可平地行走400余米或缓慢上4层楼。

三、病例讨论

本例患者临床特点为：①青年男性，慢性病程；②多系统受累：心血管系统表现为急性心肌梗死和高血压；神经系统表现为症状性癫痫和脑梗死；泌尿生殖系统表现包括蛋白尿，睾丸疼痛；③影像学提示全身多发中等大小动脉扩张、狭窄及闭塞病变；④乙肝病毒血清抗体阳性，血沉、超敏C反应蛋白升高。

患者全身多发中等动脉病变的病因诊断需从以下两方面考虑：

1. 血管病　青少年常见原因为早发动脉粥样硬化与纤维肌发育不良。①动脉粥样硬化：患者虽有血压升高、冠脉狭窄表现，但年纪较轻，无吸烟、早发冠心病家族史、家族性高胆固醇血症等冠状动脉粥样硬化心脏病危险因素，颈动脉超声也未见动脉粥样硬化斑块，因此不支持该诊断；②纤维肌发育不良：该病主要累及全身中等大小的动脉的非炎症性、非动脉硬化性动脉血管病。以肾动脉和颈内动脉最常见，在冠脉中的表现为夹层壁内血肿和狭窄。该患者冠脉造影结果与该病特征不符，且颈内动脉及肾动脉主干无受累，都不支持纤维肌发育不良。

2. 血管炎 依据2012年Chapel Hill共识，系统性血管炎根据其累及的血管范围可分为大血管炎、中等动脉血管炎、小血管炎、变异性血管炎等。本例患者主要受累部位为肌性动脉血管，属于中等动脉炎。常见的中等动脉炎包括结节性多动脉炎（polyarteritis nodosa，PAN）与川崎病（kawasaki disease，KD）。

川崎病：KD易累及冠状动脉，多于幼儿时期起病，发病时出现持续5日以上的高热，结膜充血，草莓舌，唇皲裂及指端硬肿等表现。5%～10% KD患者可遗留远期冠脉损害，表现为冠脉瘤样扩张、狭窄、闭塞并多发血管钙化。追问患者父母，否认患者有幼时高热、皮疹、淋巴结大等病史，暂不支持幼时患川崎病遗留冠脉病变诊断，且患者起病前数年是校篮球队队员，活动耐力优于大多数同龄人。

结节性多动脉炎：PAN是以中小动脉的节段性炎症与坏死为特征的非肉芽肿性血管炎。主要侵犯中小肌性动脉，呈节段性分布，易发生于动脉分叉处，并向远端扩散。病理改变为血管壁全层坏死性炎症，受累血管呈瘤样扩张、狭窄及闭塞等改变。

根据1990年美国风湿病学会（ACR）PAN的10条诊断标准：①体重下降≥4kg（无节食或其他原因所致）；②网状青斑（四肢和躯干）；③睾丸痛和（或）压痛（并非感染、外伤或其他原因引起）；④肌痛、乏力或下肢压痛；⑤多发性单神经炎或多神经炎；⑥舒张压≥90mmHg；⑦血尿素氮＞400mg/L或肌酐＞15mg/L（非肾前因素）；⑧血清乙型肝炎病毒标记（HBsAg或HBsAb）阳性；⑨动脉造影见动脉瘤或血管闭塞（除外动脉硬化、纤维肌性发育不良或其他非炎症性病变）；⑩中小动脉壁活检见中性粒细胞和单核细胞浸润。患者冠脉病变、腹腔动脉病变形态符合PAN改变，血清乙型肝炎病毒标记（HBsAg或HBsAb）阳性，有高血压、睾丸疼痛病史，病程中有睾丸痛表现，临床表现符合包括动脉造影标准在内的4条，即使没有条件获得中小动脉的活检病理，已经可以临床确诊PAN。

PAN发病率极低，国外报道发病率为0～1.6/10万，男性发病为女性的2.5～4.0倍，年龄多在40岁以上，国内尚缺乏大规模的流行病学数据。PAN累及冠状动脉罕见，文献中均为个案报道，2000年1月—2019年9月在北京协和医院确诊的145名PAN患者中，19名患者伴PAN导致的冠状动脉受累，特征为多发动脉瘤形成并伴有节段性狭窄和闭塞，该患者冠脉影像学结果符合上述特征。患者其他系统的表现也可以用PAN解释：①肾脏方面，肾脏是PAN中最常受累的内脏器官，且年轻PAN患者更易有肾脏受累。主要表现为血管炎累及肾叶间动脉，肾小动脉瘤形成及破裂引起血肿导致肾缺血梗死，常可合并继发于肾动脉受累的高血压。该患者存在青少年时期起病的不明原因高血压，影像学检查符合肾动脉受累表现；②胃肠道血管方面，研究报道：1/3的PAN患者会出现胃肠道血管受累表现，以肠系膜上动脉受累最常见，其次是肝动脉、脾动脉、腹腔干动脉。动脉受累的表现为狭窄和扩张最常见，其余有动脉瘤、血管闭塞、串珠样改变。该患者的腹主动脉CTA结果符合PAN胃肠道血管受累表现；③神经系统方面，文献报道PAN伴中枢神经系统受累约占10%，常见头痛、癫痫发作、偏瘫等，多由于颅内肌性动脉受累引起。该患者表现为脑梗死和症状性癫痫符合PAN神经系统受累的表现。结节性多动脉炎临床表现多种多样，缺乏特异性血清学标志物，在有不明原因发热、腹痛、肾衰竭或高血压时，或当疑似肾炎或多发动脉受累表现时，应考虑结节性多动脉炎的可能性。

治疗上患者冠脉病变严重，单纯原发病治疗预计不能缓解心肌缺血问题，因此急性冠脉综合征的控制是治疗的难点。原发病方面，该患者接受了足量的糖皮质激素及免疫抑制剂治疗，患者耐受良好，后续原发病得到有效控制。冠脉受累方面，患者冠脉病变极重，轻微活动即有明显心肌缺血加重表现，需尽快再血管化，但既往相关文献报道少，处理方式并无指南参考。①介入治疗：创伤小，可以快速解决冠脉局部的狭窄，但对于冠状动脉血管炎，如果炎症未能有效控制即植入支架，术后出现支架内再狭窄的风险极高。本例患者血管炎短期内无法完全控制，且冠脉病变弥漫，累及三支血管的近中段，扩张、狭窄和闭塞兼有，介入治疗并发症风险极大，且无法充分再血管化；②外科手术治疗：冠状动脉旁路移植术是累及左主干的严重冠脉粥样硬化性心脏病首选的治疗方法。2010年日本的Yanagawa等报道了一例PAN累及冠状动脉的患者，在炎症指标恢复正常后成功施行旁路移植术的病例。但本例患者病情紧急，在血管炎未充分控制时行开胸手术，术后容易发生血管吻合口狭窄、伤口不愈合等严重并发症。患者三支冠脉主干均闭塞，术前麻醉诱导后低血压就可能引起心脏骤停，手术风险极大。考虑到患者年轻，冠脉病变严重，围术期心血管意外风险极大，原发病控制尚需时间，与患者父母充分沟通后决定先以药物保守治疗为主；③药物治疗：此患者就诊时为急性冠脉综合征，且冠状动脉血管炎导致血管内皮损伤可继发血栓形成并促进动脉粥样硬化的发生和发展，因此在急性期给予强化抗栓，降低心肌耗氧、扩冠及降脂治疗。抗栓治疗应用拜阿司匹林、氯吡格雷及低分子肝素三药联合，在严格容量管理的基础上，适当快速地将美托洛尔加到最大耐受剂量，以降低心肌耗氧。此外加用大剂量硝酸酯类药物、曲美他嗪和尼可地尔扩冠及改善心肌代谢，并强化降脂治疗。该患者的左室增大和射血分数下降是心肌缺血的结果，除上述针对冠状动脉的治疗外，加用ACEI类药物有利于控制血压并抑制心室重构的发展。经过上述强化治疗，2周后患者心肌缺血症状逐渐稳定，长期抗栓治疗策略调整为单药抗血小板加华法林抗凝，继续扩冠，改善心肌供氧、抗心衰治疗。本例长期随诊，患者情况持续改善，运动耐量有一定提高，超声心动图和心肌核素显像均提示心肌缺血的情况有所代偿及改善。

四、病例点评

本文报道一例以反复意识丧失、急性心肌梗死为主要临床表现的青年男性病例。头颈部影像检查发现右侧椎动脉闭塞和脑梗死；冠脉造影提示严重左主干及三支病变，表现为冠脉血管开口多发瘤样扩张和近段狭窄闭塞改变，进一步检查发现腹腔及下肢中等肌性动脉也存在多发狭窄、扩张和闭塞性病变。血清学提示炎症指标升高，既往乙型肝炎病毒感染，临床确诊为结节性多动脉炎。

结节性多动脉炎累及冠状动脉罕见，此病例提示临床工作者应对青少年的冠脉病变提高警惕，拓宽诊断思路，当青年患者出现不明原因高血压、冠脉病变，伴有多系统受累表现时应注意鉴别系统性血管炎的潜在病因。且结节性多动脉炎累及冠状动脉时临床处理棘手，暂无指南参考。本例患者在接受免疫抑制治疗的同时，优化抗心绞痛药物治疗，症状得到了控制。该患者治疗和随访的过程提示我们，当血管炎导致严重冠脉病变时应仔细权衡药物保守治疗、介入或手术治疗的获益及风险，重视多学科会诊，与患者家属充分沟通、交代病情。

（病例提供：郭潇潇　覃钰涵　都　乐　中国医学科学院北京协和医院）

（病例点评：叶绍东　中国医学科学院阜外医院）

参考文献

[1]中华医学会风湿病学分会.结节性多动脉炎诊断和治疗指南[J].中华风湿病学杂志，2011，15（3）：192-193.

[2]彭丽华，雷卓青，蒋红双，等.结节性多动脉炎1例报道[J].基层医学论坛，2023，27（04）：135-138.

[3]Lai J，Zhao L，Zhong H，et al.Characteristics and outcomes of coronary artery involvement in

polyarteritis nodosa[J].Can J Cardiol，2020.

[4]Brooks MJ，IyerR.Images in clinical medicine. Coronary arteritis[J].N Engl J Med，2012，367（7）：658.

[5]Chung DC，Choi JE，Song YK，et al.Polyarteritis nodosa complicated by chronic total occlusion accompanying aneurysms on all coronary arteries[J].Korean Circ J，2012，42（8）：568-570.

[6]Wi J，Choi HH，Lee CJ，et al.Acute Myocardial Infarction due to Polyarteritis Nodosa in a Young Female Patient[J].Korean Circ J，2010，40（4）：197-200.

[7]钟华，严晓伟.结节性多动脉炎累及冠状动脉的临床特点与诊治[J].中国心血管杂志，2014，19（03）：221-224.

[8]Seror R，Henegar C，Cohen P，et al.Clinical features and outcomes in 348 patients with polyarteritis nodosa：A systematic retrospective study of patients diagnosed between 1963 and 2005 and entered into the French Vasculitis Study Group database[J].Arthritis and Rheumatism，2010，62（2）：616-626.

[9]吴艳群，霍晓聪，周佳鑫，等.结节性多动脉炎肾脏受累57例临床资料分析[J].中华内科杂志，2019（10）：758-762.

[10]MS，DS，GS，et al.Polyarteritis nodosa when applying the Chapel Hill nomenclature——a descriptive study on ten patients[J].Rheumatology，2006，45（10）：1276-1281.

[11]霍晓聪，李淼，周佳鑫，等.结节性多动脉炎胃肠道受累的临床特点分析[J].中华风湿病学杂志，2019，23（5）；295-299.

[12]陈颖，陆敬民.17例有神经系统表现的结节性多动脉炎临床分析[J].医学理论与实践，2004，17（9）：1052-1053.

[13]RS，AM，PLT，et al.The Five-Factor Score revisited：assessment of prognoses of systemic necrotizing vasculitides based on the French Vasculitis Study Group（FVSG）cohort[J].Medicine，2011，90（1）：19-27.

[14]黄灿辉，陶怡.结节性多动脉炎的诊治进展[J].临床内科杂志，2014，31（10）：664-667.

[15]BY，TsuneyoshiPK.Coronary artery bypass in the context of polyarteritis nodosa[J].The Annals of Thoracic Surgery：Official Journal of the Society of Thoracic Surgeons and the Southern Thoracic Surgical Association，2010，89（2）：623-625.

病例3 房间隔缺损肺动脉重度高压致左主干狭窄

一、病历摘要

（一）病史简介

一般情况：患者女性，36岁，主因"发现心脏发育畸形15年，活动耐量下降4年"入院。

现病史：患者15年前发现心脏发育畸形，超声示房间隔缺损，未治疗。于4年前出现活动时乏力气促、呼吸困难，无发绀，无咯血，无头痛、晕厥。近期自觉活动时乏力症状较前明显，1周前为求进一步诊治来我院就诊。超声心动示：房间隔缺损（Ⅱ孔型），心房水平双向分流，肺动脉高压（重度）。

既往史：无高血压、糖尿病史。

个人史：无殊，月经正常，未婚未孕。

家族史：否认家族相关遗传病史。

（二）体格查体

体温36.3℃，脉搏107次/分，呼吸11次/分，血压100/64mmHg。神清，精神可，体重32kg，身高153cm。心率107次/分，双肺呼吸音粗，未及干湿啰音，胸骨左缘2～3肋间可及2/6级收缩期杂音，P2亢进。腹平软，无抵抗，肝脾肋下未及，双下肢不肿。

（三）辅助检查

超声心动：①右心极度增大，左室受压变小，呈"D"字形。右室横径49mm，左室横径25mm；②右室壁增厚，余室壁厚度及运动正常。三尖瓣环收缩期位移（TAPSE）31mm；③房间隔中部可见回声中断24mm，房水平见左向右为主双向分流信号；④室间隔连续完整，室间隔偏向左室侧；⑤三尖瓣隔瓣略短小，三尖瓣可见少＋量反流信号。三尖瓣反流峰速度481cm/s，PG92mmHg；⑥大动脉关系未见异常，肺动脉主干及分支明显增宽。肺动脉瓣可见少量反流信号，肺动脉反流峰速度350cm/s，PG50mmHg；⑦主动脉弓降部未见异常。肺动脉高压（重度）右心极度增大肺动脉明显增宽先天性心脏病房间隔缺损（中央型，双向）三尖瓣反流（轻度）。BNP 1723pg/ml，血常规：白细胞7.42×10^9/L，血红蛋白148g/l，血小板162×10^9/L。凝血及免疫基本正常。SpO_2：休息时96%，运动后86%。6分钟步行试验：463米，Borg呼吸困难评分3分。心电图：Ⅱ、Ⅲ、aVF，$V_2 \sim V_6$ST段下斜样压低，aVR ST段抬高。

入院胸片及入院心电图，如病例3图1、病例3图2所示。

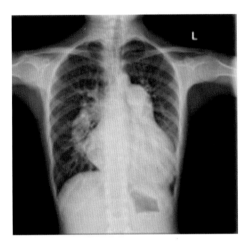

病例3图1　入院胸片

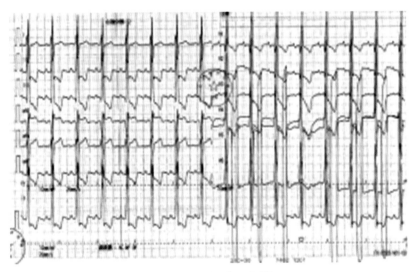

病例3图2　入院心电图

二、诊治经过

患者入院后完善检查，给予改善心功能治疗，营养心肌，地高辛、米力农强心（在患者有左主干压迫，心肌缺血的情况下，是否合适？纠正心衰可用强心），利尿剂减轻心脏负荷。2021年4月26日行右心导管检查：基础状态下右房压力9mmHg，肺动脉压力93/39/56mmHg，同时主动脉压力110/71/87mmHg，肺小动脉阻力9.49WU，

QP/QS＝1.55，RP/RS＝0.38，提示合并重度肺动脉高压（从这个数据来看，QP/QS＞1.5，肺小动脉阻力9.49WU，是否可以直接做封堵治疗，然后观察肺动脉干回缩的情况，如果肺动脉干回缩显著，左主干压迫解除，是否可以避免支架置入？毕竟患者很年轻患者重度肺动脉高压，反复心绞痛对生活明显影响才选择了这种治疗方案）。急性肺血管扩张试验阴性。冠脉造影示扩张肺动脉压迫左主干起始段。（病例3图3、图4）余冠脉血管未见异常。2021年5月6日行冠脉介入治疗，左主干开狭窄70%，行IVUS检查，最小管腔面积3.8mm^2，于左主干最狭窄处植入4.0/20mm支架一枚。复查IVUS管腔明显改善。手术顺利，术后病情平稳。术后给予阿司匹林75mmHg每日1次，氯吡格雷75mg每日1次，阿托伐他汀钙20mg每晚1次，呋塞米20mg每日2次，螺内酯20mg每日2次，氯化钾1g每日2次，马昔腾坦10mg每日1次，他达拉非20mg每日1次。

冠脉介入6个月后随访（病例3表1），患者胸闷症状明显改善，活动耐量提高。6分钟步行试验：565米。B型利钠肽（BNP）360pg/ml。

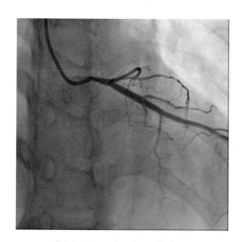

病例3图3　初次冠脉造影

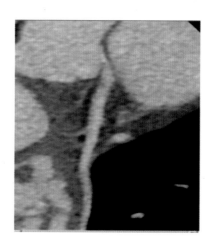

病例3图4　冠脉CT

病例3表1　6个月复查超声心动结果与基线时对比

	baseline	6-month follow-up
RVOT（mm）	44	38
LVEDD（mm）	25	36
RV/LV	2.14	2.08
PA diameter（mm）	48	43
PA/AO	1.92	1.65

6个月复查时（病例3图5、图6），右心导管检查：PAP 87/26（49）mmHg，AOP 108/66（84）mmHg，RAP 10mmHg，PAWP 13mmHg，Qp/Qs2.78，PVR3.43WU，Rp/Rs0.18。患者各方面指标较6个月前明显好转，为患者进行房间隔封堵治疗。应用了34mm房缺封堵伞。同时，进行冠脉造影复查，左主干支架通畅，无明显增生及支架内再狭窄。

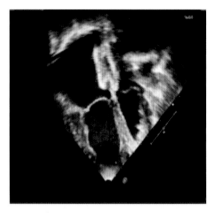

病例3图5　房间隔封堵后超声

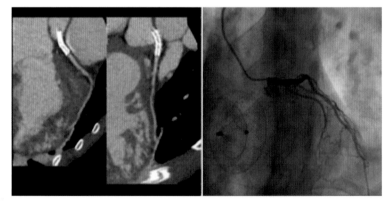

病例3图6　6个月时复查冠脉CT及冠脉造影

12个月复查，患者无明显不适症状，可正常生活。6分钟步行试验：605米。BNP 74pg/ml。

12个月复查时（病例3表2、病例3图7至图9），右心导管检查：PAP 27/16（21）mmHg，AOP 93/46（66）mmHg，RAP 5mmHg，PAWP 7mmHg，PVR2.58WU，Rp/Rs 0.18。再次进行冠脉造影复查，左主干支架通畅，无明显增生及支架内再狭窄。

病例3表2 12个月复查超声心动图

	房缺封堵	随访
RVOT（mm）	38	25
LVEDD（mm）	36	46
RV/LV	2.08	1.1
PA diameter（mm）	43	32
PA/AO	1.65	1.2

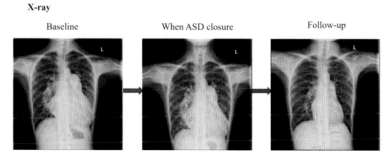

病例3图7 患者基线、房缺封堵、12个月随访时胸片对比

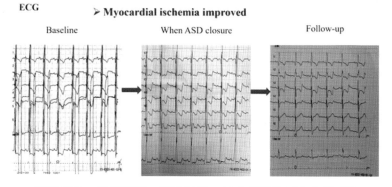

病例3图8 患者基线、房缺封堵、12个月随访时心电图对比

Echocardiography

	Baseline	ASD closure	Follow-up
RVOT(mm)	44	38	25
LVEDD(mm)	25	36	46
RV/LV	2.14	2.08	1.1
PA diameter(mm)	48	43	32
PA/AO	1.92	1.65	1.08

➤ **PAH was cured**

Right Heart catheterization

Baseline	When ASD closure	Follow-up
PAP: 93/39 (56) mmHg	PAP: 87/26 (49) mmHg	PAP: 27/16 (21) mmHg
PVR: 9.49 WU	PVR: 3.43 WU	PVR: 2.58 WU

病例3图9 患者基线、房缺封堵、12个月随访时超声心动图对比

三、病例讨论

患者青年女性，房间隔缺损、重度肺动脉高压（PH）、肺动脉扩张、心功能Ⅲ级（NYHA）。肺动脉干扩张压迫左主干是导致心肌缺血的一个少见病因。1957年首次报道，长期、严重肺动脉高压患者伴随出现显著肺动脉扩张，肺动脉干扩张压迫左主干可以导致心绞痛、急性心肌梗死、心源性猝死等症状，临床上描述为左主干压迫综合征（LMCS）。先天性心脏病是肺动脉高压的最常见病因，占83%，多数为房间隔缺损。肺动脉高压患者中LMCS发病率6.3%～8.5%，其病死率较高，有猝死风险。

研究显示，肺动脉直径＞40mm，PA/AO比值＞1.24，年轻患者（＜43.4岁），瘦小身材，是肺动脉高压患者出现LMCS的相关预测指标。本例患者PA 48mm，PA/AO＝1.92，36岁，身高＝153cm，符合上述预测指标。肺动脉扩张导致左主干压迫的机制，主要是扩张的肺动脉导致左主干下移，发出角度变小。有研究报道，左主干自左窦发出角度＜30°，PH患者心肌梗死风险增加。

冠状动脉CTA是诊断PH患者LMCS有价值的诊断工具之一，同时可以评价肺动脉干直径及畸形、左主干直径及起源、心室功能等，并可应用于随访。心脏核磁也可以评估左主干压迫，心脏结构和功能。CTA和核磁都是无创检查，可以用于初筛工具。

LMCS治疗方法存在多种选择，包括经皮冠状动脉介入治疗（PCI）、冠状动脉旁路移植术（CABG）、纠正先天性心脏病、肺/心移植术等。《2022 ESC/ERS肺动脉高压诊治指南》指出，PCI是治疗LMCS安全有效的方法。指南还建议对于症状不典型的LMCS可以进行IVUS检查和冠脉压力导丝评估，避免不必要的介入治疗。2001年，Rich等第一次报道PCI成功治疗LMCS，此后一系列研究报道PCI治疗LMCS，通过短期和中期随访，患者预后良好，研究最长的随访时间3年，冠脉支架类型并不影响临床结局。但对合并Eisenmenger综合征的PH患者无论接受抗凝治疗还是前列素类药物治疗，介入治疗都增加咯血风险，优先选择可缩短双抗时程的支架类型。

本例患者病情危重，有出现肺动脉高压危象可能。同时，患者存在LMCS，反复心绞痛发作。左主干PCI治疗LMCS，可以缓解心绞痛，为患者争取了肺动脉高压靶向治疗时间，改善患者肺动脉高压及心衰症状，创造了房间隔封堵时机，显著改善了患者的预后和生活质量。

四、病例点评

肺动脉高压患者由于肺动脉扩张可以引起患者出现心绞痛、心肌梗死等心肌缺血症状。其发病机制是由于肺动脉重构和扩张、左主干下移导致。冠脉CTA和心脏核磁可作为初筛手段，冠脉造影可以确诊，必要时可进行腔内影响检查。冠脉PCI治疗LMCS是安全有效的治疗方法之一。还需长期随访、多中心研究确定PH患者LMCS的预后。

（病例提供：史冬梅　杨丽霞　首都医科大学附属北京安贞医院）

（病例点评：叶绍东　中国医学科学院北京阜外医院）

参考文献

[1]Corday E，Gold H，Kaplan L.Coronary artery compression：an explanation for the cause of coronary insufficiency in pulmonary hypertension[J].Trans Am Coll Cardiol，1957，7：93-103，1957.

[2]Kajita LJ，Martnez EE，Ambrose JA，et al.Extrinsic compression of the left main coronary artery by a dilated pulmonary artery：clinical，angiographic，and hemodynamic determinants[J].Catheter Cardiovasc Interv，2001，52：49-54.

[3]Akbal OY，Kaymaz C，Tanboga IH，et al.Extrinsic Compression of Left Main Coronary Artery by Aneurysmal Pulmonary Artery in Severe Pulmonary Hypertension：Its Correlates，Clinical Impact，and Management Strategies[J].Eur Heart J Cardiovasc. Imaging，2018，19：1302-1308.

[4]Mesquita SM，Castro CR，Ikari NM，et al.Likelihood of left main coronary artery compression based on pulmonary trunk diameter in patients with pulmonary hypertension[J].Am J Med，2004，116：369-374.

[5]Dodd JD，Maree A，Paracios I，et al.Left main coronary artery compression syndrome：evaluation with 64-slice cardiac multidetector computed tomography[J].Circulation，2007，115：7-8.

[6]Humbert M，Kovacs G，Hoeper MM，et al.2022 ESC/ERS guidelines for the diagnosis and treatment of pulmonary hypertension[J].Eur Heart J，2022，43（38）：3618-731.

[7]Rich S，McLaµghlin VV，O'Neill W.Stenting to reverse left ventricular ischemia due to left main coronary artery compression in primary pulmonary hypertension[J].Chest 120，2001，1412-1415.

[8]Galiè N，Saia F，Palazzini M，et al.Left main coronary artery compression in patients with pulmonary arterial hypertension and angina[J].J Am Coll Cardiol，2017，69：2808-2817.

病例4 合并IgG4相关疾病的冠状动脉扩张

一、病历摘要

（一）病史简介

一般情况：患者男性，77岁，因"胸痛胸闷5年，加重2天"入院。

现病史：患者2016年9月，患者因急性胸痛入院，诊断为非ST段抬高型心肌梗死。冠状动脉造影提示左主干（LM）、左前降支（LAD）、左回旋支（LCX）和右冠状动脉（RCA）存在弥漫性斑块，LM体部扩张伴末端局限狭窄最重30%~40%，LAD中远段弥漫性斑块伴狭窄最重90%。于LAD中段植入1枚支架（病例4图1），患者出院后规律服用冠心病二级预防药物。2021年10月，患者再发急性心梗并于外院就诊。冠状动脉和主动脉CTA显示，患者LM近端管壁增厚，显著瘤样扩张，RCA、LAD、LCX广泛钙化、粥样硬化斑块及狭窄；主动脉多发斑块溃疡及穿通性溃疡，局部附壁血栓，双髂动脉多发动脉瘤、斑块溃疡，右股浅动脉闭塞（病例4图1）。血液检查显示红细胞沉降率（ESR）70mm/h，免疫球蛋白G（IgG）43g/L、IgG4 18.6g/L。抗核抗体（ANA）和抗中性粒细胞胞质抗体（ANCA）阴性，诊断为IgG4-RD，多发动脉受累。当时IgG4-RD相关炎症指标明显升高，未行介入治疗，接受双联抗血小板治疗，泼尼松40mg/d和霉酚酸酯（MMF）0.5g bid治疗后，胸痛缓解。1个月后，患者复查显示C反应蛋白水平和血沉水平正常，泼尼松用量逐渐减少到17.5mg/d。2022年1月，患者再发胸痛，考虑与免疫球蛋白G4相关疾病（IgG4-related disease，IgG4-RD）活动相关，增加泼尼松的剂量至40mg/d。由于多次粪便隐血试验阳性伴贫血，患者停用阿司匹林。

2022年2月3日，患者晨起突发胸前区绞榨样疼痛伴胸闷憋气。否认胸背痛、无头痛头晕及恶心呕吐不适，服硝酸甘油无缓解。次日晨起再发，症状同前，程度加重，服用硝酸甘油后持续未见缓解，心电图发现ST-T改变，考虑心梗，予扩冠等输液治疗后症状未见缓解，为进一步治疗于我院就诊。急诊以"急性冠脉综合征"收入我院。

自患病以来，患者神志清楚，言语清楚，精神差，二便无殊，胃纳一般，体重无明显变化。

既往史： 高血压40余年，最高血压180/100mmHg，平时规律络活喜降压，血压控制于120～130/70～80mmHg。32年前诊断有双肾囊肿，最大6～7cm，定期复诊，未予处理。2014年诊断前列腺增生，未予处理，目前有轻微排尿困难，尿流变细。2014年诊断诊断为胸椎腰椎错位变形，行微创手术治疗后目前病情稳定，遗留有右下肢轻度肌肉萎缩及感觉减退。9年前行双侧腹股沟疝修补术。白内障11余年，未予处理。发现糖尿病1年，平时血糖控制于5～6mmol/L。

个人史： 无殊。

家族史： 父亲高血压，88岁因痴呆去世。母亲58岁肺病去世（具体不详）。姐姐患冠心病并置入支架。否认家族性精神病、肿瘤病、遗传性疾病病史。

（二）体格检查

体温36℃，脉搏64次/分，呼吸20次/分，血压107/72mmHg，SPO_2 90%。发育正常，营养不良，急性面容，神志清楚，精神差，言语清楚，查体合作，浅表淋巴结无肿大。皮肤、黏膜无皮疹、出血、黄染。咽无充血红肿，双侧扁桃体无肿大，眼睑无水肿，结膜苍白，巩膜无黄染，双侧瞳孔3mm，等大等圆，直接、间接对光反射均灵敏。颈项无强直，活动范围正常，气管居中。呼吸频率稍快，幅度正常，胸廓正常无畸形，肺部叩诊双侧为清音，双肺呼吸音粗，未闻及明显干湿性啰音。心律齐，心率64次/分，心音正常，各瓣膜区未闻及病理性杂音。腹部平坦，全腹触诊软，无压痛或反跳痛，腹部正中可见一搏动性肿块，搏动频率及节律同心率。肝脾触诊肋下未及。移动性浊音阴性。双肾无叩痛，肠鸣音正常。四肢肌力及肌张力正常，活动范围正常。生理反射存在，病理反射未引出。

（三）辅助检查

1. 外院检查

冠状动脉和主动脉CTA（2021年10月）：患者LM近端管壁增厚，显著瘤样扩张，RCA、LAD、LCX广泛钙化、粥样硬化斑块及狭窄。主动脉多发斑块溃疡及穿通性溃疡，局部附壁血栓，双髂动脉多发动脉瘤、斑块溃疡，右股浅动脉闭塞（病例4图1）。

血液检查（2021年10月）：血沉70mm/h，IgG 43g/L，IgG4 18.6g/L。ANA和ANCA（－）。

PET（2021年11月）：直肠乙状结肠交界处结节状突起，葡萄糖代谢增高，SUV最大值11.1，延迟SUV值14.9，考虑腺瘤等病变。乙状结肠葡萄糖代谢不均匀，考虑炎性可能。

2. 入院后检查心电图（2022年2月5日）　aVR V_2～V_3导联ST段抬高明显，Ⅱ、

Ⅲ、aVFST段压低。

二、诊治经过

结合患者症状、体征、辅助检查，入院诊断考虑为：①急性冠脉综合征；②冠状动脉粥样硬化性心脏病 冠状动脉支架置入术后；③高血压病（3级 极高危组）；④双肾囊肿；⑤前列腺增生；⑥胸椎腰椎错位变形；⑦双侧腹股沟疝修补术后；⑧白内障；⑨Ig4相关疾病、多发大动脉受累、腹主动脉瘤、双髂动脉多发动脉瘤；⑩直肠乙状结肠交界处结节状突起、腺瘤可能；⑪2型糖尿病。患者生命体征不稳定，冠心病方面予以吸氧、心电监护，予单硝酸异山梨酯扩冠、他汀类降脂治疗，患者近期消化道出血，存在矛盾治疗点，但目前以心梗为主，予负荷剂量抗血小板治疗。评估冠造及支架置入指征，谨防急性心衰发生。完善免疫相关指标，继续基础激素应用治疗。根据血糖变化予降糖治疗。维持电解质等内环境稳定。与基础免疫病有关，在控制免疫病的基础上，请血管外科会诊腹主动脉瘤，评估手术干预的指征。与家属做好沟通，家属表示理解，要求积极治疗。

心内科会诊：患者STEMI，有急诊冠脉造影指征，但冠脉炎性病变可能，病变复杂，介入处理难度大，且患者既往加用双联抗血小板治疗后出现黑便，病变复杂介入无法处理需要心外搭桥、加用抗栓治疗后重要脏器出血、失血性休克乃至死亡风险。充分向患者家属交代病情，表示理解并积极要求行冠脉造影。结果显示LM显著瘤样扩张，直径达到28mm（病例4图1），LCX和LAD 100%闭塞，RCA-PDA（PDA）90%闭塞，RCA可见节段性扩张，考虑病变较重，未行介入治疗。辅助检查示患者C反应蛋白水平升高至59.5mg/L，APTT 67.8s，APTT-R 2.50。心肌酶：肌酸激酶2426U/L，肌钙蛋白I 229.742μg/L，肌酸激酶同工酶271.1μg/L。

综合心外科、免疫科会诊意见，考虑患者冠心病三支病变诊断明确，急性心梗、心源性休克可能，有冠脉搭桥手术指征，合并外周血管病变严重，已向患者家属交代主动脉球囊植入及外科手术风险极高，死亡率极高，家属同意继续内科治疗，理解相关风险及预后。予阿司匹林100mg qd、氯吡格雷75mg qd、阿托伐他汀20mg qn、泼尼松40mg qd，同时加用环磷酰胺100mg qod，患者症状缓解。2022年2月7日，患者再次突发急性ST段抬高型心肌梗死，累及广泛前壁，伴有心房颤动和室性心动过速，家属拒绝有创治疗，最终药物抢救等措施无效死亡（病例4图2）。

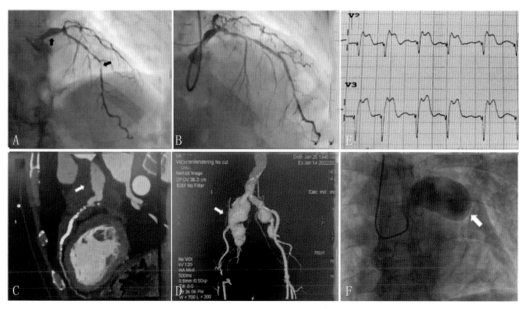

病例4图1　患者病程中的影像表现

注：A. 支架植入前，LM 扩张和严重的 LAD 狭窄（用黑色箭头表示）；B.LAD 支架植入后；C.LAD 广泛钙化和 LM 扩张（用白色箭头表示）；D. 双侧髂动脉多发动脉瘤（用白色箭头表示）；E. 急性 ST 段抬高型心肌梗死的心电图；F. 位于 LM 的巨大冠状动脉动脉瘤，直径约 28mm（由白色箭头表示）。

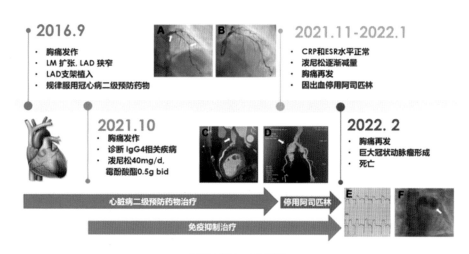

病例4图2　时间线

三、病例讨论

患者系老年男性，在首次发生急性心肌梗死5年后被诊断为IgG4-RD，虽然接受了常规的类固醇治疗，但仍反复发作急性心梗，形成巨大的冠状动脉瘤，最终导致死亡。

冠状动脉扩张（CAE）被定义为冠状动脉管腔局部或弥漫性扩张，超过相邻部分的直径1.5倍以上。CAE发病率为1.2%~4.9%，并于2018年被收录于《中国第一批罕见病目录》中。冠状动脉扩张的病因多样，除了最常见的合并动脉粥样硬化的CAE之外，它还与川崎病、感染性脓栓、结缔组织病、动脉炎等有关且其自然病程相对未知，疾病的早期临床管理十分困难。关于冠状动脉扩张并发IgG4-RD的报道非常罕见。IgG4-RD是一类免疫介导的纤维炎症性罕见病，近年来才有相关报道，其中只有5%的患者累及冠状动脉，往往预后不良。IgG4-RD临床表现多样，根据受累器官可分为4种主要类型：胰腺-肝胆型、腹膜后纤维化和（或）主动脉炎、头颈部-局限型、经典的Mikulicz's综合征伴全身受累。研究表明，累及冠状动脉的IgG4-RD通常伴有其他主动脉受累。在这个病例中，患者多动脉受累，同时累及冠状动脉，表现为巨大的瘤样扩张。我们回顾了冠状动脉瘤合并IgG4-RD的病例报告，将结果列于病例4表1，可以得出，大多数患者为男性，年龄超过60岁，当动脉瘤较小或处于IgG4-RD的早期阶段时，使用类固醇的治疗通常有效，但当巨大动脉瘤形成或IgG4-RD已发展到晚期时，类固醇治疗则效果不佳，外科搭桥手术可能是疾病晚期可行的治疗方式。此外，即使在类固醇治疗下，监测IgG4-RD患者的动脉瘤发展也十分重要。IgG4-RD进展隐蔽而缓慢，在早期阶段不容易诊断，但当累及冠状动脉时，急性心梗发作等急性事件的风险显著增加。

病理生理机制方面，血清高水平的IgG4可能与IgG4-RD患者的冠状动脉受累有关，病变常累及动脉壁外层，表现为纤维化增厚，并伴有IgG4阳性浆细胞浸润。此外，IgG4可能通过免疫-炎症反应促进低密度斑块的发展。冠状动脉周围炎引起的内膜增厚也可能造成物理压迫，导致冠状动脉管腔狭窄，随后相应出现冠状动脉扩张。根据影像学检查的结果，病变可分为狭窄型、动脉瘤型和弥漫性管壁增厚型等类型。一些大的动脉瘤也可以表现出典型的猪笼头征。

在治疗方面，系统性的类固醇治疗是IgG4相关疾病的一线治疗方案，而替代免疫抑制剂可以用来维持治疗以避免长期类固醇毒性；靶向B和T淋巴细胞活化是新兴的疗法，但效果仍待研究。然而，尽管研究表明，类固醇治疗可以改善IgG4相关动脉瘤壁的增厚，但高剂量类固醇可能会使动脉瘤壁变薄而增加动脉瘤破裂的风险。因此，个体化诊疗和寻找合适的类固醇治疗剂量十分关键。此外，从病例4表1可以看出，在疾病晚期才接受类固醇治疗的患者往往预后不佳，这一现象也被相关研究证实。研究发现，炎症性动脉瘤在早期是可逆的，但在血管重塑完成后，动脉瘤对类固醇几乎没有反应。本例患者在发现冠脉扩张5年后才确诊IgG4-RD并开始类固醇治

病例4表1 IgG4-RD伴发冠状动脉瘤的相关文献回顾

性别	IgG4-RD病程	IgG4-RD治疗	CAD临床表现	CAD发病年龄	CAD临床表现	冠状动脉瘤位置和大小	冠状动脉瘤的治疗	疾病结局	参考文献
男性	9年	IgG 2988mg/dl；RCAA20mm×20mm；IgG4 155mg/dl（冠心病发病时）	泼尼松龙5mg/d	74	突发性胸痛；心电图Ⅱ和Ⅲ导联ST段抬高	RCAA 85mm×65mm	CABG	冠状动脉瘤缩小；心肌缺血改善	Matsuyama et al., 2020[19]
男性	与CAD相同	哮喘；结肠炎；组织活检证实IgG4结肠受累	未提及	59	胸痛；ST段压低	多发动脉瘤；RCA、LAD和LCX扩张和狭窄	CABG	预后良好	Ansari-Gilani et al., 2020[20]
男性	9个月	浆细胞瘤；右冠状动脉瘤和左冠状动脉瘤，最大直径分别为40mm和25mm，IgG4 161mg/dl	抗血小板和抗凝治疗；泼尼松，具体用量不详	69	冠状动脉造影发现	动脉瘤进一步扩张；右冠（最大53mm）和左冠（最大40mm）冠状动脉瘤 IgG4水平306mg/d	CABG	未提及	Bito et al., 2014[21]
男性	9年	血清IgG4水平升高；左右冠状动脉，右髂内动脉扩张，CAA中广泛的淋巴细胞浸润，IgG4/IgG比率>40%	MMF和泼尼松龙，具体用量不详	73	呼吸急促，大汗	LAD：5cm；RCA：10cm×9cm×8cm	心肺复苏	因IgG4-RD合并CAA血栓而死亡	Chan, 2022[22]
男性	与CAD相同	肾脏活检诊断为IgG4相关的硬化性疾病	皮质类固醇，具体用量不详	64	呼吸困难、体重下降和疲劳	LCX：11cm×9cm；右冠小冠状动脉瘤	阿司匹林、质子泵抑制剂	缓解	Debonnaire et al., 2012[23]

续表

性别	IgG4-RD病程	IgG4-RD表现	IgG4-RD治疗	CAD发病年龄	CAD临床表现	冠状动脉瘤位置和大小	冠状动脉瘤的治疗	疾病结局	参考文献
男性	12年	IgG4 555mg/dl（CAD发病时）	类固醇15mg/d	62	每年随访CT发现	LCX：最大直径为38mm	非泵式CABG和血管内混合疗法	17天后出院，无并发症	Kamikawa et al., 2021[24]
男性	与CAD相同	IgG4 1360mg/dl；腋窝淋巴结活检发现广泛纤维化伴大量IgG4阳性浆细胞浸润；腹主动脉和髂总动脉受累	泼尼松龙35mg/d（0.6mg/kg体重）至5mg/d维持治疗	68	劳累时呼吸困难	右冠状动脉动脉瘤；大小未提及	未提及	动脉壁增厚改善；右冠状动脉瘤的缩小；IgG4水平下降到238mg/dL	Kan-o et al., 2015[13]
男性	与CAD相同	复发性脑梗死，IgG4多个，最大1350mg/dl；RCA动脉瘤，最大的直径为11mm；左冠状动脉弥漫性扩张	球囊血管成形术	60	球囊血管成形术后2年，冠状动脉造影和CTA随访	近端动脉瘤仍然增大，远端动脉瘤已形成管内血栓；出现新的动脉瘤	类固醇20mg/d，6个月内逐渐减至10mg/d	IgG4水平降至187mg/dL，动脉瘤没有进一步扩张，RCA血流明显改善，达到TIMI 3级	Nishimura et al., 2016[17]
男性	与CAD相同	IgG4水平2607mg/dl；过敏性病史；皮肤淋巴结发现浆症细胞浸润	泼尼松龙大剂量冲击治疗1mg/(kg·d)	65	亚急性ST段抬高型心肌梗死，累及前外侧	多发动脉瘤，累及LM、LAD和LCX，存在大的不规则血栓（25mm）	抗血小板和抗凝治疗	6个月后，病情稳定	Rμggio et al., 2018[25]

续表

性别	IgG4-RD病程	IgG4-RD表现	IgG4-RD治疗	CAD发病年龄	CAD临床表现	冠状动脉瘤位置和大小	冠状动脉瘤的治疗	疾病结局	参考文献
男性	与CAD相同	黄疸，干咳，口干；血清IgG4水平升高和血清类固醇皮质类固醇；唾液腺，胆总管，胆囊壁和胰腺管中发现表达IgG4的浆细胞	环磷酰胺和皮质类固醇，具体用量不详	71	超声心动图和冠状动脉CTA发现	左右主干中度扩张，右心房一侧有瘤（24mm×25mm）	未提及	经过两年的随访，血管没有明显变化	Takei et al., 2012[14]
男性	9年	多发性动脉瘤；腹膜后纤维化；高血清IgG4水平：5470mg/dl	泼尼松龙；硫唑嘌呤，具体用量不详	65	1）诊断后4个月，随访CT显示RCAA 2）急性内侧壁ST段抬高型心肌梗死 3）胸痛复发；LAD CAA破裂 4）手术后3个月，CAA的大小增加	RCAA：5.3cm×5.4cm×6.4cm;	1）右冠状动脉瘤切除术和CABG 2）球囊血管成形术；双重抗血小板治疗12个月 3）牛心包包修补术和CABG 4）线圈栓塞，泼尼松龙5mg/d	线圈栓塞后6个月，LAD中部和第二OM CAA完全血栓化，但尺寸增加：LAD：2.5cm×2.5cm to 2.9cm×3.2cm；LCX：3.3cm×3.2cm to 3.7cm×4.8cm	Pota et al., 2021[26]

注：缩略语：IgG4-RD：IgG4相关疾病；CAD：冠状动脉疾病；RCA：右冠状动脉；IgG：免疫球蛋白G；ECG：心电图；CABG：冠状动脉旁路移植术；CAA：冠状动脉瘤；RCAA：右冠状动脉瘤；LAD：左前降支；LM：左主干；LCX：左回旋支；OM：钝缘支；TIMI：心肌梗死溶栓；CTA：计算机断层扫描血管造影。

疗，这可能是该患者后期冠状动脉扩张进展迅速、形成巨大瘤体并最终导致心肌梗死的原因，而动脉粥样硬化似乎也是预后不良的危险因素。此外，由于球囊血管成形术可能导致新的动脉瘤的形成，而支架植入也可能出现支架移位和闭塞，PCI和球囊血管成形术应慎重考虑，并在介入后应给予更多关注和监测。本例患者在系统性类固醇治疗后，已存在的LM冠脉扩张并未恢复，反而进一步恶化，这可能与治疗较晚、类固醇剂量减低、存在动脉粥样硬化基础、停用抗血小板药等因素有关。

综上所述，患者病情进展迅速最终形成巨大动脉瘤，导致急性心梗反复发作最终死亡。这表明在IgG4-RD中可能需要强调对冠状动脉的筛查，早期干预是重中之重。而对于非一般性冠脉病变如冠脉扩张，我们应在动脉粥样硬化疾病的基础上考虑其他病因，包括罕见的IgG4-RD，如果患者存在冠状动脉增厚、典型的影像学特征、其他主动脉受累以及血清IgG4等炎症指标的升高，更需高度警惕，考虑在疾病早期诊断IgG4-RD，慎行冠脉PCI和球囊血管成形术，并给予抗炎免疫抑制治疗以改善预后。同时注重监测，警惕血栓发生。如有必要部分患者早期尽快试行外科手术干预。

四、病例点评

本患者为合并IgG4相关疾病的冠状动脉扩张，由于IgG4-RD疾病的临床表现复杂，随着对该疾病诊断和治疗的不断进展，很多如表现为腹膜后纤维化或胰腺受累的疾病的早期诊断率和治疗疗效不断得到提高，但是合并冠状动脉受累如本例表现为严重冠脉扩张的患者并未得到足够警惕和重视。鉴于冠脉受累后的患者可能存在严重的心脏事件危及患者生命，更需要引起包括心内科、免疫内科医师在内的医生更多的关注，不断探索该类患者更加有效的诊断和治疗策略。

（病例提供：唐牧云　田　然　刘震宇　中国医学科学院北京协和医院）

（病例点评：叶绍东　中国医学科学院阜外医院）

参考文献

[1]Devabhaktuni S，Mercedes A，Diep J，et al.Coronary Artery Ectasia-A Review of Current Literature[J].CurrCardiol Rev，2016，12（4）：318-323.doi：10.2174/1573403x12666160504 100159

[2]Kawsara A，Núñez Gil IJ，Alqahtani F，et al.Management of Coronary Artery Aneurysms[J].

JACC：Cardiovascular Interventions，2018，11（13）：1211-1223.doi：https：//doi.org/10.1016/j.jcin.2018.02.041

[3]Maritati F，Peyronel F，Vaglio A.IgG4-related disease：a clinical perspective[J].Rheumatology（Oxford），2020，59（Suppl 3）：123-131.doi：10.1093/rheumatology/kez667

[4]Lanzillotta M，Mancuso G，Della-Torre E.Advances in the diagnosis and management of IgG4 related disease[J].BMJ，2020，369：m1067.doi：10.1136/bmj.m1067

[5]Oyama-Manabe N，Yabusaki S，Manabe O，et al.IgG4-related Cardiovascular Disease from the Aorta to the Coronary Arteries：Multidetector CT and PET/CT[J]. Radiographics，2018，38（7）：1934-1948.doi：10.1148/rg.2018180049.

[6]Wallace ZS，Zhang Y，Perμgino CA，et al.Clinical phenotypes of IgG4-related disease：an analysis of two international cross-sectional cohorts[J].Ann Rheum Dis，2019，78（3）：406-412.doi：10.1136/annrheumdis-2018-214603

[7]Ramdin N，Orde M，O'Neill SB，et al.Hidden IgG4-Related Coronary Disease[J].Am J Clin Pathol，2021，156（3）：471-477.doi：10.1093/ajcp/aqaa258.

[8]Urabe Y，Fujii T，Kurushima S，et al.Pigs-in-a-blanket coronary arteries：a case of immunoglobulin G4-related coronary periarteritis assessed by computed tomography coronary angiography，intravascular ultrasound，and positron emission tomography[J].Circ Cardiovasc Imaging，2012，5（5）：685-687.doi：10.1161/circimaging.112.975946

[9]Sakamoto A，Ishizaka N，Imai Y，et al.Relationship between serum IgG4 concentrations and atherosclerotic coronary plaques assessed by computed tomographic angiography[J].Journal of Cardiology，2016，67（3）：254-261.doi：https：//doi.org/10.1016/j.jjcc.2015.05.012

[10]Sakamoto A，Tanaka T，Hirano K，et al.Immunoglobulin G4-related Coronary Periarteritis and Luminal Stenosis in a Patient with a History of Autoimmune Pancreatitis[J].Intern Med，2017，56（18）：2445-2450.doi：10.2169/internalmedicine.8259-16

[11]Akiyama M，Kaneko Y，Takeuchi T.Characteristics and prognosis of IgG4-related periaortitis/periarteritis：A systematic literature review[J].Autoimmun Rev，2019，18（9）：102354.doi：10.1016/j.autrev.2019.102354

[12]Lanzillotta M，Fernàndez-Codina A，Culver E，et al.Emerging therapy options for IgG4-related disease[J].Expert Rev Clin Immunol，2021，17（5）：471-483.doi：10.1080/1744666x.2021.1902310

[13]Kano M，Kado Y，Sadanaga A，et al.Immunoglobulin G4-related multiple cardiovascular lesions successfully treated with a combination of open surgery and corticosteroid therapy[J].J Vasc Surg，2015，61（6）：1599-603.doi：10.1016/j.jvs.2013.10.106

[14]Takei H，Nagasawa H，Sakai R，et al.A case of multiple giant coronary aneurysms and

abdominal aortic aneurysm coexisting with IgG4-related disease[J].Intern Med, 2012, 51 (8): 963-967.doi: 10.2169/internalmedicine.51.6944

[15]Tajima M, Hiroi Y, Takazawa Y, et al.Immunoglobulin G4-related multiple systemic aneurysms and splenic aneurysm rupture during steroid therapy[J].HumPathol, 2014, 45 (1): 175-179.doi: 10.1016/j.humpath.2013.07.035

[16]Delgado-Garcia G, Sanchez-Salazar S, Rendon-Ramirez E, et al.Myocardial ischemia as presenting manifestation of IgG4-related disease: a case-based review[J].ClinRheumatol, 2016, 35 (11): 2857-2864.doi: 10.1007/s10067-016-3292-z

[17]Nishimura S, Amano M, Izumi C, et al.Multiple Coronary Artery Aneurysms and Thoracic Aortitis Associated with IgG4-related Disease[J].Intern Med, 2016, 55 (12): 1605-1609. doi: 10.2169/internalmedicine.55.6314

[18]Shoji K, Wakana N, Zen K, et al.Immunoglobulin G4-Related Coronary Artery Aneurysm-Associated Stent Migration[J].JACC Case Rep, 2021, 3 (18): 1895-1897.doi: 10.1016/j.jaccas.2021.09.001

[19]Matsuyama S, Kishigami T, Sakamoto M.A case of giant right coronary artery aneurysm due to IgG4-related disease[J].GenThorac Cardiovasc Surg, 2020, 68 (12): 1453-1456.doi: 10.1007/s11748-019-01272-7

[20]Ansari-Gilani K, GilkesonRC.Multimodality imaging of IgG4 related coronary artery aneurysm[J].Echocardiography, 2020, 37 (6): 979-981.doi: 10.1111/echo.14746

[21]Bito Y, Sasaki Y, Hirai H, et al.A surgical case of expanding bilateral coronary aneurysms regarded as immunoglobulin G4-related disease[J].Circulation, 2014, 129 (16): 453-456. doi: 10.1161/CIRCULATIONAHA.114.008706

[22]Chan S.A rare case of sudden death due to IgG4-related giant coronary artery aneurysms[J].J Forensic Sci, 2022, 67 (1): 363-369.doi: 10.1111/1556-4029.14824

[23]Debonnaire P, Bammens B, Blockmans D, et al.Multimodality imaging of giant coronary artery aneurysms in immunoglobulin g4-related sclerosing disease[J].J Am Coll Cardiol, 2012, 59 (14): 27.doi: 10.1016/j.jacc.2011.06.085

[24]Kamikawa Y, Ohashi T, Tadakoshi M, et al.Hybrid treatment of a giant coronary artery aneurysm in a patient with immunoglobulin G4-related disease[J].GenThorac Cardiovasc Surg, 2021, 69 (9): 1347-1351.doi: 10.1007/s11748-021-01668-4

[25]Rμggio A, Iaconelli A, Panaioli E, et al.Coronary Artery Aneurysms Presenting as Acute Coronary Syndrome: An Unusual Case of IgG4-Related Disease Vascular Involvement[J].Can J Cardiol, 2018, 34 (8): 1088 e7-1088 e10.doi: 10.1016/j.cjca.2018.04.026

[26]Pota P, Suwannasom P, Woragidpoonpol S, et al.Coil embolization to giant left anterior

descending artery and left circumflex artery coronary artery aneurysm after failed coronary aneurysmal repair in IgG4-related disease：a case report[J].Eur Heart J Case Rep，2021，5（11）：ytab452.doi：10.1093/ehjcr/ytab452

病例5　青年女性急性冠脉综合征

一、病历摘要

（一）病史简介

一般情况：患者女性，24岁，发作性胸痛2个月，加重3天。

现病史：患者于入院前2个月搬重物时出现剑突下疼痛，休息5～10分钟缓解，之后间断发作，未诊治。3天前再次出现上述症状，在当地医院就诊，主动脉CTA检查未见异常，冠状动脉CTA显示左主干及左前降支开口严重狭窄，右冠状动脉开口严重狭窄，患者因反复出现胸痛，为进一步诊治入院。

既往史：既往体健。否认高血压、高血脂、糖尿病史，无特殊嗜好。

个人史：无殊。

家族史：无殊。

（二）体格检查

体温36.2℃，脉搏68次/分，呼吸18次/分，左上肢血压120/70mmHg，右上肢血压115/65mmHg。神清语利，颈静脉无充盈，双肺呼吸音清晰，未闻及干湿啰音，心界无扩大，心律齐，心率68次/分，未闻杂音，肝脾未触及，双下肢不肿，周围血管杂音（-）。

（三）辅助检查

外院主动脉CTA、冠状动脉CTA，如病例5图1、病例5图2所示。

二、诊治经过

患者入院后完善各项检查。超声心动图：左心房前后径31mm，右心房横径28mm，左室舒张末内径48mm，左室射血分数64%，室壁厚度和运动幅度正常，主动脉、肺动脉内径正常，彩色多普勒超声未见异常反流；心包少量积液，前心包0.3cm，后心包0.6cm。胸片未见异常。实验室检查：总胆固醇4.44mmol/L，三酰甘油0.85mmol/L，高密度脂蛋白胆固醇1.00mmol/L，低密度脂蛋白胆固醇3.19mmol/L，

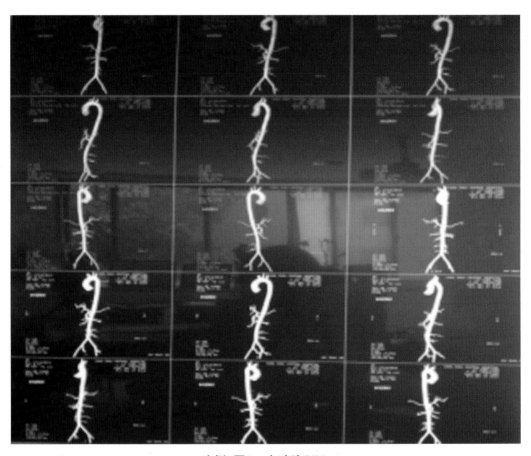

病例5图1　主动脉CTA

注：升主动脉、主动脉、降主动脉及其分支未见明显狭窄。

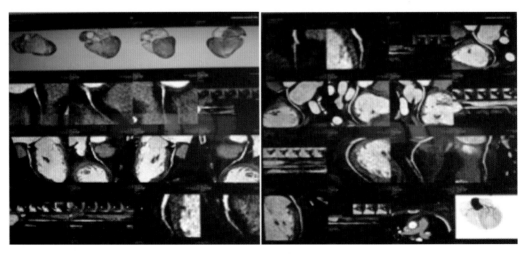

病例5图2　冠状动脉CTA

注：RCA和LAD开口狭窄，LCX无明显狭窄。

血糖3.60mmol/L，钾离子3.93mmol/L，血清肌酐57μmol/L，肌钙蛋白I（－），血沉111mm/h（↑），C反应蛋白37.8mg/L（↑），C3、C4分别为2.04g/L、0.51g/L（↑），自身抗体15项及抗链O（－），血标本送北京协和医院检查ANCA-IgG（－），PR3-ANCA（－），MPO-ANCA（－），AECA（－），抗可溶性核抗原抗体ENA（4项＋7项）（－）。经风湿免疫科会诊，诊断为系统性血管炎：冠状动脉炎。治疗方面：甲强龙80mg iv qd及环磷酰胺静脉滴注，因患者顾虑环磷酰胺的不良反应，未予静脉给予环磷酰胺治疗。1周后复查C反应蛋白3.3mg/L，血沉22mm/h，较前明显下降。急性冠脉综合征治疗方面，给予拜阿司匹林100mg qd，硫酸氢氯吡格雷75mg qd，阿托伐他汀钙20mg qd以及硝酸酯类药物。患者于住院治疗期间多次发作心绞痛，心绞痛发作时心电图（病例5图3）可见广泛导联ST段下移、T波倒置。根据患者心绞痛特点及发作心电图及结合冠脉CTA结果，考虑患者为冠状动脉多支受累。为明确血管病变情况，行冠状动脉造影及主动脉造影（病例5图4至图7），结果显示：冠状动脉左主干开口-左前降支开口及近段重度狭窄，右冠状动脉开口重度狭窄，主动脉各节段未见明显狭窄，考虑患者冠状动脉炎目前处于活动期，未行介入干预，继续激素治疗及ACS强化药物治疗，患者心绞痛症状有所缓解，住院10天出院。出院医嘱：拜阿司匹林100mg qd，硫酸氢氯吡格雷75mg qd，阿托伐他汀钙20mg qd，单硝酸异山梨酯缓释片40mg qd，盐酸地尔硫卓胶囊90mg qd，泼尼松70mg qd，每2周减1片，嘱其院外口服环磷酰胺。

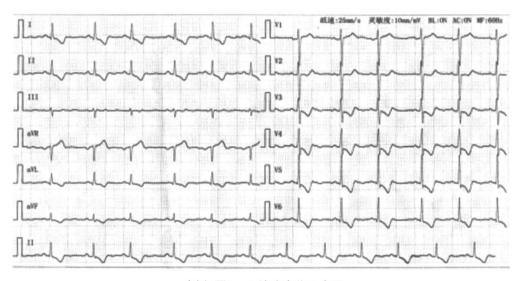

病例5图3　心绞痛发作心电图

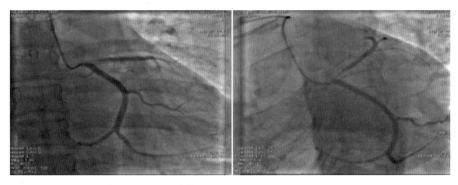

病例5图4 LM-LAD

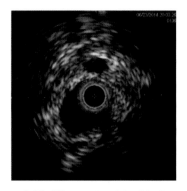

病例5图5 LM-LAD-IVUS

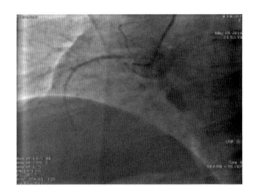

病例5图6 RCA

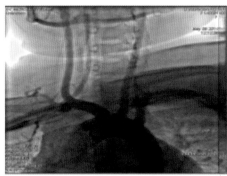

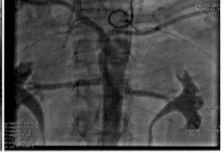

病例5图7 主动脉弓及其分支动脉造影结果

　　患者出院后3周因再发胸痛10天再次收入院。入院当天17：59心绞痛发作，发作时心电图（病例5图8）显示广泛导联ST段明显压低，T波倒置，aVR导联ST段弓背抬高，肌钙蛋白I轻度升高。因患者血沉、C反应蛋白仍高于正常值，给予患者激素＋环磷酰胺及强化急性冠脉综合征治疗，治疗2周，患者仍反复发作心绞痛并伴有血压下降，给予冠脉介入治疗，于左主干—左前降支近段植入3.5mm×18mm药物洗脱支架，4.0mm×12mm高压球囊后扩张，并血管内超声腔内影像检查，RCA未介入干预，术后继续激素＋环磷酰胺及急性冠脉综合征治疗。出院医嘱：①泼尼松＋环磷酰胺；②冠心病二级预防药物。术后1年复查冠状动脉造影，结果显示LM-LAD支架内无狭窄，RCA开口病变仍为重度狭窄，因患者外周动脉痉挛，未能行血管内超声检查。

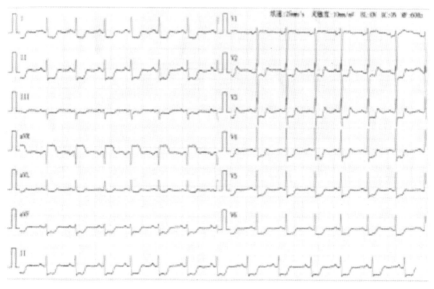

病例5图8　心绞痛发作心电图

三、病例讨论

患者系青年女性，结合患者症状及外院检查结果，入院后进一步完善各项风湿免疫指标，经心内科与风湿免疫科联合会诊，诊断为：①急性冠脉综合征；②系统性血管炎：冠状动脉炎。系统性血管炎按照2012 Chapel Hill共识会议分为大血管炎、中血管炎、小血管炎、变异性血管炎、单器官血管炎、系统性疾病相关血管炎以及与可能的病因相关的血管炎。心脏是系统性血管炎较为常见的受累器官，供应心脏的血管、心外膜、心肌、心内膜、心脏瓣膜、心脏传导系统均可受累，心脏受累为血管炎患者死亡的主要原因之一。系统性血管炎心脏损害表现多样，可出现心包炎、心肌炎、瓣膜病变、冠状动脉炎等。冠状动脉受累是系统性血管炎心脏病变的重要表现之一，冠状动脉发生炎症、狭窄或形成瘤样扩张可致心绞痛或心肌梗死。冠状动脉炎常见于结节性多动脉炎（PAN）、川崎病（KD）、大动脉炎（TakayasuArteritis，TAK）和巨细胞动脉炎（GCA），冠脉受累分别为10%～50%、20%、10%～30%和＜1%。结节性多动脉炎病理表现为全程动脉炎伴管壁、血管周围淋巴细胞和巨噬细胞浸润，冠脉造影表现为动脉瘤和狭窄交替，即所谓串珠样改变，可累及冠脉微血管。川崎病病理表现为多种细胞浸润伴内弹力层坏死，冠脉造影表现为冠脉大动脉瘤，可累及冠脉微血管及心腔内血栓形成。TAK为增生性肉芽肿性动脉炎，冠脉造影特点为开口狭窄、跳跃性病变，可有心腔内血栓形成。巨细胞动脉炎为透壁单核细胞浸润内弹力层，冠脉造影特点为平滑变窄。其他系统性血管炎如Erdheim-Chester Disease（ECD）病例罕见，冠脉受累为25%～55%，常为右冠状动脉受累，典型表现为动脉周围炎、白塞综合征、嗜酸性肉芽肿性多血管炎（EGPA）和IgG4相关疾病累及冠脉的概率分别为0.5%～2%、<1%和1%～3%，病变部位无特异性，可分别表现为血栓或假性动脉瘤、狭窄或动脉瘤以及动脉瘤或动脉周围炎。本病例特点：①青年女性，24岁；②以心绞痛为主要症状，无其他全身症状；③实验室指标：血沉111mm/h（↑），C反应蛋白37.8mg/L（↑），C3、C4分别为2.04g/L、0.51g/L（↑），其他免疫指标均为阴性；④心电图表现为心肌缺血的动态变化，主动脉造影显示主动脉及其他分支动脉未见狭窄，冠脉造影显示LM-LAD和RCA开口重度狭窄，呈"鸟嘴样改变"。根据2022年ACR/EULAR新颁布的TAK/GCA分类标准，该患者满足2项必要条件且评分≥5分，符合系统性血管炎—大动脉炎（TAK）的诊断标准。有一点困惑的是，该患者仅冠状动脉发现血管狭窄病变，主动脉弓及其分支均未发现血管病变。

TAK是一种累及大动脉及其主要分支为特征的慢性非特异性炎症性疾病，病变多见于主动脉弓及其分支，其次为降主动脉、腹主动脉和肾动脉，主动脉的二级分支，如肺动脉、冠状动脉也可受累。本病多发于40岁以下的女性患者。目前美国国立卫生院（NIH）制定的Kerr评分常用于判断TAK疾病的活动度，Kerr评分包括：①全身症状；②血管缺血症状与体征；③血沉升高（≥20mm/1h）；④血管造影阳性。目前可由MRA、CTA、PET-CT、动脉彩色多普勒超声所替代。以上每项计1分，总分≥2分为TAK活动。该患者Kerr评分符合②③④条，总分3分，两次住院期间均处于TAK活动期。患者第1次住院冠脉造影提示LM-LAD开口及近段、RCA开口重度狭窄，考虑患者处于活动期，给予患者TAK治疗和强化ACS治疗，未予血运重建。

患者第二次住院反复发作心绞痛，伴有血压下降、心率增快，发作时心电图显示广泛导联ST段明显压低、T波倒置，aVR导联ST段弓背抬高，肌钙蛋白I轻度升高。请风湿免疫科会诊，考虑患者处于TAK活动期，继续强化激素＋环磷酰胺治疗，以及强化急性冠脉综合征治疗。治疗2周不能稳定病情，建议患者行冠状动脉旁路移植术（CABG），患者坚决拒绝CABG，遂给予PCI术。介入策略：罪犯血管LM-LAD行PCI，于LM-LAD近段植入1枚药物洗脱支架，RCA未介入干预，术后继续按专科医嘱强化激素及免疫治疗。

该患者TAK合并急性冠脉综合征且处于TAK活动期，治疗策略如何选择？PCI、CABG还是药物治疗？TAK目前主要的治疗方式包括药物治疗、外科手术和血管内介入治疗。药物治疗为大动脉炎的基础治疗，包括激素、免疫抑制剂及生物制剂，以控制炎症进展，预防急性心血管事件发生为主。对于TAK合并ACS患者，推荐血运重建在TAK稳定期进行，当出现以下情况，即使在大动脉炎活动期也应考虑尽早手术：①冠状动脉狭窄非常严重；②反复发作严重的心绞痛，药物治疗效果不佳；③血流动力学不稳定。术前必须给予糖皮质激素及免疫抑制剂治疗，必要时可以给予大剂量激素冲击治疗，以抑制炎症活动进展，减少术后再狭窄的风险。

研究提示，TAK活动期如果需要紧急血运重建，优先选择CABG，CABG优于PCI；TAK稳定期，PCI与CABG效果接近。TAK活动期如果允许择期血运重建，应首先积极控制炎症，采用激素、免疫抑制剂或生物制剂，待TAK稳定后，个体化选择PCI或CABG。一般来讲，动脉粥样硬化导致的左主干病变首选乳内动脉搭桥。但是，对大动脉炎患者，部分已经出现锁骨下动脉狭窄或者乳内动脉狭窄，部分目前没有出现，考虑到将来也可能会受累。因此，TAK患者的左主干病变最常使用的是大隐静脉桥血管。无钙化的LMCA病变且胸廓内动脉不能应用时，可考虑将大直径、无瓣的大隐静脉桥直接与LM吻合。研究证实，该术式具有高灌注率、高通畅率、10年生存率可达到80%，但是技术难度比较大。

药物洗脱支架DES是否优于裸金属支架BMS？2006年Circulation杂志首次发表关于TAK累及冠脉患者中置入DES的报道，提示DES可能优于BMS。近年来，关于大动脉炎累及冠状动脉采用药物洗脱支架治疗的个例报道中，DES早、中期通畅率明显优于BMS。尽管样本量较小，仍能得出DES远期再狭窄率优于BMS或保守治疗的结论。本病例LM-LAD植入DES支架，术后1年随访，患者日常活动无心绞痛症状，复查冠脉造影提示支架通畅无狭窄。

大动脉炎所致冠状动脉受累患者由于多为开口受累，且狭窄严重，临床保守治疗往往效果不佳。该患者TAK合并冠状动脉炎除LM-LAD开口重度狭窄外，RCA开口亦是重度狭窄，未介入干预，一直采用激素及免疫抑制剂治疗，1年后复查冠脉造影显示RCA开口病变仍是重度狭窄，未见好转。建议患者于风湿免疫专科门诊定期随访，规范激素及免疫抑制剂治疗，根据病情是否采用生物制剂治疗，如循证依据较多的生物制剂包括托珠单抗和肿瘤坏死因子抑制剂。

四、病例点评

TAK在临床并不罕见。治疗方面，主要是药物治疗为主，如激素、免疫抑制治疗以延缓病情发展，手术治疗是TAK的重要治疗手段，用来干预严重的血管损伤。TAK活动期避免手术，目前指南倾向于将TAK的手术治疗限制在生命或器官收到威胁的情况下、难治性高血压或当患者活动收到显著影响时。这主要是由于：①缺乏高质量的手术治疗数据；②通过药物治疗常可改善缺血症状和自发形成侧支循环；③开放手术的相关风险。

该病例患者处于TAK活动期，故首先针对原发病给予充分的免疫抑制治疗和积极的ACS药物治疗，因心绞痛症状持续加重且血流动力学恶化，在患者拒绝CABG的情况下，急诊PCI术挽救了患者的生命，1年随访冠脉造影结果显示支架内未见明显狭窄。

CABG是TAK紧急血运重建的优先选择方案。过去，开放式手术是唯一可行的手术方式；如今，血管内介入治疗发挥着越来越重要的作用，在大多数研究中，血管内介入治疗的主要治疗方式是球囊扩张血管成形术，在血管成形术不理想的情况下再考虑支架置入。

（病例提供：田新利　解放军总医院心血管医学部第七医学中心）

（病例点评：史冬梅　首都医科大学附属北京安贞医院）

参考文献

[1]Jennette JC，Falk RJ，Bacon PA，et al.2012 revised International Chapel Hill Consensus Conference Nomenclature of Vasculitides[J].Arthritis Rheum，2013，65（1）：1-11.

[2]Khanna，et al.Coronary artery vasculitis：a review of current literature[J].BMC Cardiovasc Disord，2021，21（1）：7.doi：10.1186/s12872-020-01813-6.

[3]Gori T.Coronary Vasculitis[J].Biomedicines，2021，9（6）：622.doi：10.3390/biomedicines9060622.

[4]Maz M，Chung SA，Abril A，et al.2021 American College of Rheumatology/Vasculitis Foundation Guideline for the Management of Giant Cell Arteritis and Takayasu Arteritis[J].Arthritis Rheumatol，2021，73（8）：1349-1365.DOI：10.1002/art.41774.

[5]Kerr GS，HallahanCW，GiordanoJ，et al.Takayasu arteritis[J].Ann Intern Med，1994，120（11）：919-929.

[6]Wang H，et al.Comparing the effects of different management strategies on long-term outcomes for significant stenosis in patients with Takayasu's arteritis[J].Int J Cardiol，2020，306：1-7.

[7]Wang X，Dang A，Lv N，et al.Long-term outcomes of coronary artery bypass grafting

versus percutaneous coronary intervention for Takayasu arteritis patients with coronary artery involvement[J].Semin Arthritis Rheum，2017，47：247-252.

[8]ChieffoA，MoriciN，MaisanoF，et al.Percutaneous treatment with drμg-eluting stent implantation versus bypass surgery for unprotected left main stenosis：a single center experience[J].Circulation，2006，113（21）：2542-2547.

[9]Kang WC，HanSH，OhKJ，etal.Implantation of a Drμg-Eluting Stent for the Coronary Artery Stenosis of Takayasu Arteritis[J].Circulation，2006，113（17）：e735-e737.

病例6 冠脉起源异常致心搏骤停

一、病历摘要

（一）病史简介

一般情况： 患者男性，13岁，因"意识丧失5小时"入院。

现病史： 患者于5小时前突发意识丧失。在意识丧失之前，患者诉日常篮球运动后与队友聚拢并饮食，患者投篮后，无肢体接触或外伤，越走越慢，叉腰、手扶双膝，全身无力瘫软，面部着地，全过程持续7～8秒。约3分钟后校医到场评估并启动心肺复苏，20分钟后救护车赶到，继续抢救，进行2次除颤（病例6图1）后呼吸心跳恢复，约40分钟后送至我院急诊，查心电图如病例6图2，起病后4小时复查心电图如病例6图3。

既往史： 既往体健。否认心肌炎和心肌病病史。

个人史： 酷爱运动，每日打3个小时以上篮球，每晚去健身房。为校篮球队长，1年多以前曾在美国训练打篮球。

家族史： 患者为独生子，母亲一方有高血压家族史，父母双方家族中未见心脏病、遗传病。

（二）体格检查

体温36.5℃，血压127/68mmHg，心率93bpm，呼吸20次/分，SpO_2 100%。双肺听诊清，心律齐，未闻及杂音，病理征（－）。

（三）辅助检查

1. 实验室检查 心肺复苏成功后急查：

血常规：白细胞15.24×10^9/L，血红蛋白133g/L，血小板260×10^9/L。

血生化：丙氨酸转氨酶74U/L，肌酐93μmol/L，K 3.3mmol/L（此后多次复查血钾正常），Na 140mmol/L。

动脉血气分析：pH 7.18，pCO_2 33mmHg，pO_2 305mmHg，HCO_3^- 11.8mmol/L，乳酸12.9mmol/L。

心脏标志物：肌钙蛋白0.141μg/L（起病16小时后复查达峰47.249μg/L，此后逐渐恢复正常），肌酸激酶246U/L，肌酸激酶同工酶1.9μg/L，N末端B型利钠肽原89pg/ml。

凝血：PT 13.6s，APTT 21.2s，D-Dimer 2.15mg/L。

2．心电图与影像学检查（病例6图4、病例6图5）

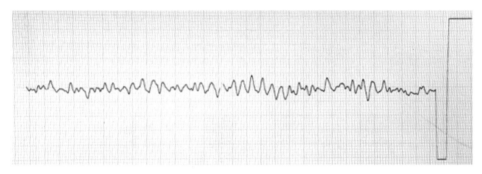

病例6图1　意识丧失当天抢救时除颤器记录心电图

注：提示为心室颤动。

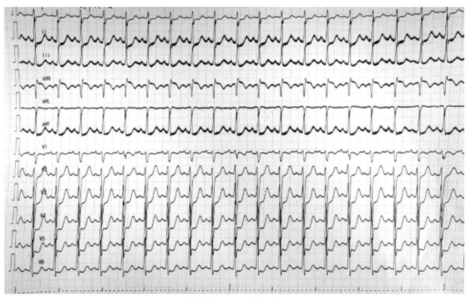

病例6图2　窦性心律

注：Ⅰ、Ⅱ、Ⅲ、aVF导联及V_2～V_6导联ST段压低，aVR导联ST段抬高。

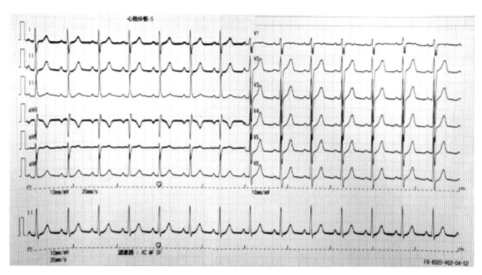

病例6图3　窦性心律，正常心电图，与图2比较有明确动态改变

头CTA及CTPA：未见造影剂外溢，排除脑出血及肺栓塞。

超声心动图：心脏结构及功能未见异常。

Holter：总心搏数74 320次，HRmax 100bpm，HRmin 40bpm，HRavg 57bpm，RRmax 1.68s，单个房早5次，ST-T未见明显异常。未见室速。

心脏核磁：左室心肌均匀增厚（考虑运动相关）。未见延迟强化。

冠脉CTA：左主干起自右冠窦，走行于主动脉与肺动脉圆锥之间，管腔中度狭窄；冠脉三支未见明确狭窄，瓣膜未见明显赘生物。

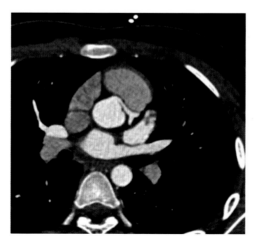

病例6图4　冠脉CTA提示冠脉起源异常

左主干起源于右冠窦（白色箭头）而且走行呈锐角向左。

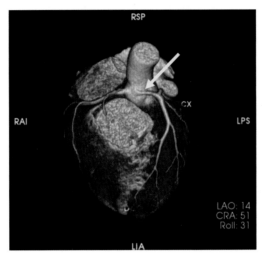

病例6图5　冠脉CTA提示冠脉起源异常

注：冠脉 CTA 提示冠脉起源异常。左主干起源于右冠窦（白色箭头）。CTPA：未见明显异常。

二、诊治经过

患者心肺复苏成功后，给予气管插管，3天后拔管，脱离呼吸机，此后自主呼吸，氧合好。持续心电监护及复查ECG未见心律失常再发。住院期间发热，考虑为复苏过程中发生吸入性肺炎，给予抗生素治疗后体温恢复正常。

病因评估方面超声心动图及心脏核磁未见心脏结构及功能的明显异常，CTPA未见明确肺栓塞征象，冠脉CT提示冠脉起源异常，左主干起自右冠窦，走行于主动脉与肺动脉圆锥之间，管腔中度狭窄。因此，考虑患者冠状动脉左主干在运动时收到升主动脉和肺动脉的压迫，导致急性心肌缺血，从而引起室颤。

心外科会诊考虑本次心脏骤停与冠脉起源异常相关，存在手术指征。在起病1个月后，体外循环下行冠状动脉起源异常矫治（壁内左主干去顶）术。术后早期脱机拔管，术后第7天出院，规律口服拜阿司匹林0.1g qd。术后2个月随访，患者目前可恢复慢步走等日常活动，无不适。

三、病例讨论

患者为青少年男性，急性起病，临床表现为运动后短时间内出现意识丧失，心电图提示室性颤动，实验室检查心肌损伤标志物升高。无心血管疾病家族史，查体亦无阳性发现。针对此类患者，一般遵循以下临床鉴别诊断思维（病例6图6）。

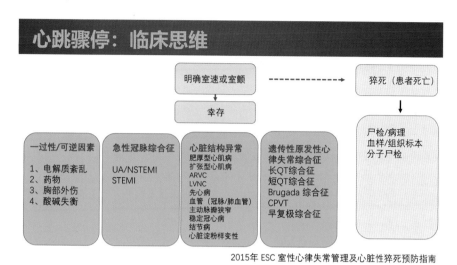

病例6图6 室速病因鉴别思路

首先需要评估是否存在导致室颤的可逆因素，例如违禁毒品摄入、严重外伤、电解质紊乱等。对于青少年男性，爱好对抗性球类运动，上述情况需要重点评估。患者为在校学生，未食违禁药品。运动过程中无外人打击或撞击胸部、心脏，不支持心脏震荡。虽然急诊查存在低钾血症（3.3mmol/L），但＞3.0mmol/L，且发病前无呕吐、腹泻等原因，入院后多次复查血钾正常。

患者超声心动图和心脏核磁均未提示心脏结构的异常，因此暂时不考虑肥厚型心肌病、扩张型心肌、致心律失常右室心肌病、左室致密化不全等心脏结构异常导致的室颤。而需要重点评估是否存在遗传性原发性心律失常综合征。在各类遗传性原发性心律失常综合征里面，需要筛查：①Brμgada综合征：常为夜间发病，与患者不符；患者并无自发Ⅰ型Brugada心电图表现，入院后已提高1~2肋间复查ECG，未见V_1~V_3导联ST段抬高及T波改变；②早复极综合征：ECG未见相邻下壁或侧壁导联的J点抬高≥1mV；③短QT综合征：多次复查ECG未见QTc≤360ms；④长QT综合征：LQT1型可为运动时发病，并且发生应激状态下的晕厥，但本例患者QTc并无显著延长，心电图亦未提示典型的尖端扭转性室性心动过速，不支持此诊断；⑤儿茶酚胺敏感性多形性室性心动过速：可为运动时发病，但需排除心脏结构、功能及冠脉正常。可完善基因检测及行平板运动试验评估是否有运动诱发的双向室速。

急性冠脉综合征（包括ST段抬高型心肌梗死和非ST段抬高型急性冠脉综合征）是室颤、心搏骤停的最常见病因。但往往发生在40岁以上中老年患者，往往合并高血压、糖尿病、血脂异常、肥胖、吸烟的冠心病危险因素。患者为青少年男性，冠状动脉粥样硬化导致的心肌缺血可能性较小。但是，对于青少年男性，冠脉起源异常导致的心搏骤停并不少见。既往文献回顾分析了387例年轻运动员的猝死病因，其中肥厚型心肌病占26.4%，为第一常见心脏病因，而冠脉起源异常占13.7%，为第二常见心脏病因，其中左冠脉起源于右冠窦最常见。近期文献分析5100例心搏骤停患者，30例（0.6%）冠脉起源异常，平均年龄（28±16）岁，8例＜18岁，心脏症状11例（37%），其中晕厥最常见（6例，占20%），LCA源于RCC且于动脉间走行（11例，36.7%），其中8例（73%）在体力活动时猝死。回顾本例复苏成功后首次心电图的ST段异常以及此后的动态改变，支持冠脉左主干病变导致严重心肌缺血。

最终，冠脉CTA确诊患者虽然冠脉分支未见明显狭窄，但是左主干起自右冠窦，走行于主动脉与肺动脉圆锥之间，管腔中度狭窄（50%～70%狭窄）。左主干起源于右冠窦，其发生率国外报道0.017%～0.03%、国内报道为0.022%，从右冠窦发出后，左冠脉走行类型可以有以下几种：①起源于RCC前方，并向后穿行于主动脉和肺动脉之间；②向前室间沟方向走行；③经过主动脉的后方向左行；④向前经右室流出道到左行。本例属于第①种类型。患者在打篮球剧烈运动之后，由于心脏收缩加强，心脏射血增加，主动脉及肺动脉均扩张，进一步压迫冠脉左主干，造成一过性严重的左主干狭窄甚至闭塞，进而导致严重的心肌缺血诱发室颤。

根据2020年ESC成人先天性心脏病指南，左冠状动脉起源于右冠窦、起源走行呈锐角、走行于升主动冠脉和肺动脉之间、青少年发病（＜35岁），均为高危因素。对于解剖高危患者或明确负荷诱发典型心肌缺血的患者，推荐外科手术纠正冠脉起源异常（Ⅰ类推荐）。

四、病例点评

本例是一例青少年运动后心搏骤停，成功心肺复苏后，经过严密的临床思维逐步筛查可疑病因，并且进行了仔细的心电图比较分析，最终找到了心搏骤停的病因，经过外科手术纠正冠脉起源异常，成功治愈了疾病。青少年因为发生室速或室颤引起心搏骤停是一个非常值得重视的临床情况，由于其对患者以及患者的家庭的影响巨大，部分疾病需要植入心脏复律除颤器（ICD）进行猝死预防（如先天性长QT综合征），同时终身联用β受体阻滞剂，本例患者最终明确了冠脉解剖异常，避免了植入ICD。

（病例提供：杨德彦　中国医学科学院北京协和医院）

（病例点评：史冬梅　首都医科大学附属北京安贞医院）

参考文献

[1]Priori SG，Blomström-Lundqvist C，Mazzanti A，et al.2015 ESC Guidelines for the management of patients with ventricular arrhythmias and the prevention of sudden cardiac death：The Task Force for the Management of Patients with Ventricular Arrhythmias and the Prevention of Sudden Cardiac Death of the European Society of Cardiology（ESC）.Endorsed by：Association for European Paediatric and Congenital Cardiology（AEPC）[J].Eur Heart J，2015，36（41）：2793-2867.doi：10.1093/eurheartj/ehv316.

[2]Zeppenfeld K，Tfelt-Hansen J，de Riva M，et al.2022 ESC Guidelines for the management of patients with ventricular arrhythmias and the prevention of sudden cardiac death[J]. Eur Heart J，2022，43（40）：3997-4126.doi：10.1093/eurheartj/ehac262.

[3]Maron BJ.Sudden death in young athletes[J].N Engl J Med，2003，349（11）：1064-1075. doi：10.1056/NEJMra022783.

[4]Finocchiaro G，Behr ER，Tanzarella G，et al.Anomalous Coronary Artery Origin and Sudden Cardiac Death：Clinical and Pathological Insights From a National Pathology Registry[J].JACC Clin Electrophysiol，2019，5（4）：516-522.doi：10.1016/j.jacep.2018.11.015.

[5]Yamanaka O，Hobbs RE.Coronary artery anomalies in 126，595 patients undergoing coronary arteriography[J].Cathet Cardiovasc Diagn，1990，21（1）：28-40.doi：10.1002/ccd.1810210110.

[6]吴瑛，姚民，高润霖，等.成人冠状动脉造影中动脉起源异常分析[J].中华心血管病杂志，2004，32（7）：587-591.

[7]Baumgartner H，De Backer J，Babu-Narayan SV，et al.2020 ESC Guidelines for the management of adult congenital heart disease[J].Eur Heart J，2021，42（6）：563-645.doi：10.1093/eurheartj/ehaa554.

病例7　冠状动脉肺动脉瘘

一、病历摘要

（一）病史简介

一般情况：患者男性，66岁，因"阵发胸闷痛3个月"于2019年10月15日入院。

现病史：患者于3个月前开始出现阵发胸闷痛，发作与活动相关，平地快速步行

200余米或登2层楼梯诱发。胸痛位于胸骨后，性质为压榨样疼痛，发作时无恶心、呕吐，无咯血、返酸，无头晕、黑矇、意识丧失、肢体乏力，每次持续约2分钟可自行缓解。2个月前外院就诊，行冠状动脉CTA提示"对角支动脉瘤"（病例7图1），加用阿司匹林、倍他乐克口服药物治疗，自觉症状无改善，现为进一步治疗入住我院。自发病以来，精神可，饮食睡眠可，二便如常，否认近期体重显著改变。

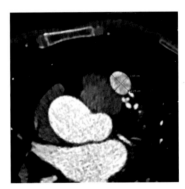

病例7图1　外院冠状动脉CTA

注：可见冠状动脉瘤改变，横径2.25cm×1.85cm。

既往史：高血压病1年，最高血压140/100mmHg，不规律服用洛丁新，血压控制于130/80mmHg。否认肝炎、结核、疟疾病史，否认心脏病史，否认糖尿病、脑血管疾病、精神疾病史，否认手术、外伤、输血史。

个人史：长期吸烟史，20支/天×35年。否认饮酒嗜好。否认食物、药物过敏史。适龄结婚，育有1女，子女及配偶体健。

家族史：否认家族相关遗传病史。

（二）体格检查

体温36.5℃，脉搏61次/分，呼吸16次/分，血压143/80mmHg。神清语利，查体合作。颈静脉无充盈。甲状腺未触及肿大。双肺叩诊清音，双侧未闻及干湿啰音。心率61次/分，律齐，心音有力，A2＞P2，心脏各瓣膜听诊区未及明显杂音。双侧桡动脉搏动对称，无水冲脉，毛细血管搏动征阴性。腹平坦，无压痛、反跳痛。肝脾未触及，Murphy征阴性，未闻及腹部血管杂音，肠鸣音正常，4次/分。肾脏无叩击痛。双下肢无水肿。

（三）辅助检查

入院后检查：

血常规：白细胞6.34×10⁹/L，血红蛋白130g/L，血小板202×10⁹/L，中性粒细胞百分数50.3%。

尿常规、便常规未见异常。

肝功能：正常。

肾功能：肌酐72μmol/L，估算肾小球滤过率113ml/（min·1.73m^2）。

血脂：总胆固醇2.9mmol/L，三酰甘油1.63mmol/L，高密度脂蛋白胆固醇1.14mmol/L，低密度脂蛋白胆固醇1.41mmol/L。

凝血、糖化血红蛋白、甲功、心肌损伤标志物、NT-proBNP、血管炎三项、感染八项未见明显异常。

心电图：窦性心律，心率74次/分，大致正常心电图，未见心肌缺血ST-T改变。

前后位胸片：未见显著异常。

颈动脉、椎动脉超声：双侧颈动脉内中膜增厚。

双下肢动脉超声：未见明显异常。

超声心动图：左房前后径38mm，左室舒张末内径53mm，LVEF 67%，主动脉窦增宽，其余心内结构未见异常。

二、诊治经过

入院初步诊断考虑为：①冠状动脉瘤；②高血压1级 很高危。诊断依据：患者为老年男性，亚急性病程，以活动性胸闷痛为主要表现，既往合并高血压病及吸烟史，外院冠状动脉CTA提示冠状动脉瘤。

结合该病例，本病应与以下疾病鉴别：①冠状动脉粥样硬化性心脏病：该类患者多有传统危险因素，以胸闷痛为主要表现，心电图及活动平板检查可以见心肌缺血ST-T改变，冠状动脉CTA及冠状动脉造影可见冠状动脉粥样硬化和冠状动脉瘤后确诊。本患者病史相符，可能性最大，拟完善冠状动脉造影确诊；②先天性冠状动脉瘤：该类疾病是由动脉壁中层节段性缺如、肌纤维发育不良等导致，也可由冠状动脉瘘导致压力增加，引发动脉壁囊性坏死、中膜受侵犯、弹力纤维被显著破坏，共同表现为病变血管不断扩张变薄，并最终形成动脉瘤。该类患者可有心肌缺血、心力衰竭的症状体征，需要进一步完善冠状动脉影像学评估。本患者虽否认相关病史，但目前不能除外，需要进一步评估冠状动脉造影方能确诊；③川崎病：该类患者多为儿童或青少年，多有发热、黏膜充血、淋巴结肿大的症状和体征，化验有血沉、C反应蛋白等炎症标志物增高，可合并有心脏畸形，如冠状动脉瘤、二尖瓣关闭不全、心脏扩大等。本患者不属于典型患病人群，无相关症状体征，可能性小。

予完善术前准备，于2019年10月15号完善冠状动脉造影，显示左冠状动脉第一对角支巨大囊性扩张，合并冠状动脉肺动脉瘘（病例7图2）。经过多学科讨论，更正诊断为冠状动脉性心脏病、冠状动脉瘤、冠状动脉瘘、高血压1级（很高危）。于2019年10月22日行冠状动脉瘘修补术及冠状动脉瘤修补术。术中，常规开胸，打开心包，显露冠状动脉瘤位于肺动脉瓣下心包脂肪内，直径3cm（病例7图3）。入口动脉源自左前降支，出口动脉扭曲行走，开口于肺动脉。分别结扎入口出口动脉近端，切开动脉瘤，其内合并新鲜血栓。行肺动脉瘘口缝扎，切除部分瘤壁送检，瘤体旷置。

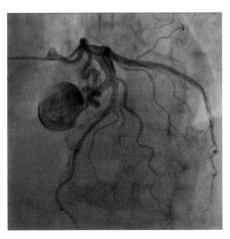

病例7图2　冠状动脉造影

注：左前斜头位可见左冠状动脉第一对角支巨大囊性扩张，合并冠状动脉肺动脉瘘。

病理肉眼可见灰粉磨片样组织两块，光镜下见动脉内膜轻度纤维组织增生，未见粥样硬化改变，中膜减薄，平滑肌稀疏，未见炎症改变（病例7图4）。病理诊断考虑为冠状动脉瘤，符合先天性动脉瘤改变，未见冠状动脉硬化及血栓。

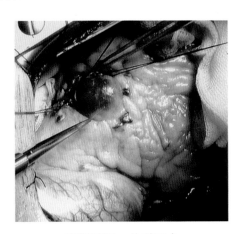

病例7图3　外科手术

注：显露冠状动脉瘤位于肺动脉瓣下心包脂肪内。

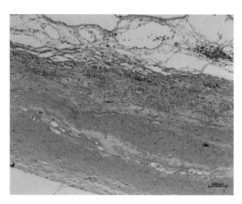

病例7图4　动脉瘤壁病理

注：光镜下见动脉内膜轻度纤维组织增生，未见粥样硬化改变，中膜减薄，平滑肌稀疏，未见炎症改变。

三、病例讨论

本患者为一名老年男性，亚急性病程，以活动性胸闷痛为主要表现，既往合并高血压病及吸烟史，外院冠状动脉CTA提示冠状动脉瘤。我院术前化验检查大致正常。冠状动脉造影提示冠状动脉至肺动脉瘘伴巨大冠状动脉瘤。手术新见瘤体内合并新鲜血栓。病理检查证实为先天性。

冠状动脉扩张又称冠状动脉瘤样扩张，是指冠状动脉弥漫性扩张超过邻近正常冠脉管径1.5倍的罕见异常病症。超过邻近正常冠脉管径2倍以上的局限性扩张通常被称为冠状动脉瘤。冠状动脉瘘（CAF）是冠状动脉与其他部位之间的异常血管沟通。冠状动脉肺动脉瘘（CPAF）是指起源于冠状动脉并引流至肺动脉的异常沟通，占所有CAF的15.0%～30.0%，人群发病率为0.17%～0.68%。大多数CPAF可分为前壁型，其特点是左或右冠状动脉近端部分与肺动脉前壁相连。而后型CPAF起源于左侧环状动脉或左侧窦房结动脉，经横窦引流至右侧肺动脉。CPAF多为先天性，也可由先天性手术、外伤、胸部照射以及心肌梗死、川崎病和高安动脉炎等疾病引起。由于左向右分流较小，CPAF患者通常无症状，预后似乎良好。当分流足够大而产生冠状动脉盗血现象时，会引起提示心肌缺血的症状，甚至诱发心肌梗死。大的左向右分流也可导致肺动脉高压并诱发充血性心力衰竭。此外，CPAF可能并发冠状动脉瘤样扩张、血栓形成或感染性心内膜炎。值得注意的是，15%～35%的CPAF患者存在冠状动脉瘤扩张。伴有冠状动脉瘤破裂的CPAF死亡率很高。

在CPAF的诊断方面，约47%的CPAF患者可能有连续性心脏杂音，最好在胸骨左侧第二肋间隙听诊。超声心动图可用于确定CPAF的解剖结构和评估伴随的血流动力学改变。冠状动脉CTA由于其无创性、相对较高的空间分辨率和复杂解剖结构的三维重建成像而具有卓越的诊断能力。虽然冠状动脉造影以其良好的可视性被用作诊断参考工具，但由于二维投影的局限性，可能会产生错误的结果。心肌灌注扫描是评估CPAF引起的血流动力学后果的重要工具。磁共振成像也可勾画出CPAF的导管。因此，完全有必要采用多模态成像技术来准确评估和诊断CPAF。

在CPAF的治疗方面，手术结扎是一种有效而可靠的选择，尤其是当患者有症状、CPAF极其迂曲、存在多个CPAF、CPAF为高流量或CPAF伴有巨大冠状动脉瘤或感染性心肌炎时，应始终考虑手术结扎。如果CPAF位于近端，由单个狭窄引流部位组成，且不伴有需要手术的心脏疾病，也可采用血管内栓塞治疗。虽然口服药物治疗方案尚未达成共识，但一些研究使用抗血小板药物、抗凝药物、β-受体阻滞剂和钙通道阻滞剂来预防血栓形成和控制症状。手术中的意外发现的新鲜血栓进一步坚定了我们手术治疗而非保守治疗的决定。本例患者冠状动脉造影未见血栓形成，一周后手术发现动脉瘤囊内有新的血栓形成。如果我们的患者错过手术时机，肺动脉或冠状动脉可能发生急性栓塞。动脉瘤壁的病理结果巩固了我们对动脉瘤病因为先天性的诊断。

四、病例点评

本例患者为巨大冠状动脉瘤伴冠状动脉肺动脉瘘，在临床中比较罕见。在60多岁时出现心绞痛症状，这可能与冠状动脉盗血现象有关。但确切导致胸痛的原因，应有心肌同位素或者SPECT等检查来确认是否为冠状动脉瘤及肺动脉瘘导致。冠状动脉瘤出现与冠状动脉肺动脉瘘导致血流动力学改变相关。目前冠状动脉CT和和造影是确诊重要依据。为冠状动脉-肺瘘伴巨大冠状动脉瘤。冠状动脉瘘及冠状动脉瘤通常没有心脏杂音表现。在排除了包括脉管炎和动脉粥样硬化等可能的后天病因后，巨大冠状动脉瘤多采取心外科手术治疗方法，无论是巨大的冠状动脉瘤还是巨大的冠状动脉瘘一旦发现都应积极手术。

（病例提供：叶绍东　安宣齐　李　琳　中国医学科学院阜外医院）
（病例点评：史冬梅　首都医科大学附属北京安贞医院）

参考文献

[1]Li JL，Huang L，Zhu W，et al.The evaluation of coronary artery-to-pulmonary artery fistula

in adulthood on 256-slice CT coronary angiography：Comparison with coronary catheter angiography and transthoracic echocardiography[J].J Cardiovasc ComputTomogr，2019，13（1）：75-80.doi：10.1016/j.jcct.2018.10.013

[2]Kim H，Beck KS，Choe YH，Jung JI.Coronary-to-Pulmonary Artery Fistula in Adults：Natural History and Management Strategies[J].Korean J Radiol，2019，20（11）：1491-1497.doi：10.3348/kjr.2019.0331.

[3]Schicchi N，Fogante M，Oliva M，et al.Bilateral coronary-to-pulmonary artery fistulas associated with giant aneurysm in an elderly woman：Case report and literature review[J].Radiol Case Rep. 2019；14（8）：911-916.doi：10.1016/j.radcr.2019.04.020

[4]Yun G，Nam TH，Chun EJ.Coronary Artery Fistulas：Pathophysiology，Imaging Findings，and Management[published correction appears in Radiographics，2018，38（7）：2214][J].Radiographics，2018，38（3）：688-703.doi：10.1148/rg.2018170158

第二章

肿瘤相关心脏疾病

病例8 裹着"白大衣"的心脏

一、病历摘要

（一）病史介绍

一般情况：患者男性，66岁，因"反复咳嗽1年，加重伴呼吸困难2个月余"入院。

现病史：患者1年前无明显诱因出现咳嗽、咳白沫样痰，与体位无关，无呼吸困难，无端坐呼吸，无发热，活动耐力无减弱，症状可自行缓解，未就诊。2个月前患者咳嗽症状加重，伴胸闷、呼吸困难，夜间有端坐呼吸，尿量较往日有所下降，双下肢水肿。就诊当地医院，心电图可见 Ⅰ、Ⅱ、aVL、$V_2 \sim V_6$导联T波倒置，血常规、肝肾功能等大致正常。先后转诊多家省级医院，查CA-125、CA-199等肿瘤标志物正常，BNP 259pg/ml。超声心动图提示左心房前后径51mm、右房上下径58mm，左心室舒张末期内径（LVEDD）59mm，左心室射血分数（LVEF）49%，中等量心包积液，其中右心室前壁8mm、左心室侧壁15mm、左心室后壁11mm。胸部CT可见散在斑片状及索条状高密度影、心包积液和双侧少量胸腔积液，肺动脉CTA正常。全身PET-CT可见：①心脏及大血管周围包膜增厚，局部放射性摄取轻度增高，SUVmax4.7，2h延迟显像SUVmax 6.5，考虑炎性病变；②左侧锁骨区及纵隔多发淋巴结，FDG代谢轻度升高。予以头孢类、喹诺酮类以及升级为碳青霉烯类多种静脉抗生素经验性抗感染、扩支气管等治疗近1个月，效果欠佳，呼吸困难症状进一步加重于我院就诊。

既往史：慢性支气管炎20年，未规范诊治。高血压10余年，BP_{max} 150/95mmHg，曾规律服用硝苯地平20mg bid降压，平时血压120/75mmHg。近1年起病后因监测血压偏低，未再服用降压药物。否认糖尿病等慢性病史。

个人史：否认乙肝、结核等传染病史，否认吸烟史。

家族史：否认家族相关遗传病史。

（二）体格检查

体温36.6℃，血压105/65mmHg，脉搏74bpm，BMI 24.3kg/m²，不吸氧状态下SpO₂94%。发育正常，营养良好，端坐前倾位，神清语利，查体合作。皮肤巩膜无黄染、腰背部皮肤可见大片色素沉着。浅表淋巴结未触及肿大。双侧扁桃体无明显肿大，颈静脉怒张，肝颈静脉回流征阳性。双下肺呼吸音较低，双肺未闻及明显干湿性啰音。心前区无隆起，未触及震颤，心界稍大，心音基本正常，无心音遥远，心率74次/分，律齐，未闻及病理性杂音。未闻及外周血管杂音。腹软，无压痛、反跳痛及肌紧张。肝脾肋下未及，全腹未触及异常包块，双下肢轻度可凹性水肿。膝腱反射、跟腱反射存在，巴氏征未引出。

（三）辅助检查

我院门诊检查：

血常规：白细胞3.15×10^9/L，中性粒细胞1.05×10^9/L，血红蛋白128g/L，血小板91×10^9/L。

肝肾功能和血脂：丙氨酸转氨酶18U/L，肌酐85μmol/L，总胆红素11.1μmol/L，总胆固醇3.39mmol/L，低密度脂蛋白胆固醇1.84mmol/L，三酰甘油1.05mmol/L。

心肌酶：均在正常范围。

血清铁蛋白：703ng/ml（参考值24～336ng/ml）。

免疫球蛋白：IgG、IgA、IgM均在正常范围。免疫固定电泳（-），补体水平正常。N末端利钠肽原2202pg/ml，B型利钠肽319ng/L。

心电图：如病例8图1所示，窦性心律，可见Ⅰ、Ⅱ、aVL、V₂~V₆导联T波倒置。

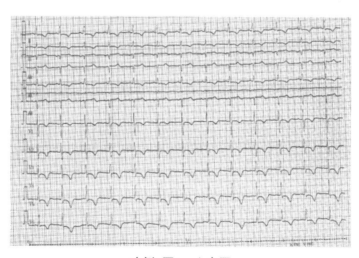

病例8图1 心电图

注：窦性心律，可见Ⅰ、Ⅱ、aVL、V₂₋₆导联T波倒置。

超声心动图（病例8图2）：双房左室增大，左室舒张末内径59mm，左室收缩末内径44mm，LVEF 50%（单平面）；左室前壁、侧壁以及下后壁基部右室壁基部、房室沟、右房侧壁以及顶部增厚僵硬，考虑心肌占位或浸润。中等量心包积液。二尖瓣血流频谱示左室限制性舒张功能减低。

肘静脉压24cmH_2O。

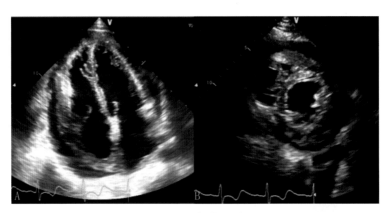

病例8图2　超声心动图

注：A. 非标准四腔心切面显示中等量心包积液，右室壁基部、房室沟、右房侧壁以及顶部增厚僵硬，中等量心包积液；B. 左室短轴切面提示左室前壁、侧壁尤其是下后壁基部可见增厚软组织影，中等量心包积液。

二、诊治经过

老年男性，慢性病程，近期加重，主要临床表现为心功能不全，既存在喘憋和端坐呼吸等左心功能不全症状，又存在颈静脉充盈、双下肢水肿等右心功能不全表现。但是患者的LVEF在正常低限，二尖瓣血流频谱提示限制性舒张功能减低，因此整体心衰的病理生理学基础考虑为舒张性心衰。导致的病因方面有两个因素：①心包积液；②左右心室肌以及心房组织外有显著增厚的软组织影，超声心动图提示并不像典型的缩窄性心包炎改变，而且患者在外院曾经行PET-CT提示心脏及大血管周围包膜增厚，局部放射性摄取轻度增高。因此这种软组织包绕或者浸润心肌组织可能才是真正的病因，而心包积液可能是继发的炎性渗出改变。根据考虑的疾病包括：①血液系统疾病的心脏受累如淋巴瘤、Erdheim-Chester病；②自身免疫性疾病如IgG4相关疾病；③感染性疾病：结核及结核性心包炎。下一步的措施包括行心脏MRI评估心脏周围软组织的性质，重建并进一步分析外院PET-CT影像寻找肿瘤或者炎症证据，从其他组织器官、外周血、痰病原学等寻找肿瘤或者结核的证据。

完善的进一步检查：

外院PET-CT数据重新分析后如病例8图3所示。

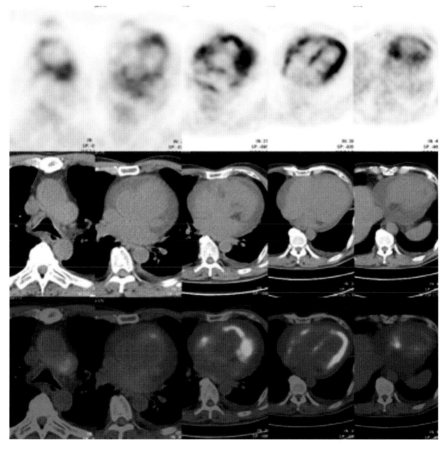

病例8图3　PET-CT

注：心脏和大血管周围软组织包绕，2小时延迟显像SUVmax 6.5。

完善心脏磁共振检查提示：心脏房室及大血管周围"壳样"不均匀增厚软组织信号，填充房室沟、主肺动脉窗，包绕左、右冠状动脉。升主动脉、主动脉弓管壁环周增厚，心包积液。心肌变薄，心脏外包绕的软组织与心肌本身可见信号差异及分界。心脏外软组织不均匀延迟强化，心肌内多发条片状延迟强化，心外膜下分布为主（病例8图4）。

患者经过利尿治疗后可以平卧，心功能恢复至心功能2级（NYHA分级）。从目前的PET-CT与心脏磁共振结果分析，考虑并非是心肌浸润性病变而主要是来自于脏层心包的新生软组织包裹性病变，且病变范围除了心脏，还包绕了主动脉、肺动脉以及冠状动脉。行冠状动脉造影未见明显狭窄。为进一步明确病因，考虑开胸行心外膜活检术。遂在入院后一周，患者接受了全麻下开胸探查＋心包、心肌活检。术中可见心包腔内引流出300ml浑浊液体，心脏表面弥漫性覆盖一层质地坚韧的组织，呈黄白色，心脏运动受限，占位组织质地韧，与心肌界限不清（病例8图5），于右室面取少许组织送检病理。

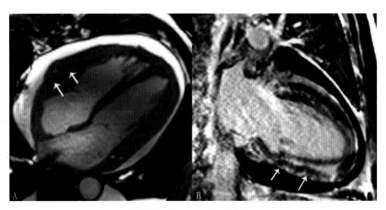

病例8图4　心脏磁共振

注：A.电影序列可见心脏房室周围"壳"样不均匀增厚软组织，箭头所示以右房室沟为著；B.延迟强化显像提示：心脏外包绕的软组织与心肌本身可见信号差异及分界。箭头所示为心脏外软组织不均匀延迟强化。

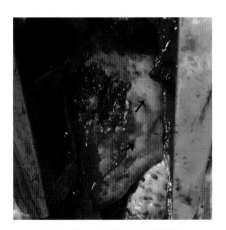

病例8图5　开胸心外膜活检

注：直视下可见心脏外包裹了一层灰白色质韧组织。

患者术后出现低热，Tmax 37.8℃，无明显咳嗽咳痰，外周血培养阴性，监测血常规提示外周血从术前3.15×10^9/L迅速上升至术后31.46×10^9/L，可见未染色大细胞占60%，PLT逐渐下降至46×10^9/L。考虑患者存在血液系统严重问题，立即行骨髓涂片检查提示（病例8图6）：骨髓增生明显活跃，粒系增生以原始粒细胞增多为主，占71%，早幼粒细胞亦多见，红系各阶段比例减低，符合急性粒细胞白血病（AML-M2）诊断。

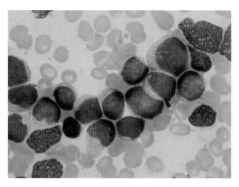

病例8图6　骨髓涂片

注：原始粒细胞，胞体较大，核圆形或椭圆形，染色质细致，呈细沙粒状，核仁小而易见，2~5个，胞质量稍多，可见空泡及少许嗜天青颗粒，可见 Auer's 小体。

与此同时，心外膜活检病理回报（病例8图7）：小细胞性恶性肿瘤，结合MPO（+），符合髓系肉瘤，结合骨髓涂片结果，考虑粒细胞肉瘤。

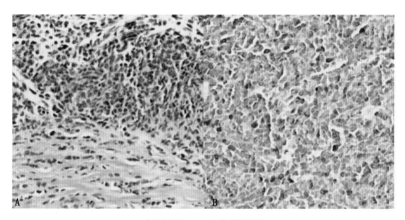

病例8图7　心外膜活检

注：A. HE染色；B. MPO染色阳性。

患者得到明确诊断后转入血液科病房，经血液专科讨论及院内MDT多学科会诊，重点评估浸润心肌的肿瘤细胞经化疗后出现心脏破裂或者穿孔的风险和化疗引起骨髓抑制继发严重感染或者出血的风险，考虑到AML患者如果未及时化疗病情可迅速进展至极危重，经利弊权衡及与患者和家属的充分交流沟通，予以患者IDA方案化疗，即去甲柔红霉素＋阿糖胞苷＋氟达拉滨及粒细胞集落刺激因子，最终患者病情得到控制，6个月后复查心脏MRI提示心脏表面及大血管间隙内异常软组织信号明显减少，心脏舒张和收缩功能较前改善，心肌内延迟强化信号较前明显减少。18个月后患者AML再次复发加重，对化疗药物不敏感，最终去世。

三、病例讨论

髓系肉瘤（myeloid sarcoma）又称为绿色瘤（chloroma），是由髓系原始细胞或未成熟髓系细胞在骨髓外增生和浸润所形成的局限性肿瘤。2001年世界卫生组织（WHO）肿瘤病理分类正式提出了髓系肉瘤的定义，其包括孤立性（非白血病性），白血病髓外浸润（白血病性），根据细胞类型及分化程度又可以分成三种类型：粒细胞肉瘤、原始单核细胞肉瘤及三系造血细胞髓系肉瘤，其中以粒细胞肉瘤为主要类型。本例患者存在髓系肉瘤合并AML-M2，属于白血病性粒细胞肉瘤。值得注意的是，髓系肉瘤可以早于、同步于或者晚于白血病的发生。本例患者就存在髓系肉瘤早于白血病发病的情况，患者在初始入院时外周血白细胞和粒细胞水平偏低，尚未出现白血病的表现，同时髓系肉瘤累及心脏极为罕见，因此一开始尚未考虑到髓系肉瘤的诊断。而在开胸活检后出现患者发热合并粒细胞的迅速增加，超越了对术后感染引起白细胞升高程度的临床判断，才引起对AML的高度怀疑并通过骨髓活检结合心外膜活检的病理结果相印证，明确诊断为髓系肉瘤。

髓系肉瘤可见于各个年龄段，以男性为主（约占80%），主要是出现受侵犯组织或者器官的肿块，其临床症状以受侵犯的器官功能障碍为主要表现，如侵犯眼眶、消化道及中枢神经系统，引起突眼、消化道出血、头痛、截瘫等相应症状。本例患者为心脏受累，主要表现为心外膜和大血管周围包裹性病变，引起限制性舒张功能障碍和临床心力衰竭。目前在全球范围内，髓系肉瘤累及心脏均为个案报道，累计不超过30例。检索中国医学科学院北京协和医院历年病例，共明确诊断3例心脏受累的髓系肉瘤。3例均为男性，其中2例为无白血病的孤立性髓系肉瘤，均表现为纵隔、心包的占位性病变，第3例为本例患者。

髓系肉瘤的诊断主要包括影像学和病理学。除了针对各个器官组织具有更好分辨率和特异性的影像方法外（如头颅磁共振、胸腹部增强CT、超声心动图和心脏磁共振），PET-CT检查是目前敏感性和特异性最好的无创检查，尤其是已知存在AML的患者。一项队列研究发现，21例存在髓系肉瘤的AML患者进行了PET-CT检查，平均SUV_{max}值达到6.1（参考值2.0～51.4），并且进行了活检的患者均提示与PET-CT检查结果一致。病理诊断是髓系肉瘤诊断金标准，一般采用细针穿刺的方法减少对病人的创伤。92%～100%的髓系肉瘤病理组织表达CD68（＋）。

一般认为，原始细胞并不容易通过血管内皮而进入组织或器官造成浸润，但是如果部分特殊的原始细胞表达了与内皮细胞的细胞间黏附因子-1（ICAM-1）、E-选择素（E-selectin）或CD56等分子结合的相应蛋白，使得原始细胞具有穿透血管内皮细胞屏障的能力,即可造成骨髓外的浸润,产生髓样肉瘤。

本例患者的诊治较为曲折,但是仍然有一定的临床思路可循。首先患者以慢性射血分数保留的心衰(HFpEF)起病,主要为限制性舒张功能障碍,影像学检查提示心脏、大血管周围包裹着新发软组织,PET-CT提示SUV较高。此时应考虑到血液系统肿瘤如淋巴瘤和Erdheim-Chester病(ECD)以及自身免疫性IgG4相关疾病。淋巴瘤除了可以累及心脏,往往有全身淋巴结、肝脾肿大的表现,本例患者不支持。ECD则是一种罕见的非朗格汉斯细胞组织细胞增生症,最常累及的部位是长骨的干骺端及骨干,可表现为与本例患者非常类似的心脏和大血管周围软组织包裹。IgG4相关疾病则以自身免疫性胰腺炎和IgG4相关的硬化性胆管炎为主要表现。以上无论哪种疾病,均可表现为PET-CT的高代谢软组织影,因此与髓系肉瘤的鉴别均需要依赖于病理诊断。本例患者最终是通过活检明确了病理并实施了下一步的病因治疗。

四、病例点评

髓系肉瘤是一种较少见的血液系统恶性肿瘤,临床上通常分为非白血病性髓系肉瘤和白血病性髓系肉瘤两类。髓系肉瘤可发生于全身各个组织和器官,常见的发病部位为颅骨、副鼻窦及胸骨等骨膜下,也常见于皮肤淋巴结、乳腺等部位,累及心脏极为罕见。

本患者以心功能不全为主要表现,发病初期无白血病表现,检查发现中量心包积液、心脏及大血管周围包膜增厚,经抗感染治疗无效,最终通过心外膜活检术明确病因。该患者术后出现白细胞计数的明显增加,引导临床医师考虑血液系统疾病并进行骨髓穿刺术,最终确诊急性粒细胞白血病(AML-M2)。确诊后立即实施MDT多学科会诊,最终确定治疗方案使患者病情得到控制。

本案例为临床医师鉴别心功能不全病因提供了新的思路,尤其是舒张性心衰合并心包积液时,通过影像学及病理学检查积极寻找病因,能够更早期明确诊断,尽早给予治疗,可能改善疾病预后。

(病例提供:吴 炜 中国医学科学院北京协和医院)
(病例点评:郭彩霞 首都医科大学附属北京同仁医院)

参考文献

[1]Shallis RM, Gale RP, Lazarus HM, et al.Myeloid sarcoma, chloroma, or extramedullary

acute myeloid leukemia tumor：A tale of misnomers，controversy and the unresolved[J].Blood Rev，2021，47：100773.

[2]Almond LM，Charalampakis M，Ford SJ，et al.Myeloid Sarcoma：Presentation，Diagnosis，and Treatment[J].Clin Lymphoma Myeloma Leuk，2017，17（5）：263-267.

[3]Bakst RL，Tallman MS，Douer D，et al.How I treat extramedullary acute myeloid leukemia. Blood，2011，118（14）：3785-3793.

[4]Mawad R，Wu D，Abkowitz JL，et al.Myeloid sarcoma of the heart[J]. Leuk Lymphoma，2012，53（12）：2511-2514.

[5]Attallah A，Cheong BY，Bernicker E，et al.Cardiac chloroma：novel presentation and subsequent diagnosis with cardiac magnetic resonance imaging[J].Tex Heart Inst J，2010，37（2）：242-243.

[6]Stolzel F，Luer T，Lock S，et al.The prevalence of extramedullary acute myeloid leukemia detected by 18FDG-PET/CT：final results from the Prospective PETAML Trial[J]. Haematologica 2020；105（6）：1552-1558.

病例9　反复心包填塞伴心包内占位

一、病历摘要

（一）病史简介

一般情况： 患者女性，52岁，因"间断水肿2年，喘憋5个月"入院。

现病史： 患者于2020年3月无明显诱因出现双上睑及双下肢膝以下对称可凹性水肿，伴乏力、纳差、间断低热。当地查白蛋白27.3g/L，C反应蛋白39mg/L，血沉85mm/h。N末端利钠肽原前体（NT-proBNP）137.4pg/ml。超声心动图示少量心包积液。腹部超声示双肾弥漫性实质损害。胸腹CT示双侧胸腔积液，右侧肾上腺区软组织密度灶，肿瘤不除外，肝脾大，肠管壁厚、肠系膜上动脉周围略高密度影。利尿、补白蛋白、抗感染等治疗后患者体温正常，水肿一度消退，但此后仍反复出现颜面及双下肢水肿。2021年10月患者胸闷、憋气进行性加重，活动耐量进行性下降，逐渐出现仰卧位喘憋，伴恶心、腹痛、腹胀、仍反复低热。2022年2月就诊当地查血白细胞进行性升高至26.81×10^9/L，中性粒细胞21.37×10^9/L，C反应蛋白55.8mg/L，脑钠肽598.9pg/ml，总蛋白49.3g/L，白蛋白27.2g/L，乳酸脱氢酶238U/L。超声心动图：LVEF 59%，大量心包积液，轻度肺动脉高压，下腔静脉稍宽。当地考虑心包填塞，当日行心包穿刺，心包积液：总蛋白33.8g/L，乳酸脱氢酶185U/L，腺苷脱氨酶5.9U/L，白细胞3357×10^9/L，中性粒细胞% 73%，单核细胞% 19%。李凡他试验（＋），结核杆菌DNA（－）。细胞学：异常细胞成堆出现，间皮瘤可能。留置心包引流管，累计引流淡黄心包积液700ml。筛查血IgG-κ（＋），疑诊淀粉样变，但腹部皮肤活检、骨髓活检及胃肠镜刚果红、IgG$_4$均（－）。头增强MRI：硬脑膜及左侧椎动脉周围多发结节状强化，转移？外院多科会诊考虑患者存在感染、POEM综合征、淀粉样变性、IgG$_4$相关疾病、恶性肿瘤可能，予抗感染、甲强龙抗炎、补充白蛋白、利尿治疗后患者水肿、喘憋稍好转，为明确病因转诊至我院。

既往史： 否认高血压、糖尿病、冠心病等慢性疾病史。

个人史： 否认吸烟或饮酒习惯。适龄婚育，育有1子，体健。

家族史： 否认家族中有类似疾病或遗传性疾病史。

（二）体格检查

体温37.1℃，脉搏100次/分，呼吸20次/分，血压115/72mmHg。不吸氧状态下外周血氧饱和度90%，体型消瘦，全身浅表淋巴结未触及肿大。舌体无胖大。双侧甲状腺无肿大，双肺呼吸音清，心界增大，心音有力，心率100次/分，心律齐，未闻及杂音。周围血管征（－）。无奇脉。腹平软无压痛，四肢关节活动自如，双下肢膝以下对称可凹性水肿。

（三）辅助检查

入院后完善血常规、血生化、凝血均大致正常。筛查血清蛋白电泳、血＋尿免疫固定电泳及游离轻链均正常。完善下肢超声：右侧股浅静脉附壁血栓形成可能，双侧小腿多发肌间静脉血栓形成。

1. 心脏评估

心肌酶谱均在正常范围；NT-proBNP 1770pg/ml。心电图未见显著异常。超声心动图（病例9图1）：大量心包积液（警惕心包填塞），舒张期右房可见塌陷征；右房室沟见一大小约36mm×23mm中低回声团块影，内部回声欠均匀；右房室沟占位内部可见点状血流。LVEF 67%，下腔静脉增宽，吸气变化率＜50%。

冠脉CTA未见显著异常

心血管MRI：右房室沟、房间隔、心包及主动脉周围多发异常信号。右心房增大；心包积液伴心包腔内部多发线样分隔；双侧少量胸腔积液，局部呈包裹性。

2. 全身评估

CT：双侧胸腔积液，双肺局限性膨胀不全；右房室沟软组织占位；心影增大，心包积液，部分积液密度较高，不除外含血性成分；肺动脉增宽；双侧肾上腺饱满，形态欠清；双肾体积增大、形态不规整，正常皮髓质结构显示欠清，双肾密度减低，双侧肾盂肾盏扩张积水可能。

PET/CT：右侧额部及延髓部脑膜多发代谢增高结节，左上颌窦内代谢异常增高的软组织影，双肺代谢增高的斑片、网格影伴小叶间隔增厚，纵隔内气管右旁代谢增高结节，右房室沟、心包、主动脉周围代谢增高的软组织影，双侧胸膜增厚且代谢增高，心包及双侧胸腔积液，双肾明显肿大、代谢稍高，四肢骨及颌面骨多发代谢增高灶伴骨质硬化。（病例9图2A）

3. 肾脏评估泌尿系统超声：右肾11.5cm，左肾10.4cm，双肾皮质回声增强，双肾集合系统扩张，双肾多发囊肿。肾动脉超声：双肾动脉起始处流速升高，不除外轻度狭窄。

4. 中枢神经系统评估头增强MRI：硬脑膜多发结节伴明显强化，颅面及颅底多发异常强化。

5. 骨病评估骨代谢相关指标：甲状旁腺素14.5pg/ml（参考值15~65pg/ml），β-胶原降解产物0.89ng/ml（参考值0.21~0.44ng/ml），血清25-羟基维生素D 13.6ng/ml（缺乏<20ng/ml，不足20~30ng/ml，充足>30ng/ml）。

全身骨显像：鼻骨、双侧颧骨、上颌骨、胸骨柄、双侧锁骨、双侧坐骨、双侧肱骨上段、桡骨上段、双侧股骨中下段、胫骨中上段及下端、双侧跟骨异常所见（病例9图2B）。

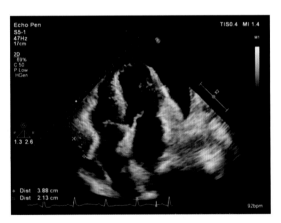

病例9图1　该患者的超声心动图四腔心切面

注：可见右房室沟侧心包内占位及心包积液征象。

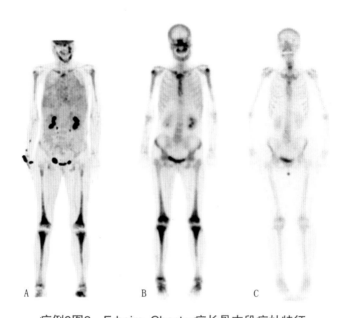

病例9图2　Erheim-Chester病长骨末段病灶特征。

注：A.该患者的FDG代谢PET/CT；B.该患者的全身骨显像；C.健康人的PET/CT。

二、诊治经过

入院后考虑患者存在慢性心包填塞，针对憋气、水肿加强利尿，水肿逐渐消退，憋气稍缓解，复查NT-proBNP1770→544pg/ml。拟行心包穿刺引流，但因存在心包内性质不明占位且病灶血供较丰富，经皮穿刺出血风险极高，与家属沟通后暂缓心包穿刺。经与肾内科、血液科、核医学科及放射科反复会诊沟通，结合病史及检查，患者存在广泛受累的硬化性骨病，肾脏明显肿胀扩大，肾周脂肪填充，右心房及心包受累，应警惕系统性疾病如Erheim-Chester病（ECD），确诊需要组织病理及基因检测，首选长骨远端活检。但因患者憋气严重，心脏病情复杂，骨科评估后认为患者难以配合行麻醉下骨活检。为获取病理、改善填塞症状，联系心外科多次会诊评估心包开窗＋心包占位活检手术指征，讨论手术方案。心外科考虑患者不除外心包内肿瘤，有慢性心包填塞症状，存在手术指征，除外禁忌证后，于2022年4月1日全麻下行"开胸探查术，前上纵隔肿瘤切除术，心包占位活检术"。术后病理：梭形细胞及组织细胞增生，部分组织细胞呈结节状排布，间质胶原增生，小血管周见较多淋巴细胞，病变考虑为组织细胞增生性疾病，请结合临床除外Erdheim-Chester病。免疫组化：CD138（散在+），CD163（+），CD20（散在+），CD3（散在+），CD38（散在+），CD1a（-），CD68（+），Cyclin D1（散在+），Ki-67（index3%），Langerin（-），S-100（-），TTF-1（-）（病例9图4）。另取心包占位标本送检BRAF-V600E基因检测结果为阳性。患者ECD诊断明确，血液内科评估后入组一项BRAF-V600E抑制剂的临床试验，治疗后复查PET/CT部分好转，心包积液未再复发，目前患者仍在血液内科规律随诊。

该患者手术前后胸部CT对比，如病例9图3、病例9图4所示。

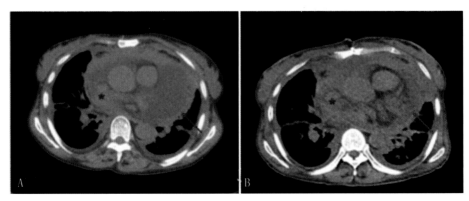

病例9图3　该患者手术前（左）和手术后（右）胸部CT对比

注：图中星标所示为右心占位，箭头所示心包积液明显减少。

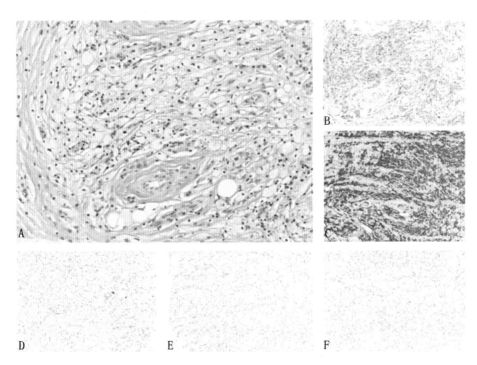

病例9图4　该患者的术后病理考虑为Erheim-Chester病

注：A. 光镜下可见梭形细胞及组织细胞增生；B.CD68染色阳性；C.CD163染色阳性；D.S-100染色阴性；E.CD1a染色阴性；F.Langerin染色阴性。

三、病例讨论

患者为中年女性，起病隐匿，慢性病程，以双下肢水肿起病，逐渐出现活动耐量下降、无法平卧。患者突出表现为多系统受累：①多浆膜腔受累：同时存在胸膜及心包增厚，双侧胸腔积液和大量心包积液；②心脏及大血管受累：患者以水肿憋气等典型心衰症状起病，脑钠肽明显升高但射血分数正常，提示可能合并舒张性心衰；进一步检查发现除心包增厚和心包积液外，还存在右房室沟处心包占位、房间隔及主动脉周围增厚；③肾脏受累：患者影像学见双肾增大、集合系统扩张，支持"毛肾"样特征改变；④骨骼受累：患者病史中虽无骨痛或骨折表现，但PET/CT可见全身长骨及颅骨的成骨性改变，全身骨显像提示股骨远端、胫骨近端骨硬化改变；⑤中枢神经系统受累：左侧桥小脑区近小脑扁桃体区占位，硬脑膜增厚，上颌窦占位。此外，患者存在高炎症状态（C反应蛋白及血沉升高）及IgG-κ型M蛋白阳性。综上所述，患者所患疾病为一种多系统疾病，该疾病以心包内占位、心包积液、硬化性骨病、中枢神经系统占位、多浆膜腔受累等为特征。鉴于心包占位的组织病理为纤维样结构（梭形细胞及组织细胞增生），组织细胞标志物阳性（如CD163、CD68）。ECD诊断明确。本例患者是首例以心包填塞起病，通过心包内占位活检确诊为ECD的罕见病例。其病理结果反映了ECD累及心包的组织学特征。

ECD是一种非朗格汉斯组织细胞增生性疾病，自1930年首次报道以来累计病例不足2000例。其特征病理表现为正常细胞和（或）纤维化环境中具有独特免疫表型且富含脂质的"泡沫状"组织细胞。ECD有多脏器受累，长骨、肾脏为好发部位，心脏、肺、中枢神经系统也可有表现。骨骼方面，骨痛最常表现为轻度、持续性关节旁疼痛，尤其在下肢，典型的影像学表现为双侧长骨对称性骨质硬化。肾脏方面，肾周组织浸润常见痂皮样或肿块样病变导致"毛肾"，可引起肾积水、输尿管狭窄和慢性进行性肾功能不全。一项研究纳入了37例ECD患者，70%的患者存在心脏影像学异常，半数患者存在右心浸润（包括假瘤）；主动脉周围纤维化、冠状动脉周围浸润及心包增厚/积液也很常见。ECD的心包病变突出，如渗出性心包积液，但心包填塞罕见。肺部方面，1/4～1/2的患者存在胸膜和（或）肺实质受累，表现为呼吸困难和（或）咳嗽，CT表现包括纵隔浸润、胸膜增厚/积液、小叶中央结节影、磨玻璃影或肺囊肿等。中枢神经系统方面，多达半数患者存在神经系统受累，可累及整个中枢神经系统。患者临床表现符合ECD，骨、心脏、肺、肾、中枢神经系统受累均明确。

ECD需与下述疾病进行鉴别：①朗格汉斯组织细胞增生症（langerhanscellhistocytosis，LCH）：LCH和ECD均为组织细胞疾病，均可累及多个部位，且均常累及骨骼，皮肤受累更常见于LCH，ECD患者有15%的概率可能合并LCH。但ECD肿瘤细胞缺乏LCH细胞典型的中央核沟和Birbeck颗粒，且不表达CD1a和S100，结合该患者病理结果，暂不考虑LCH；②结核：该患者存在多浆膜腔积液、心包增厚，间断低热伴消瘦，但无盗汗症状，筛查T-SPOT.TB阴性，肺部影像学无典型继发性肺结核改变，组织病理未见干酪样肉芽肿，考虑结核可能性较小；③间皮瘤：可以表现为慢性病程、多浆膜腔积液、心包占位，但无法解释患者肾脏、肺部及中枢神经系统改变，暂不考虑；④淀粉样变：患者曾有M蛋白、肌酐升高，曾在外院疑诊淀粉样变，但进一步超声检查心肌无典型磨玻璃样回声和室壁增厚特征，且多部位病理刚果红染色阴性，不考虑。

治疗及预后方面，ECD作为一种血液系统恶性肿瘤，目前暂无治愈方案，靶向药物的远期疗效尚不明确，因此该疾病虽然病程较长但整体预后较差。心脏、中枢神经系统受累可能与终点事件有关。有60%~70%的ECD患者存在BRAF基因异常，对于这类患者初始治疗建议采用BRAF抑制剂（如威罗菲尼）。如果发现其他信号分子（如NRAS、KRAS、ARAF、PIK3CA、MAP2K1和ALK）突变，则可使用克吡替尼或其他MEK抑制剂。在一项Ⅱ期临床研究中，BRAF抑制剂威罗菲尼治疗ECD中位约5.5个月起效，约有62%的患者有效。如在治疗过程中停药，则6个月内可有75%的复发可能。BRAF抑制剂的主要不良反应是皮肤病变。对于未检测到突变的患者，建议使用大剂量干扰素α治疗，有效率为50%~80%，其中心脏80%、中枢64%有效；我中心经验有效率约80%，3年无进展生存率（progression-free survival，PFS）及总生存率（overall survival，OS）分别64.1%及84.5%；但中枢受累患者预后差，OS仅有24个月。其他治疗如阿糖胞苷、克拉屈滨、mTOR抑制剂为可选择的复发难治患者的治疗。该患者存在BRAF-V600E突变，已选择针对该靶点的新型药物进行治疗。

四、病例点评

心衰或心包积液都是相对常见的心脏病症，但心衰的病因复杂，尤其对于射血分数保留的心力衰竭患者，需警惕其背后可能隐藏潜在的系统性疾病，这些疾病的心脏受累是一类时常存在却又容易被忽视的情况。心包积液的病因同样非常复杂，因其症状非特异，如不进行特殊问诊和更有针对性的检查，诊断难以明确。

本例患者以憋气、水肿等典型心衰症状起病，检查发现慢性心包填塞伴右房室沟占位，同时心衰指标和炎症指标明显升高。患者还有较为突出的难以用心衰一元论解释的心脏外受累，提示该患者可能存在潜在的系统性疾病。我们基于既往经验，对于一个反复心衰、大量心包积液、心包内占位患者，如果同时合并长骨成骨性改变，伴或不伴肺、肾、中枢神经系统等受累，考虑存在ECD的可能性，在完善骨扫描、CT、头MRI、全身PET/CT等检查的同时，更重要的是排除困难努力获取病理标本，得以明确诊断和基因分型，为后续靶向治疗创造了机会。同样的，放射、核医学、病理等相关平台科室的医师也需对此类疾病有一定的了解，才能更有把握地提示该疾病。该患者在心内科首诊，诊疗过程中依赖心外科开展手术，放射科、核医学科、病理科完成检查并确证诊断，最终将在血液内科进行原发病治疗，体现出复杂系统性疾病的诊治需要依靠多学科团队的合作和努力。

（病例提供：黄　金　刘颖娴　中国医学科学院北京协和医院）

（病例点评：郭彩霞　首都医科大学同仁医院）

参考文献

[1]Haroche J，Cluzel P，Toledano D，et al.Images in cardiovascular medicine.Cardiac involvement in Erdheim-Chester disease：magnetic resonance and computed tomographic scan imaging in a monocentric series of 37 patients[J].Circulation，2009，119（25）：e597-598.

[2]Diamond EL，Subbiah V，Lockhart AC，et al.Vemurafenib for BRAF V600-Mutant Erdheim-Chester Disease and Langerhans Cell Histiocytosis[J].JAMA Oncology，2018，4（3）：384-388.

[3]Gaurav Goyal，Mark L.Heaney，Matthew Collin，et al.Erdheim-Chester disease：consensus recommendations for evaluation，diagnosis，and treatment in the molecular era[J].Blood，2020，135（22）：1929-1945.

[4]Cao XX，Niu N，Sun J，et al.Clinical and positron emission tomography responses to long-term high-dose interferon-alpha treatment among patients with Erdheim-Chester disease[J].Orphanet J Rare Dis，2019，14（1）：11.

病例10　青年女性血性心包积液

一、病历摘要

（一）病史简介

一般情况： 患者女，14岁，主因"间断胸痛、心悸、憋气3个月余，意识丧失1次"于2019年10月24日入院。

现病史：患者3个月前高空坠落（1层楼高，下铺有软垫），双手着地，当时未诉胸痛、头晕、心悸等不适。此后间断出现胸痛，深呼吸时加重，持续数分钟后可自行缓解，熬夜或晨起多见，伴心悸、憋气，无发热、咳嗽、咯血，未予重视。2个月前因左肩疼痛于当地医院行针灸，期间出现意识丧失，牙关紧闭，无抽搐、大小便失禁，经救治（具体不详）40分钟后意识恢复，自觉心悸、胸闷，伴上腹部疼痛。前往当地医院就诊，血常规大致正常，肝肾功能正常，D-二聚体10 522ng/ml，甲状腺功能、类风湿因子（RF）、抗链球菌溶血素O（ASO）、血沉（ESR）、免疫球蛋白均在正常范围，淋巴细胞干扰素混合培养A＋B（TSPOT-TB）0。超声心电图提示大量心包积液（液性暗区16～30mm），遂行心包穿刺引流血性液体400ml（患者诉肉眼下像血液），无凝块。心包积液常规提示白细胞＞1000×10^6/L，未见肿瘤细胞；心包积液生化：白蛋白36g/L，总蛋白56g/L，腺苷脱氨酶（ADA）9U/L，乳酸脱氢酶（LDH）200U/L。引流术后复查超声心电图提示微量心包积液（左室后壁液性暗区4mm），症状明显好转出院。出院后2周患者再发胸痛、心悸、憋气不适，并逐渐加重，表现为发作频次增加，伴恶心，活动耐力下降，平走200米后即出现胸闷、气短症状。复查超声提示心包积液较前增多，遂来京就诊于外院行超声心电图提示大量心包积液（液性暗区28～36mm），主动脉CT血管造影：主动脉未见夹层或狭窄，肺内未见占位病变，右侧少量胸腔积液。复查ASO、ESR、RF正常范围，为进一步明确病因就诊于我院。患者自发病以来体重增加7kg。

既往史：青霉素过敏史。

个人史：生长于内蒙古自治区，城市生活。月经婚育史：未婚未育，否认性生活史。初潮2018年2月，行经天数5～6天，月经周期不规律，周期1个月余，第1次发现心包积液及穿刺后2周复查再次出现大量心包积液均处于月经期，入院时处于月经期。

家族史：系领养，无法追述。

（二）体格检查

体温36.2℃，脉搏98次/分，血压97/47mmHg，指氧（自然状态）99%。全身浅表淋巴结未触及肿大。双下肺呼吸音稍低，未闻及干湿啰音及胸膜摩擦音，心界增大，心律齐，心音稍低，各瓣膜听诊区未闻及病理性杂音。周围血管征（-）。腹平软，移动性浊音（-）。四肢无水肿。

（三）辅助检查

无。

二、诊治经过及病例讨论

患者入院行心电图为窦性心律、律齐、肢体导联低电压表现。行胸部CT提示右侧胸腔大量积液，右肺膨胀不全，双肺散在索条、斑片、淡片影（病例10图1）。床旁超声心动图见大量心包积液（病例10图2），遂行心包穿刺置管引流术（经心尖入路），引流液为暗红色血性液体。送检引流液常规：外观血性混浊，比重1.030，细胞总数1 852 020×10⁶/L，白细胞总数995×10⁶/L，单核55%，多核45%，黎氏试验阳性；引流液生化：总蛋白（TP）44g/L，白蛋白（Alb）29g/L，LDH 496U/L，ADA 9.7U/L，葡萄糖（Glu）4.7mmol/L，总胆固醇2.17mmol/L，三酰甘油（TG）0.26mmol/L。送检引流液病理。同时，该引流液测得血红蛋白（Hb）69g/L。同期外周血Hb 124g/L，而引流后次日下降至90g/L。引流3天后查体发现左下肺呼吸音低，叩诊呈浊音，行胸部X线片提示左侧新发胸腔积液，未见气胸表现。

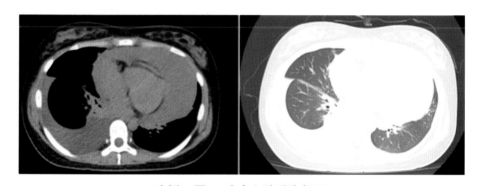

病例10图1 患者入院后胸部CT

注：提示心包积液、右侧胸腔积液，双肺散在索条淡片影。

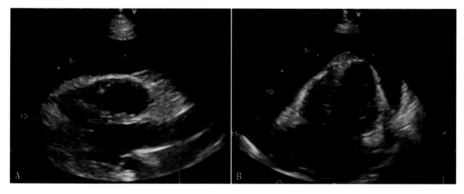

病例10图2 患者入院后床旁超声心动图可见大量心包积液（箭头所示）

注：A. 胸骨旁长轴平面；B. 心尖四腔心平面。

本患者青少年女性，起病时间短，以反复大量血性心包积液为主要表现，并出现胸闷、气短、活动耐量下降等慢性心包压塞症状。心包积液的病因鉴别诊断如下：①感染性心包积液：结核性心包炎是国内最常见的心包积液原因之一，心包积液可呈血性，但此患者无结核常见的低热、盗汗、体重下降等症状，ESR正常，TSPOT-TB为0，ADA不高，因此结核无太多的明确临床证据。此外，其他感染性心包炎，尤其是病毒性心肌心包炎等也常出现心包积液，但很少出现大量血性心包积液，此患者也无相关的前驱上呼吸道感染病史，无发热、胸痛、心电图动态变化及心肌酶升高表现；②无菌性浆膜炎：此类病因在育龄期女性中更多见，原因与此类人群为免疫病高发人群相关，此种浆膜炎多为黄色渗出液，血性情况少，且患者常存在其他免疫病表现以及炎症指标升高，本例无免疫病临床常见表现；③创伤性心包积液：需要有明确的胸背部创伤史，或可能造成大血管撕裂的损伤，通常由于心脏附近血管破裂或撕裂造成，心包积液为血性，本患者虽然有坠落史，但不存在明确创伤，主动脉CT血管造影也无异常发现，因此心包积液不符合创伤引起；④肿瘤性心包积液：当心脏外部的肿瘤转移到心包时可出现心包积液，其中以肺癌最为常见，积液的性质为血性或非血性的渗出液，而原发于心包或心肌的肿瘤，包括血液系统肿瘤（淋巴瘤等）等也会造成心包积液，多为局部组织坏死所致，该积液多为血性，引流后可反复快速增长，本例尚未发现心包积液存在瘤细胞和肺内占位，需进一步排查肿瘤；⑤其他罕见情况：患者心包积液均出现在月经期，是否存在胸腔子宫内膜异位症（thoracic endometriosis syndrome），本病较罕见，多出现在育龄期女性，可出现血胸、气胸、咯血等症状，但罕见累及心包引起心包积液。患者月经来潮仅1年，非好发年龄，需进一步寻找证据。患者心包积液相关化验证实了其心包积液中Hb含量超过外周血的一半，高度提示患者心包积液来源于出血。而心包引流后患者短时间内新发穿刺点同侧胸腔积液，需怀疑心包积液流入胸腔所致，而此过程中血Hb进行性下降，是否有病变部位再次出血或出血加重的可能？明确左侧胸腔积液的量与性质，也会对明确诊断有很好的提示作用。但患者此时正处于月经期，又是否仅仅为短期内月经失血造成Hb下降而并非由于胸腔或心包的出血？此时应尝试通过标记红细胞示踪等检查手段判断是否存在活动性出血及其位置。同时，出血性的心包积液更应警惕患者外伤及肿瘤的可能，应做详细排查。

患者肿瘤标志物：甲胎蛋白、癌胚抗原、糖链抗原19-9均在正常范围。糖链抗原125（CA125）326.0U/ml。妇科超声提示右卵巢囊肿，生理性可能；盆腔少量积液。乳腺及腋窝淋巴结超声未见异常。予患者行左侧胸腔积液穿刺置管引流，总引流量约350ml。引流液常规：血性混浊，比重1.023，细胞总数1287 465×10⁶/L，白细胞总数3377×10⁶/L，单核68%，多核32%；生化：TP 34g/L，ADA 10.2U/L，Alb 23g/L，LDH 477U/L，Glu 4.0mmol/L，TG 0.18mmol/L，Cl⁻ 114mmol/L。引流液中Hb含量37g/L。此时患者Hb稳定在100~110g/L。行肝血流血池断层显像：未见明显出血征象，进一步完善断层融合显像提示双侧胸腔积液，未见放射性分布，提示无活动性胸腔出血；右侧后胸膜增厚，炎症病变可能；左肺下叶不张；右心房明显增大；心包未见积液。

影像学检查表明，心包穿刺后未发生新的心包积液。患者胸腔积液提示为血性积液，性质与心包积液相似，故考虑两者来源相同可能性大，不除外心包穿刺时心包积液引流入左侧胸腔。引流左侧胸腔积液约350ml后未再有积液引出，而复查患者Hb为轻度降低。经核医学红细胞示踪方法未发现心脏附近活动性出血，考虑患者病变处出血量<5ml/h，或为间断出血。因此，Hb降低的原因并不十分明确，可能因月经出血加检验误差所致。患者肿瘤标志物仅有CA-125升高，CA-125为来源于上皮细胞表达的糖蛋白，其升高可与女性卵巢肿瘤或浆膜炎相关，本患者妇科超声未见可疑恶性占位性病变，考虑其为心包积液所致。患者住院过程中多次行床旁超声心电图观察心包积液情况，期间并未发现心脏形态异常，而心包引流位置位于心尖部，影响体表超声四腔心切面的观察。但患者核医学断层扫描提示右心房明显增大，因此目前明确心脏结构最为重要，但体表超声因条件所限，对右心的观察经常不够清晰，可能会遗漏一些小的结构性改变。故拟给患者进一步行经食道超声心动图（TEE）检查，必要时行增强CT检查。

患者行TEE提示右心房及心包内可见多处中低回声团块影，最大位于近右房室沟，大小约49mm×25mm，其内血流丰富，并再次观察TTE，在非标准切面显示右房占位（病例10图3），考虑肿瘤性病变可能性大。胸部增强CT见右心部分心包增厚，右心房、房间隔多发富血供占位，部分明显强化，部分成分强化不明显，不除外血栓形成（病例10图4）。PET/CT躯干断层显像：右心房增大，形态欠规则，密度不均匀，右心房、右心室及相邻心包脂肪间隙代谢不均匀异常增高，SUVmax 11.9，不除外恶性病变可能；T₂椎体左后方肌间隙代谢增高灶，SUVmax 5.3，性质待定。颈胸椎旁肌肉MR增强及DWI成像均未见异常。

患者TEE、胸部增强CT提示右心房、心包内多发占位，占位血供丰富，PET/CT评估该病变侵犯右心房、右心室及相邻心包脂肪间隙，SUVmax明显升高，高度提示为恶性病变，结合患者存在反复大量心包积液，临床表现符合心脏恶性肿瘤。虽然PET/CT发现T₂锥体后方肌间隙异常，但结合局部MRI增强结果，未提示远处转移，也未发现心脏外恶性占位。原发于心脏的恶性肿瘤极为罕见，约占所有原发性心脏肿

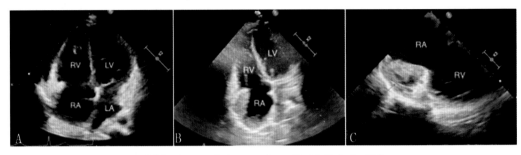

病例10图3　患者2019年11月5日超声心动图

注：A.体表超声：标准心尖四腔心切面，右心房占位不明显；B.体表超声：非标准四腔心切面，可见右心房靠近房室沟部位团块性占位（箭头所示）；C.TEE：非标准右心切面，可见右心房占位，其内回声不均匀。

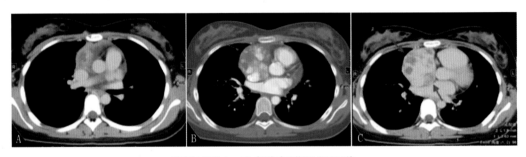

病例10图4　患者胸部增强CT图像

注：A.箭头所示心包不均匀增厚，受累可能；B.增强扫描右心房形态不规则，可见多发软组织密度占位；C.右房、房间隔多占位，部分明显强化，部分强化不明显，不除外血栓。

瘤的10%，其中血管肉瘤最为常见，占原发心脏恶性肿瘤的40%～76%。心脏血管肉瘤好发于右心房及心包，相比儿童尤其是婴儿，成人的发病率更高。鉴别上主要需要与其他良性肿瘤（如最常见的黏液瘤）及转移性病灶相鉴别，血管肉瘤在心脏的影像学表现相对特异，包括常位于右心房、右房室沟等位置，形态表现为不均质的肿块，侵袭性强累及附近多部位结构，富血供且常伴有坏死性病灶等，确诊仍需病理。结合上述临床特点，考虑本患者为心脏血管肉瘤可能性大，有待病理证实。在获取病理方面，心包积液细胞学阳性率低，行心内膜活检会增加出血及转移风险，故在有手术机会的情况下首先推荐外科手术获取病理。血管肉瘤病理特异性的免疫组织化学染色包括CD31、CD34和FⅧ阳性，波形蛋白局部阳性，ki-67变异性则较大（某些部位可高达90%）；肌间线蛋白、肌动蛋白、myoD1、钙结合蛋白以及MelanA阴性。

本例患者无明确远处转移，有外科手术指征，家属求治意愿强烈，遂转入心外科行"心脏肿物切除＋右心房重建术"。术后病理：（右心房肿物、心包肿物）恶性梭形细胞肿瘤，伴大片坏死，结合免疫组化，符合血管肉瘤。免疫组化：CD31（＋），

CD34（+），ERG（+），SMA（+），AE1/AE3（-），D2-40（-），LCA（散在+），S-100（-），Ki-67（index25%）。就此患者心脏原发血管肉瘤诊断明确。

转归及预后：术后患者恢复较好，2020年2月初（术后2个月余）返校正常上学，结合家属及自身意愿，未再进行后续肿瘤相关治疗，至2020年4月中下旬（术后5个月）突发意识丧失就诊于外院考虑为"肿瘤脑转移"，具体不详，1周后因"呼吸衰竭"离世。

血管肉瘤预后主要取决于肿瘤的大小和手术切除的可能性，但因此病早期无症状，侵袭性强、疾病进展快等临床特性，发现时往往已经发展至晚期，且因其生长于心脏，手术本身难以达到对肿瘤的充分切除。故迄今为止，血管肉瘤患者的预后一直较差，多达80%的患者在诊断时已经出现远处转移。即使可行手术切除的病例其平均生存期也仅为6~10个月，术后死亡的原因常为肿瘤的复发及远处转移，而非手术并发症。也因此有学者考虑为此类患者进行心脏移植是否可达到根治的效果。Li等报道了原发心脏肉瘤不同治疗方法的预后区别，其中14例血管肉瘤患者接受了心脏移植，中位生存期9个月；另7例不可切除的血管肉瘤患者接受了化疗等姑息性治疗，中位生存期8个月，两者无统计学差异。除手术治疗外，放化疗等肿瘤治疗方法也应用在血管肉瘤的治疗中，但因病例数极少，目前尚无治疗相关指南性的意见。有学者报道，在一些尚未出现远处转移的患者中，术后应用局部放疗可根除肿瘤。而心脏肉瘤切除术后辅助化疗的作用目前仍有争议，既往的个案报道疗效不一，有待后续进一步研究。

三、病例点评

青年女性，短期内反复出现大量血性心包积液，病因方面应警惕恶性来源，因转移性心脏肿瘤更为多见，需要积极排查是否存在心外原发肿瘤。本患者出现心包积液后曾行主动脉CTA、肿瘤指标等检查，除CA-125升高外均无其他肿瘤相关提示。早期排查容易漏诊，应特别注意。

发生于右心的多发性不规则，富含血供的原发性肿瘤首先应考虑最常见的血管肉瘤。在某些情况下受声窗所限，常规体表超声心动图尤其是床旁超声容易漏诊右心肿物，可进一步行TEE或心脏增强CT等其他影像学检查。血管肉瘤病情进展迅速，如何更早期地诊断和治疗以改善预后值得进一步探讨。

（病例提供：张博为　中国医学科学院北京协和医院）

（病例点评：郭彩霞　首都医科大学附属北京同仁医院）

参考文献

[1]Basso C，Valente M，Poletti A，et al.Surgical pathology of primary cardiac and pericardial tumors[J].Eur J Cardiothorac Surg，1997，12：730-738.DOI：10.1016/s1010-7940（97）00246-7.

[2]Burke A，TavoraF.The 2015 WHO Classification of Tumors of the Heart and Pericardium[J].J Thorac Oncol，2016，11（4）：441-52.DOI：10.1016/j.jtho.2015.11.009.

[3]Jan Přeček，ZbyněkTüdös，Martin Hutyra，et al.Primary cardiac angiosarcoma in multimodality imaging-Case report and review of literature[J].Cor Et Vasa，2016，58（5）：e478-e483.DOI：10.1016/j.crvasa.2016.04.001.

[4]Movsas B，Teruya-Feldstein J，Smith J，et al.Primary cardiac sarcoma：a novel treatment approach[J].Chest，1998，114（2）：648-652.DOI：10.1378/chest.114.2.648.

[5]Li H，Yang S，Chen H，et al.Survival after heart transplantation for non-metastatic primary cardiac sarcoma[J].J Cardiothorac Surg，2016，11（1）：145.DOI：10.1186/s13019-016-0540-x.

病例11 年轻男性，反复晕厥——肺动脉肉瘤

一、病历摘要

（一）病史简介

一般情况：患者男性，27岁，因"活动后气短半月、发作性晕厥12小时"入院。

现病史：患者于半个月前无明显诱因出现活动后胸闷气短，爬楼梯或爬坡时尤为明显，蹲下休息数分钟后症状逐渐缓解，伴头晕、黑矇、出汗，无胸痛、意识障碍，未予特殊诊治。今晨6时30分，无明显诱因突发头晕、黑矇，伴恶心、出汗，继而很快出现晕厥，意识丧失，小便失禁，10余分钟后自行恢复意识。立即前往解放军第三一六医院就诊，约7时50分再次出现上述症状，予以心脏按压等处理（具体不详），10余分钟后逐渐恢复，建议立即转上级医院，转院途中再次发作晕厥，持续约10分钟，转至我院急诊时已经恢复意识。急诊完善相关检查：血常规：白细胞11.53×10^9/L，中性粒细胞0.856。血气分析：Ph 7.44，PaO_2 75 mmHg，$PaCO_2$

33mmHg，HCO_3^- 22.4 mmol/L，SPO_2 95%。血生化：钾3.346mmol/L，N末端利钠肽原1522pg/ml；D-Dimer 0.5 μg/ml。肝肾功能、心肌酶、血糖均正常范围。心电图：窦性心动过速，顺钟向转位，$S_IQ_{III}T_{III}$（病例11图1）。颅脑CT未见明显异常。CT肺动脉造影（computed tomographic pulmonary angiography，CTPA）提示：主肺动脉、左右肺动脉主干栓塞（病例11图2）。急诊以"晕厥原因待查：肺栓塞？"收入我科。自患病以来，患者精神、食欲、睡眠稍差，大小便正常，体重无明显变化。

既往史：患者既往体健，否认冠心病、高血压、糖尿病等慢性病史。

个人史：吸烟10余年，20支/天，饮酒10年余。400克/天（白酒）。

家族史：父母及兄长均体健，外婆、大舅、大姨均患有胃癌。

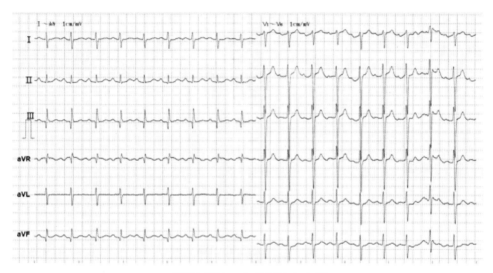

病例11图1　患者急诊心电图

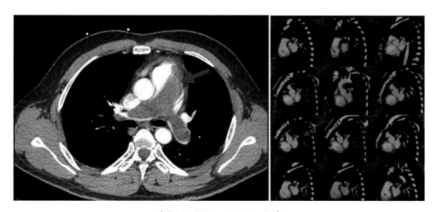

病例11图2　CTPA图像

注：红色箭头示：肺主干及左右肺动脉可见巨大充盈缺损。

（二）体格检查

体温37.3℃，脉搏115次/分，呼吸18次/分，血压109/64mmHg，身高176cm。体重93kg，BMI 30。神志清楚，查体合作，双侧瞳孔等大等圆，直接、间接对光反射均灵敏，双侧眼球各方向活动均灵活，双侧视力视野粗测正常，双侧额纹对称，双侧鼻唇沟无变浅，伸舌居中，颈静脉正常，双肺呼吸音粗，未闻及干湿性啰音及胸膜摩擦音。双侧呼吸音增强，未闻及明显干湿啰音。心率115次/分，律齐，心音低钝，S2分裂，胸骨右缘第二肋间可闻及收缩期喷射性杂音。腹平软，无压痛、反跳痛，肝脾未触及，双下肢无水肿。四肢肌力正常，生理发射存在，病理反射未引出。

（三）辅助检查

无。

二、诊治经过

患者入院后根据上述考虑，进一步完善相关辅助检查（血常规、肝肾功能、电解质、血糖、出凝血功能、炎症指标、心电图等）。超声心动图：①主肺动脉及左、右肺动脉栓塞可能性大；②右心明显扩大，主肺动脉扩张（37mm），主肺动脉内低回声范围约93mm×37mm，可见线状血流自其周边绕过；三尖瓣少量反流，最大反流速度4.6m/s，肺动脉收缩压85mmHg，中-重度肺动脉高压；室间隔增厚（14mm）。根据CTPA和ECHO检查结果，考虑诊断为肺栓塞；加之反复晕厥，在外院曾接受心肺复苏，根据欧洲心脏病学会《急性肺栓塞诊断和治疗指南》系高危急性肺栓塞，排除禁忌证，应立即予以行股静脉置管术，阿替普酶100mg静脉溶栓、扩容、低分子肝素抗凝、持续吸氧等治疗；溶栓后再次出现改变体位时晕厥前发作，取得知情同意后，拟行肺动脉造影术＋碎栓术＋下肢静脉造影术。造影及手术结果：右室形态正常，造影剂自流出道排空缓慢，肺动脉瓣上方可见巨大充盈缺损，并延伸至左肺动脉开口和右肺动脉远端。血栓抽吸＋肺动脉造影：后在肺动脉内充盈缺损物表面抽吸，未见血栓。进入左肺动脉开口，抽吸物呈红色"果冻"状，放置后无溶解（术后送病理，未发现肿瘤细胞）。左上、左下肺动脉显影大致正常，远端血流灌注正常。下肢静脉造影未见明显充盈缺损。术后诊断：①肺动脉内占位（性质待查）；②肺栓塞。完善心血管MRI平扫＋增强（病例11图3）；前纵隔-肺动脉交通性肿块，综合考虑病灶来自肺动脉壁（血管肉瘤可能？）在肺动脉内延伸并且部分形成血栓。正电子发射断层显像（positron emission computed tomography，PET-CT）检查（病例11图4）：肺血管肿瘤伴纵隔侵犯可能？肺动脉血栓、肺部感染、胸腔积液。4月12日后完善CT引导纵隔肿瘤穿刺活检术＋免疫组化染色（病例11图5）：增生的纤维组织间见成片肿瘤组织，瘤细胞呈梭形、短梭形，杂以少许淋巴细胞，部分呈黏液样背景；免疫组化染色显示：CD34（血管+），CD68（+），Ki-67（+1-15%），LCA（淋巴细胞+），S-100（-），SMA（灶+），CK（-）。最后确诊为低度恶性纤维黏液样肉瘤。立即组织多学科联合会诊并与患者家属沟通，建议患者行放射治疗或化疗。患者与家属重复商议后，决定回当地肿瘤医院进行放射治疗（具体方案不详），15个月后随访，患者一般情况好，可正常生活，未再发作晕厥。

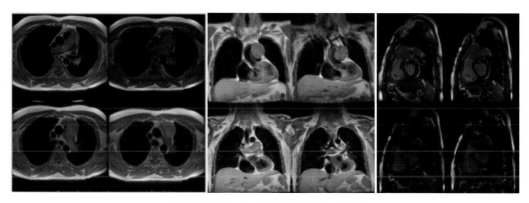

病例11图3　心血管MRI平扫+增强

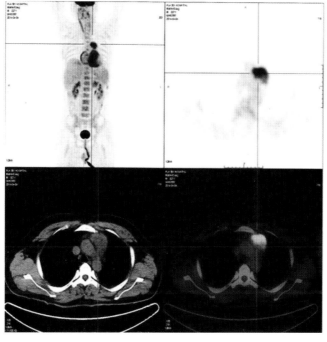

病例11图4　PET-CT

注：见肺动脉起始部管腔呈环形高摄取，SUVmax7.8；左侧胸腔增厚伴少量积液性密度影，放射性摄取稍增高，SUVmax2.4。

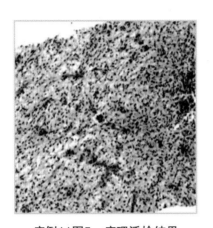

病例11图5　病理活检结果

注：病变符合低度恶性纤维黏液样肉瘤。

三、病例讨论

肺动脉肉瘤（pulmonary artery sarcoma，PAS）是一种极其罕见起源于肺动脉内皮细胞的原发性恶性肿瘤。1923年由Mandelstam尸检时首次发现并报道。主要位于肺动脉主干或者左右肺动脉干，亦可起源于心脏右室流出道和心脏瓣膜。其患病率仅为0.001%～0.03%，发病平均年龄（52±14）岁，男女比约为1.2∶1。其发病及发病机制迄今尚不明确。根据其生长位置不同可以分为壁肉瘤和内膜肉瘤。壁肉瘤通常是典型的平滑肌肉瘤，沿着大静脉的内侧平滑肌发展，主要累及腔静脉，很少累及肺动脉。内膜肉瘤影响沿肺动脉和主动脉的大血管的内膜层。这种肉瘤的特征是腔内生长，后期血管阻塞或远端栓子播种。根据组织病理学可以分为未分化肉瘤、平滑肌肉瘤、梭状细胞肉瘤、恶性纤维组织肉瘤等，其中未分化肉瘤最常见。

肺动脉肉瘤临床表现与肿瘤大小、发展阶段、所在位置关系密切。起病早期症状隐匿，可无任何症状。随着病情进展，可出现肺循环进行性阻塞相关症状，表现咳嗽、咯血、胸闷、胸痛等。后期还可出现肺动脉高压和右心功能不全相关临床表现，包括发绀、晕厥、颈静脉怒张、P2亢进、双下肢水肿等，也可出现发热、乏力、消瘦等恶病质表现。

PAS与肺栓塞（pulmonary thromboembolism，PTE）的鉴别诊断。由于PAS的临床症状表现与PTE相类似，加之其发病率低，导致经常被误诊为急性或慢性肺栓塞，并接受了抗栓治疗。有研究显示，47%的PAS患者最初被误诊为PTE，其中39%接受溶栓或抗凝治疗。因此，在PTE的鉴别诊断中必须考虑PAS可能。详细病史资料有助于两者之间鉴别，对PTE患者，往往有引起血液高凝状态的相关因素，如长期卧床、制动、相关免疫疾病、口服避孕药等，而SAP患者则无相关病史；其次；PTE患者常常伴有深静脉血栓病史，D-二聚体往往异常升高；而PTE患者常无深静脉血栓病史，D-二聚体多正常或者轻度升高。常规的X线胸片及胸部CT都常表现为肺门阴影增大，无法进行鉴别，心脏彩超为无创检查，安全方便，作为PTE的常用的辅助检查，可以提供右心功能状态等重要信息，但是也无法提供其他关于两者鉴别的可用信息。CTPA检查方面，两者都表现为肺血管的充盈缺损，但是PAS更常表现为占据主肺动脉或近端肺动脉整个管腔直径的低衰减充盈缺损，而这种情况在PTE中较少出现。此外，少数PAS患者CTPA可发现肿瘤血管、出血、坏死和骨化导致的肿块异质性增强可能有助于鉴别肉瘤和肺栓塞性，虽然两者在CTA中存在差异，但实际中往往也很难进行鉴别。心脏血管MRI有助于PAS与PTE鉴别，PAS在T_1WI上表现低、中信号，在T_2WI上表现高信号，并且表现出异质性增强效果；而PTE多数情况下在T_1WI、T_2WI上呈高信号，然而部分PAS可造成局部血栓，因此有可能对鉴别造成困难。PET-CT扫描对PAS与PTE鉴别提供了重要价值，前者的特点是SUVmax平均值较高（PAS为7.63 ± 2.21，PTE为2.31 ± 0.41），但也有少数报道低FDG摄取的PAS，可能存在假阴性结果。PAS确诊仍需病理组织学检查，通常表现为具有低分化的梭形或上皮样细胞瘤，常伴有黏液样变或纤维化。

PAS诊断的困难性与高危肺栓塞治疗急迫性的矛盾。根据ESC发布的PTE防治指南，对于疑似肺栓塞伴血流动力学不稳定患者，在CTPA检查阳性结果时，应尽早开始救治以提高救治效率和改善临床结局，首选治疗方式为全身溶栓，当存在溶栓相关禁忌证或者溶栓后未明显改善的患者，可行经皮导管定向治疗导管碎栓、血栓抽吸等治疗。然而，由于CTPA大部分时候并不能准确辨别PTE和PAS，而要在疑诊为PTE的患者中确诊PAS患者，往往需要进一步的检查，如PET-CT及病理组织学检查，这些检查由于时间的原因，往往在急诊中不可及。因此，许多PAS患者误诊为PTE，而接受了溶栓治疗，甚至在肺动脉造影中发现PAS。

PAS的治疗应当根据患者的身体素质，肿瘤侵犯范围，采取综合治疗、个体化治疗。对于早期肺动脉肉瘤，根治性切除术是其标准治疗方式。当肿瘤侵犯双侧肺动脉或出现肺动脉高压且患者能耐受手术，可以行姑息性手术治疗，分为姑息性肺动脉内膜切除术、肺切除术、肿瘤减体积术、肺动脉支架植入术等，在姑息性手术治疗前辅助放化疗有助于减小肿瘤体积，提高手术成功率和改善远期预后；当患者不能耐受手术、术后复发时可以选择辅助治疗，包括放疗和化疗，有效的化疗药物包括多柔比星、异环磷酰胺、阿霉素等。应当注意的是，单独放疗或化疗的结局较差。对于PAS患者术后，应定期随访和增强CT扫描，以发现早期复发。

PAS恶性程度高，易复发和转移，预后取决于早发现、早诊断、早治疗。在早期诊断而接受根治性切除的患者5年生存中位数为可达49.2%，而早期诊断不足的患者5年生存率约为30.6%。

四、病例点评

肺动脉肉瘤是一种罕见的心血管相关恶性肿瘤，常常因为肺动脉内占位而被误认为急性肺动脉栓塞或者慢性血栓栓塞性肺动脉高压。根据国内外的经验，初始误判甚至接受了溶栓和抗凝治疗是完全可以理解的，但是关键点在于及时发现溶栓效果不佳以及部分临床和影像结果存在不支持的证据，此时应考虑肺动脉肉瘤的可能性。本例患者在诊治中正是依据治疗反应和临床征象与预期结果存在显著差异，及时调整了诊断方向，采用更具有特异性的磁共振以及PET-CT检查，指向肺动脉肉瘤并最终获得病理进行确诊。

（病例提供：汪　奇　解放军总医院）

（病例点评：吴　炜　中国医学科学院北京协和医院）

参考文献

[1]Konstantinides SV，Meyer G，Becattini C，et al.2019 ESC Guidelines for the diagnosis and management of acute pulmonary embolism developed in collaboration with the European Respiratory Society（ERS）[J].Eur Respir J，2019，54.

[2]Assi T，Kattan J，Rassy E，et al.A comprehensive review on the diagnosis and management of intimal sarcoma of the pulmonary artery[J]. Crit Rev Oncol Hematol，2020，147.

[3]Mussot S，Ghigna M-R，Mercier O，et al.Retrospective institutional study of 31 patients treated for pulmonary artery sarcoma[J].Eur J Cardiothorac Surg，2013，43：787-793.

[4]Blackmon SH，Rice DC，Correa AM，et al.Management of Primary Pulmonary Artery Sarcomas[J]. The Annals of Thoracic Surgery，2009，87：977-984.

病例12 免疫检查点抑制剂相关心肌炎、重症肌无力伴肌炎

一、病历摘要

（一）病史简介

一般情况：患者男性，58岁，因"确诊肺癌2个月余，发现心脏生物标志物升高1天"入院。

现病史：患者入院前2个月余（2022年2月）因咳嗽于外院行胸部CT发现右肺上叶占位伴纵隔淋巴结肿大。后于我院完善PET-CT检查提示：右肺上叶后段可见高代谢结节，考虑恶性病变；双肺多发微结节，纵隔及右肺门、腹主动脉周围及肠系膜多发高代谢淋巴结；另可见双侧肾上腺多发高代谢结节、肿块，考虑转移灶。继而行CT引导下右肺上叶占位穿刺活检，活检病理示：浸润性腺癌（低分化）。外周血二代测序未检测到基因突变，TMB 0。临床诊断：右肺上叶腺癌$T_4N_3M_{1c}$ ⅣB期。入院前1个月予第1程化疗联合免疫治疗，方案：培美曲塞800mg d1及卡铂500mg d1联合信迪利单抗200mg d1。为行第2程治疗收入肿瘤科病房，治疗前常规检验心脏生物标志物（2022年5月10日）示：高敏肌钙蛋白I 109pg/ml↑、肌酸激酶同工酶 33.7μg/L↑、肌红蛋白313.7μg/L↑、B型利钠肽9.13pg/ml、N末端利钠肽原33.3pg/ml。现为进一步诊治转入心内科病房。患者近期无胸闷、胸痛、心悸、肌肉酸痛等症状，精神、体力尚可，食欲、睡眠、二便如常，体重无明显变化。

既往史：否认高血压、糖尿病、脑血管病等慢性病史，否认肝炎、结核、疟疾等传染病病史，否认外伤、输血史，否认食物、药物过敏史。

个人史：吸烟40年，平均30支/天，未戒烟。

家族史：无特殊。

（二）体格检查

体温36℃，脉搏78次/分，呼吸18次/分，血压136/93mmHg。发育正常，自主体位，神志清楚，左眼睑下垂。全身皮肤未见皮疹，无关节肿痛、畸形。呼吸运动正常，双肺呼吸音清，双肺未闻及干、湿性啰音，无胸膜摩擦音。心浊音界正常，心率78次/分，律齐，各瓣膜听诊区未闻及杂音。腹软，无压痛、反跳痛，腹部无包块。肝脾肋下未及，Murphy氏征阴性，肠鸣音正常。双下肢不肿。

神经系统查体：神志清楚，言语流利，高级皮层功能正常。左睑遮挡角膜9～3点位，右睑遮挡角膜10～2点位（病例12图1），双眼下视不同轴，无复视及眼震，双侧瞳孔等大等圆，直径约3mm，对光反射灵敏，双侧额纹对称，左眼闭目不全，双侧

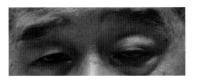

病例12图1　上睑下垂

鼓腮有力，双侧鼻唇沟对称，咽反射存在，伸舌居中，咳嗽有力。四肢肌力5级，肌张力正常，双侧共济运动正常，双侧腱反射对称引出，双侧病理征（－），双侧深、浅感觉正常对称，脑膜刺激征阴性。疲劳试验：左睑30s，右睑＞90s，双上肢＞120s，双下肢＞90s。

（三）辅助检查

血、尿、便常规：未见明显异常。

血生化：谷草转氨酶107U/L↑，谷丙转氨酶51U/L↑，肌酸激酶1821U/L↑。余肝肾功能、电解质、血脂均未见明显异常。

心脏生物标志物：高敏肌钙蛋白I183.2pg/ml↑，肌酸激酶同工酶40.9μg/L↑，肌红蛋白472.9μg/L↑，B型利钠肽12.1pg/ml。

凝血功能及D二聚体：未见明显异常。

24小时尿蛋白定量：0.14g/24h。

甲状腺功能：未见明显异常。

肿瘤标志物：CYFRA21-1 3.52ng/ml↑、CEA 32ng/ml↑、CA125 132U/ml↑（均大致同第1程化疗联合免疫治疗前），NSE、SCC、CA-199正常。

炎症指标：血沉22mm/hr↑，C反应蛋白（－）。

心电图：窦性心律，心率75次/分，预激综合征A型（病例12图2）。

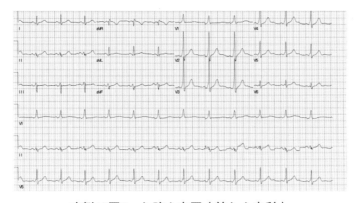

病例12图2　入院心电图（转入心内科）

注：窦性心律 预激综合征A型。

二、诊治经过

该患者原发病为肺腺癌ⅣB期，治疗前无心脏受累证据，心脏生物标志物基线（2022年4月8日）正常。化疗联合免疫治疗1程后，无心悸、胸闷、肌痛等临床症状，监测心脏生物标志物升高，其中hsTnI与CK-MB、CK升高水平不平行，查体发现眼睑下垂、血压偏高、疲劳试验阳性，既往长期大量吸烟史。综上考虑药物相关（免疫检查点抑制剂——信迪利单抗）所致可能性大，肿瘤累及所致可能性小，副肿瘤综合征所致待除外，心脏基础病及自身免疫病所致待除外。

故停用可疑药物，进一步完善相关检查。自身抗体：ANA胞质型1∶80↑，余均阴性。肌炎抗体：阴性。副肿瘤综合征抗体：阴性。超声心动图：左室舒张功能减低，LVEF 62%。超声心动斑点追踪：左室长轴整体应变-18%。超声心动心肌灌注显像：左室心肌灌注减慢。心脏增强MRI：室间隔及下壁中间段心肌水肿（病例12图3A）。冠状动脉造影：正常冠脉，右冠优势型（病例12图4）。新斯的明试验改善率57%。抗乙酰胆碱受体抗体（-）。

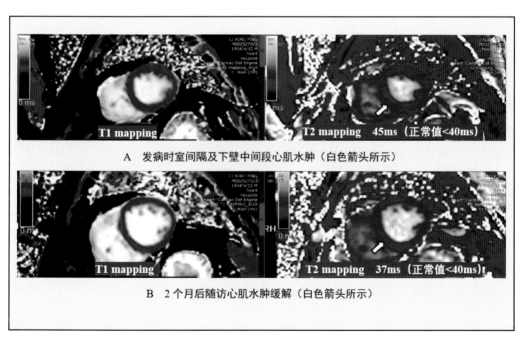

A 发病时室间隔及下壁中间段心肌水肿（白色箭头所示）

B 2个月后随访心肌水肿缓解（白色箭头所示）

病例12图3 心脏增强MRI

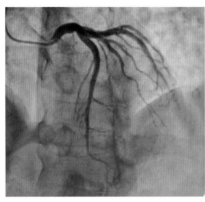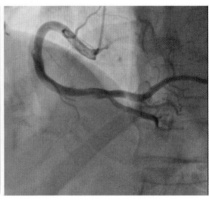

病例12图4　冠状动脉造影

综合患者病史及入院后检验、检查结果，结合肿瘤内科、神经内科意见，考虑诊断：①免疫检查点抑制剂相关心肌炎；②免疫检查点抑制剂相关重症肌无力；③免疫检查点抑制剂相关肌炎；④高血压病1级 低危；⑤预激综合征A型；⑥右上肺腺癌T_4N_3M1cⅣB期 肺内转移 纵隔、右肺门淋巴结转移 腹腔淋巴结转移 双肾上腺转移 化疗联合免疫1程后；⑦肝功能异常。因患者重症肌无力（上睑下垂）症状无缓解趋势，心脏生物标志物呈进行性上升趋势（病例12表1及病例12图5），故2022年5月18日起予甲强龙40mg qd口服激素治疗，同时予降压、改善心肌代谢、营养神经、保肝、补钾、护胃、抗骨质疏松等治疗。此后甲强龙每周减量8mg至2022年6月22日停用，总疗程共5周。激素治疗第6天（2022年5月23日）复查心脏生物标志物呈显著下降，上睑下垂部分改善；激素治疗2周时上睑下垂完全缓解；激素治疗4周时（2022年6月14日）复查心脏生物标志物完全恢复正常，重新启动肺腺癌的原发病治疗。考虑患者应用ICIs期间曾出现严重不良反应，后续肺腺癌原发病以化疗为主，不考虑再挑战ICIs。2022年7月复查心脏增强MRI提示原室间隔及下壁中间段心肌水肿完全缓解（病例12图3B）。

病例12表1　心脏生物标志物变化趋势

日期	4.8	5.10	5.12	5.14	5.16	5.23	6.14
hsTnI（pg/ml）	6.21	109.1	183.2	229.3	253.6	19.8	6.8
CK-M（μg/L）	1.15	33.7	40.9	49.4	53.5	4.3	2.3
CK（U/L）	91	—	1821	2168	2309	139	47
MYO（μg/L）	—	313.7	472.9	653.9	707.9	70.4	31.7
AST（U/L）	14	92	107	127	138	29	13
ALT（U/L）	14	44	51	62	70	46	19

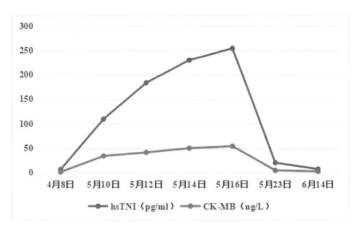

病例12图5　心脏生物标志物变化趋势

三、病例讨论

近年来，免疫检查点抑制剂（immune checkpoint inhibitors，ICIs）已成为肿瘤治疗领域的突破性进展之一，它的主要机制是通过抗体抑制免疫检查点（immune checkpoint，IC）的活性，恢复并提高效应T淋巴细胞特异性识别和杀伤肿瘤细胞的能力，从而增强全身抗肿瘤免疫应答系统的反应。随着ICIs作为抗肿瘤药物在中国被纳入医保，越来越多的肿瘤晚期患者从中获益。但ICIs独特的作用机制所导致的不良反应——免疫相关不良事件（immune-related adverse events，irAEs），已成为临床肿瘤治疗中的难题之一。既往研究显示，irAEs可累及全身各脏器和组织，所有级别irAEs的发生率为65%～76%，3级以上irAEs发生率为3%～5%，尽管大部分毒性为轻度且可逆，但仍存在0.3%～1.3%的严重致死性毒性，是造成肿瘤患者非预期死亡的重要原因。如何合理应对ICIs相关毒性已成为临床医生的全新挑战。

2017年，欧洲肿瘤内科学会（European Society of Medical Oncology，ESMO）首次发表了《免疫治疗的毒性管理：ESMO诊断、治疗和随访临床实践指南》。2018年，美国临床肿瘤学会（American Society of Clinical Onco logy，ASCO）联合美国国家综合癌症网络（National Com pr ehensive Cancer Network，NCCN）发布了《免疫检查点抑制剂治疗相关毒性的管理指南》。近年来我国也相继发布了多个关于免疫检查点抑制剂相关不良反应的指南及共识。上述国内外指南及共识为本病例的诊治提供了诸多依据及指导意见。

该患者中年男性，肺腺癌晚期诊断明确，基线评估时无心脏受累证据、心脏生物标志物正常，化疗联合免疫治疗1程后监测心脏生物标志物升高，无发热、心悸、胸闷、肌痛等临床症状，查体发现眼睑下垂、血压偏高、疲劳试验阳性。虽高度怀疑与应用免疫抑制剂相关，但其合并吸烟、高血压等心血管疾病危险因素，合并恶性肿瘤处于高凝状态，还需与急性冠脉综合征及肺栓塞等相鉴别。故入院后尽快完善了超声心动、冠状动脉造影及心脏增强MRI检查，最终明确了ICIs相关心肌炎的诊断。

ICIs相关心肌炎的发生率虽仅1%左右，但其在所有器官免疫毒性中致死性最高，成为导致患者短期内死亡的重要原因，因此临床医师应提高对ICIs相关心肌炎的识别及处理能力。我国2020年发布的《免疫检查点抑制剂相关心肌炎监测与管理中国专家共识》指出，当接受ICIs治疗后患者出现以下一种或多种情况时需警惕心肌炎可能：①无法用其他原因解释的新发症状，如胸痛、呼吸困难、心悸、下肢水肿和不明原因心源性休克等；②与基线比较，心脏损伤生物标志物明显异常；③心电图出现新发的各种类型传导阻滞、ST-T改变、QRS波群增宽或心动过速等；④超声心动图新出现节段运动异常、左室壁增厚或心室扩张或LVEF下降等；⑤胸部影像（X线或CT）新出现的心影增大；⑥免疫性肌炎或重症肌无力。当怀疑发生ICIs相关心肌炎时，需暂缓ICIs治疗，直至排除心肌炎诊断。该患者符合第2及第6条，故停用ICIs，并进一步完善了相关检验、检查以明确诊断。尽管部分指南推荐心肌活检以明确ICIs相关心肌炎诊断，但考虑到实际操作中的困难（如可实施心肌活检的临床机构有限；部分患者因顾虑较大不同意心肌活检；心肌活检后病理结果等待时间较长），心脏增强MRI成为诊断ICIs相关心肌炎最重要的无创检查之一。但与传统病因所致心肌炎相比，心脏增强MRI诊断ICIs相关心肌炎的敏感性有所下降。该病例心电图未见传导阻滞、ST-T改变、QRS波群增宽等表现，超声心动未见节段性室壁运动异常、室壁增厚、心室扩张、LVEF下降等表现，仅心脏增强MRI发现室间隔及下壁中间段T_2mapping值偏高，提示心肌水肿，在激素治疗后复查心脏增强MRI时T_2mapping值恢复正常，也提示的心肌炎的缓解。

一旦确诊ICIs相关心肌炎，多数指南推荐尽早启动激素治疗。对于轻症型心肌炎可以给予常规剂量激素（如泼尼松$1\sim2$mg/kg/d），并每周减量1次，疗程不短于4周；对于重症及危重症心肌炎建议给予冲击剂量激素（如甲强龙1g/d）$3\sim5$天后再改为常规剂量激素，必要时可联合免疫抑制剂，积极的生命支持治疗也是必不可少的。该患者ICIs相关心肌炎分级为G1级（日常活动无症状），属轻症型心肌炎，故给予常规剂量激素治疗，总疗程5周，口服激素期间同时予保肝、补钾、护胃、抗骨质疏松等治疗以预防激素不良反应。其对激素治疗敏感，口服激素治疗不足1周时复查心脏生物标志物即显著下降。ICIs相关心肌炎虽然为较少见的irAEs，但因其致死性最高，故推荐对接受ICIs治疗的患者采取主动监测策略，定期监测内容包括症状体征、心电图和心脏生物标志物等。预防性应用糖皮质激素可能导致潜在的ICIs抗肿瘤疗效下降，除非患者存在特殊适应证，否则不推荐常规使用激素预防irAEs。

该患者除了ICIs相关心肌炎，还合并了ICIs相关重症肌无力（G2级）及肌炎（G1级），即重叠综合征，其发生更为罕见，死亡率甚至高达50%。该患者在主动监测过程中发现了心脏生物标志物升高的辅助检查异常及上睑下垂的临床表现，通过停用ICIs，及时、足量应用糖皮质激素，辅助检查完善恢复正常，临床表现完善缓解。多数指南推荐≥G2级的ICIs相关心肌炎或重症肌无力永久停用ICIs，该患者ICIs相关重症肌无力达G2级，且为重叠综合征，应永久停用ICIs。

四、病例点评

ICIs是近年来肿瘤治疗的重要进展之一，其适应证已从最初的黑色素瘤扩展到诸多恶性肿瘤，ICIs为患者带来显著生存获益的同时，对各器官的免疫毒性成为临床中不可回避的新问题。特别是ICIs相关心肌炎在所有器官免疫毒性中致死性最高，成为导致患者短期内死亡的重要原因，病例报告数量的快速增长提示其真实发生率很可能被低估。

该患者除了ICIs相关心肌炎，还合并了ICIs相关肌炎及重症肌无力，即重叠综合征。有研究显示，重叠综合征与高死亡率及延长的住院时间相关，并强调应重视多脏器功能的主动监测、早期多学科团队的介入及早期的足剂量激素的使用。该患者在肿瘤内科主动监测过程中发现了上睑下垂、心脏生物标志物升高，心血管内科第一时间完善了超声心动、冠状动脉造影、心脏增强MRI等关键检查明确诊断，神经内科及时协助制订了合理的激素治疗方案。最终，通过多学科协作，该患者病情得到有效控制，转危为安。在后续随访中其临床症状完全缓解，辅助检查完全恢复正常，继续其原发病治疗。

（病例提供：李 彭 张闻多 于 雪 北京医院）

（病例点评：吴 炜 中国医学科学院北京协和医院 于 雪 北京医院）

参考文献

[1]Moey M，Gougis P，Goldschmidt V，et al.Increased reporting of fatal pneumonitis associated with immune checkpoint inhibitors：a WHO pharmacovigilance database analysis[J].Eur Respir J，2020，55（6）：2000038.

[2]Postow MA，Sidlow R，Hellmann MD.Immune-related adverse events associated with immune checkpoint blockade[J].NEngl J Med，2018，378（2）：158-168.

[3]Haanen JBAG，Carbonnel F，Robert C，et al.Management of toxicities from immunotherapy：ESMO Clinical Practice Guidelines for diagnosis，treatment and follow-up[J].AnnOncol，2017，28（suppl-4）：iv119-iv142.

[4]John A Thompson，Bryan J Schneider，Julie Brahmer，et al.Management of Immunotherapy-Related Toxicities，Version 1.2022，NCCN Clinical Practice Guidelines in Oncology[J].J Natl ComprCancNetw，2022，20（4）：387-405.

[5]秦叔逵、李进，梁军.中国临床肿瘤协会（CSCO）免疫检查点抑制剂相关的毒性管理指南[M].北京：人民卫生出版社，2019.

[6]中国抗癌协会整合肿瘤心脏病学分会，中华医学会心血管病学分会肿瘤心脏病学学组，中国医师协会心血管内科医师分会肿瘤心脏病学专业委员会.免疫检查点抑制剂相关心肌炎监测与管理中国专家共识[J].中国肿瘤临床，2020，47（20）：1027-1038.

[7]中国医师协会呼吸医师分会，中国医师协会肿瘤多学科诊疗专业委员会.免疫检查点抑制剂相关毒性防治与管理建议[J].中华医学杂志，2022，102（24）：1811-1832.

[8]中国抗癌协会肿瘤支持治疗专业委员会，中国抗癌协会肿瘤临床化疗专业委员会.免疫检查点抑制剂相关神经不良反应诊治中国专家共识[J].中华肿瘤杂志，2022，44（9）：935-941.

[9]Ranjan Pathak，Anjan Katel，Erminia Massarelli，et al.Immune Checkpoint Inhibitor-Induced Myocarditis with Myositis/Myasthenia Gravis Overlap Syndrome：A Systematic Review of Cases[J]. Oncologist，2021，26（12）：1052-1061.

[10]Derrick Ho Wai Siu，Robert Sean O'Neill，Carole A Harris，et al.Immune checkpoint inhibitor-inducedmyocarditis，myositis，myasthenia gravis and transaminitis：a case series and review[J].Immunotherapy，2022，14（7）：511-520.

病例13　意识丧失背后的元凶——免疫检查点抑制剂相关心肌炎合并Ⅲ度房室传导阻滞

一、病历摘要

（一）病史简介

一般情况：患者女性，73岁，因"发作性意识丧失2日"于2022年10月7日入院。

现病史：患者于入院前2日（2022年10月5日）排便后由卧位至直立位过程中突然出现意识丧失，伴黑矇摔倒，不伴胸闷、恶心、呕吐、头晕、头痛等不适，持续约数秒钟，醒转后间断诉心悸。摔倒在地后致鼻梁部损伤，无肢体活动障碍、大汗等后遗症状。当日下午再次因体位改变时出现意识丧失，伴黑矇，由家人扶住后未摔倒，持续数秒后醒转，诉全身乏力。入院前1日（10月6日）于我院急诊就诊，行心电图提示：窦性心律、心率81次/分，左前分支阻滞、完全性右束支传导阻滞。在急诊室再次出现一过性意识丧失，伴双眼上吊、四肢抽搐，持续约10余秒后意识恢复，发作时心电示波可见三度房室传导阻滞（病例13图1）。化验回报肌酸激酶（CK）3354 U/L，肌酸激酶同工酶（CK-MB）179 U/L，心肌钙蛋白I（cTnI）832 ng/L。自发病以来，患者睡眠、饮食可，大小便正常，体重无明显变化。

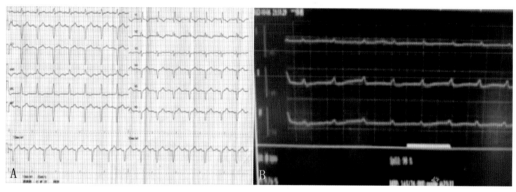

病例13图1　心电图

注：患者于急诊就诊时心电图（左），就诊过程中意识丧失约10秒，心电示波为三度房室传导阻滞，无逸搏（右）。

既往史：高血压病10年，最高血压180/100mmHg，现口服缬沙坦氨氯地平1片qd，平日血压120～130/80～90mmHg，间断服用酒石酸美托洛尔。诊断肺癌（低分化腺癌）伴骨转移7年，7年前（2015年）曾行放疗＋化疗治疗，2019年复发后再次化疗（2020年3～7月于我院每月应用培美曲塞）至2022年1月，2022年9月6日再次开始化疗＋免疫治疗，方案：紫杉醇0.2g＋信迪利单抗0.2g，2022年9月27日于中国医学科学院肿瘤医院复查提示CK 2088U/L，CK-MB 81U/L，谷丙转氨酶34U/L，谷草转氨酶71U/L，予还原型谷胱甘肽＋多烯磷脂胆碱静脉治疗5日。否认糖尿病。

个人史：否认乙肝、结核等传染病。

家族史：否认家族相关遗传病。

（二）体格检查

体温36℃，脉搏70次/分，呼吸16次/分，血压110/70mmHg。神志清楚，言语流利，查体合作，双侧瞳孔等大等圆，直接、间接对光反射均灵敏，双侧额纹对称，双侧鼻唇沟无变浅，伸舌居中，双侧上下肢肌力Ⅳ级，生理反射存在，病理反射未引出。双肺呼吸音清，未闻及明显干湿啰音。心界不大，心率70次/分，心律齐，心音正常，各瓣膜听诊区未闻及病理性杂音。腹软，无压痛、反跳痛，肝、脾肋下未触及，腹部未闻及血管杂音，双下肢不肿。

（三）辅助检查

1. 急诊化验检查（2022年10月6日）

血常规：白细胞7.0×10^9/L，中性粒细胞% 89.8%，血红蛋白132g/L，血小板345×10^9/L。

心肌酶谱：CKMB 1095ng/L，谷草转氨酶278U/L，CK 3354U/L，CK-MB 179U/L，乳酸脱氢酶1425U/L。

cTnI：832ng/L。

纤溶二项：D-二聚体1.05 mg/L，FDP 3.1μg/ml。

肾功能：肌酐46μmol/L，尿素氮5.0mmol/L。

电解质：K 3.3mmol/L，Na 138.3mmol/L，Cl 103.8mmol/L。

头颅CT：双侧侧脑室前后角旁缺血性脱髓鞘改变，老年性脑改变，脑动脉粥样硬化改变，右侧上颌窦炎。

2. 入院后检查入院后予心电监护、吸氧，告病重，完善各项评估检查。心脏超声提示双房扩大（左房长径5.38cm，右房长径5.20cm），二尖瓣关闭不全（轻-中度），三尖瓣关闭不全（轻度），室壁运动未见明显异常，EF 57%。化验检查：CK 2368U/L，CKMB 147U/L，cTnI 1193.3ng/L，K 4.32mmol/L，肌酐44μmol/L，白蛋白36.6g/L，三酰甘油1.43mmol/L，低密度脂蛋白胆固醇3.66mmol/L，B型利钠肽328pg/ml。白细胞6.6×10^9/L，中性粒细胞% 82.3%，血红蛋白122g/L，血小板337×10^9/L。D-Dimer 0.95mg/L。糖化血红蛋白6.1%。免疫4项、甲功3项均正常。尿沉渣、尿微量白蛋白正常范围。

入院当日行急诊冠脉造影，结果提示：冠状动脉起源正常，冠脉供血呈右优势型；左主干未见明显异常，前向血流TIMI 3级；前降支近段30%局限性狭窄，前向血流TIMI 3级，D2近段80%局限性狭窄（血管直径2mm左右），前向血流TIMI 3级；回旋支近段50%局限性狭窄，远段50%~70%节段性狭窄，前向血流TIMI 3级；右冠开口30%局限性狭窄，近段50%局限性狭窄，中段50%~75%节段性狭窄，前向血流

TIMI 3级。

二、诊治过程

结合患者症状、体征、辅助检查，入院诊断考虑为：①心肌炎？②心律失常、三度房室传导阻滞、完全性右束支传导阻滞、左前分支传导阻滞；③高血压病3级 很高危组；④肺癌、肺癌骨转移；⑤肝功能异常；⑥高脂血症。冠脉造影提示冠脉血流正常，排除阻塞性心肌梗死，术中植入临时起搏器。术后心电示波可见起搏心律与窦性心律交替，起搏心律负荷较多（病例13图2）。化验检查可排除电解质紊乱所致心律失常。该患者心律失常病因考虑为心肌炎。心肌炎病因通常包括感染、自身免疫疾病和毒物/药物毒性3类。鉴于患者接受免疫检查点抑制剂（ICIs）治疗这一明确的致心肌炎因素，且无确切的病毒感染史或临床信息提示其他原因所致心肌炎可能，引起心肌炎的可疑药物为信迪利单抗注射液。经筛查暂未发现同时发生其他器官的免疫毒性，最终考虑患者为ICIs相关心肌炎。

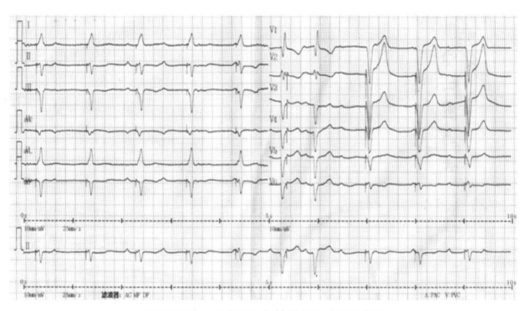

病例13图2 患者临时起搏器植入术后心电图

随后启动包括心内科、肿瘤科、药理学、呼吸与重症医学科在内的多学科诊疗团队讨论，根据我国《免疫检查点抑制剂相关心肌炎监测与管理中国专家共识（2020版）》，对ICIs相关心肌炎进行诊断、分级及危险分层。最终患者确定主要诊断为：免疫检查点抑制剂相关性心肌炎可能性较大、G4级、危重型心肌炎。

一般治疗措施，立即停用ICIs，卧床休息，给予吸氧，进行心电、血压、血氧监护。根据《免疫检查点抑制剂相关心肌炎监测与管理中国专家共识（2020版）》推荐方案，重症型心肌炎：应给予冲击剂量激素±其他免疫抑制药物±血浆置换等措施。糖皮质激素应作为ICIs相关心肌炎治疗的首选及核心方案，早期、足量的糖皮质激素有助于改善心肌炎预后。期间动态监测心肌酶、脑钠肽、血沉、肿瘤坏死因子α、白介素8、白介素10等指标。治疗上：入院第2日，诊断明确后立即开始予甲强龙500mg qd冲击5天（10月9日至13日），同时给予胃黏膜保护及心肌保护剂（法莫替丁、果糖二磷酸钠、盐酸曲美他嗪）。10月10日复查CK、CKMB、cTnI较前呈下降趋势，心电图提示窦性心律，室内阻滞明显改善（QRS：0.150s→0.102s）。

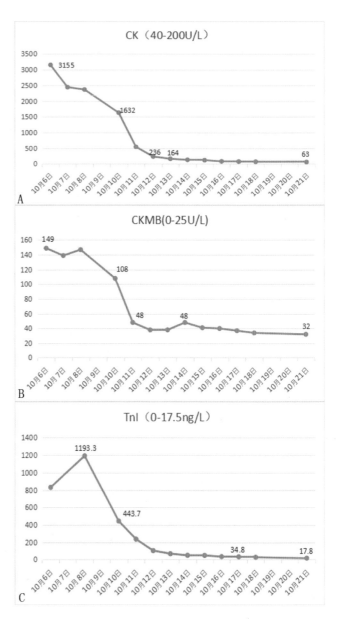

病例13图3　心肌损伤标志物变化

注：A.CK变化趋势；B.CKMB变化趋势；C.cTnI变化趋势。

入院第4日，联合应用静脉注射人免疫球蛋白20g qd 5天（10月11日至15日）。复查心电图：窦性心律，室内阻滞消失，可见下壁及前壁导联T波倒置，监测心肌酶及肌钙蛋白持续下降趋势，提示治疗有效。（心肌损失标志物变化趋势见病例13图3、心电图变化趋势见病例13图4）

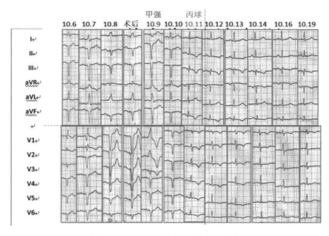

病例13图4 患者心电图变化

因头颅CT提示右侧上颌窦炎，应用激素期间警惕感染加重，遂行鼻窦CT提示右侧上颌窦炎，牙源性感染可能性大；双侧筛窦、右侧蝶窦、左侧上颌窦黏膜增厚，鼻中隔偏曲。请鼻科会诊后加用克拉霉素片0.25g口服bid及鼻冲洗治疗。入院第6日（10月14日）开始逐渐将甲强龙减量至160mg qd×2天，80mg qd×3天，60mg qd×3天，40mg qd×3天。10月21日心电图：窦性心律，心率77次/分，倒置T波恢复，心电图提示大致正常。CK正常，CKMB降至32U/L，cTnI降至17.8ng/L。10月22日复查心脏超声提示左房扩大（左房长径5.25cm，右房长径4.43cm），二尖瓣关闭不全（轻度），EF 64%。患者病情相对稳定，10月23日办理出院，改为醋酸泼尼松片40mg qd×7天，此后每周递减10mg，减至10mg qd时改为每周减5mg，直至停用激素。

三、病例讨论

患者系老年女性，突发晕厥2天入院，示波提示三度房室传导阻滞，化验提示心肌损伤标志物升高。既往有高血压病、肺癌伴骨转移。心律失常伴心肌酶谱升高，需鉴别心肌炎及急性心肌梗死。因两种疾病的治疗方案完全不同，这种情况下建议尽早行冠状动脉造影检查进行鉴别。虽然在严重心肌炎的情况下冠状动脉造影存在死亡风险，但现有文献资料回顾结合临床经验显示，急诊造影并不增加死亡率。行冠状动脉造影时要尽量减少对比剂的用量，尤其是离子型造影剂，以减少其负性肌力作用。该患者急诊冠脉造影提示冠状动脉粥样硬化性心脏病明确，冠状动脉血流正常，患者无胸痛症状，心电图未见缺血性ST-T改变，心脏超声无节段性室壁运动异常，可除外急性心肌梗死。结合病史，考虑心肌炎可能性大。明确心肌炎诊断后需进一步分析心肌炎的病因：该患者病情紧急危重，需要植入临时起搏器，暂未行心脏核磁检查。鉴于患者有接受ICIs治疗这一明确的致心肌炎因素，除非患者有确切的病毒感染史或临床信息提示其他原因所致心肌炎可能，否则应首先考虑免疫检查点抑制剂相关心肌炎。

根据我国《免疫检查点抑制剂相关心肌炎监测与管理中国专家共识（2020版）》，ICIs相关心肌炎需从诊断、分级和临床分型三方面进行。首先，依据诊断标准，ICIs相关性心肌炎的诊断分层包括：明确的心肌炎、可能性较大的心肌炎、有可能的心肌炎和亚临床心肌损伤，具体标准见病例13表1。该患者符合有可能的心肌炎：新升高的心脏损伤生物标志物和临床综合征符合心肌炎。之后，再根据病例13表2将ICIs相关性心肌炎分为4级。最后，根据病情严重程度建议将ICIs相关心肌炎分为：①亚临床心肌损伤；②轻症型心肌炎，临床情况介于亚临床损伤与重症型心肌炎之间，肌钙蛋白与利钠肽轻度升高；③重症型心肌炎，如二度房室传导阻滞、束支传导阻滞、节段性室壁运动异常、LVEF＜50%或心功能分级Ⅱ～Ⅲ级，肌钙蛋白与利钠肽明显升高；④危重型心肌炎，如血流动力学不稳定、心功能Ⅳ级、心电图多个导联QRS波增宽、完全性房室传导阻滞或室性心动过速或心室颤动、多器官功能衰竭等，肌钙蛋白与利钠肽显著升高。依据上述标准，最终本患者诊断为：免疫检查点抑制剂相关性心肌炎有可能、G4级、危重型心肌炎。

病例13表1　ICIs相关心肌炎的诊断分层

分层诊断	诊断标准
明确的心肌炎	符合以下任何一条： （1）心肌炎的组织病理学诊断（如 EMB 或尸检）； （2）CMR 表现符合心肌炎并伴有符合心肌炎的临床综合征和以下其中一项：a.心脏损伤生物标志物升高；b.心肌–心包炎的心电图证据； （3）超声心动图新出现不能用其他诊断（如 ACS、应激性心肌病脓毒症）解释的室壁运动异常并满足以下所有条件：a.临床综合征符合心肌炎；b.心脏损伤标志物升高；c.心肌–心包炎的心电图证据；d.血管造影或其他检查排除阻塞性冠状动脉疾病
可能性较大的心肌炎	可能性较大的心肌炎　符合以下任何一种情况且不能用其他诊断（如 ACS、外伤、应激性心肌病）解释： （1）CMR 表现符合心肌炎但无以下任何一项：a.临床综合征符合心肌炎；b.心脏损伤生物标志物升高；c.心肌–心包炎的心电图证据； （2）CMR 非特异性表现提示心肌炎，伴以下任何一项：a.临床综合征符合心肌炎；b.心脏损伤生物标志物升高；c.心肌–心包炎的心电图证据； （3）超声心动图新出现室壁运动异常伴符合心肌炎的临床综合征，并有以下中的一项：a.心脏损伤生物标志物升高；b.心肌–心包炎的心电图证据； 4）符合有可能的心肌炎诊断标准（见下文），18氟脱氧葡萄糖正电子发射断层显像发现不完整的心脏氟脱氧葡萄糖摄取，且不能用其他疾病解释

分层诊断	诊断标准
有可能的心肌炎	符合以下任何一种情况且不能用其他诊断（如 ACS、创伤、应激性心肌病）来解释： （1）CMR 非特异性表现提示心肌炎，但不伴以下任何一项：a. 临床综合征符合心肌炎；b. 心脏损伤生物标志物升高；c. 心肌 - 心包炎的心电图证据； （2）超声心动图 新出现室壁运动异常伴以下任何一项：a. 临床综合征符合心肌炎；b. 心肌 - 心包炎的心电图证据； （3）新升高的心脏损伤生物标志物（超过基线）和以下任何一项：a. 临床综合征符合心肌炎；b. 心肌 - 心包炎的心电图证据
亚临床心肌损伤	仅有心脏损伤生物标志物升高（排除其他疾病所致），伴或不伴利钠肽升高，而无临床症状、心电图、超声心动图或 CMR 改变

病例13表2　ICIs相关心肌炎的分级标准

分级	判定标准
G1	日常活动无症状（或其他原因可以解释的症状），仅有心脏损伤标志物异常或心电图异常
G2	日常活动可引起（无法用其他原因解释的）轻微症状，心脏损伤标志物异常或心电图异常
G3	日常活动可引起（无法用其他原因解释的）明显症状，心脏损伤标志物异常和（或）心电图异常和（或）超声心动图 /CMR 显示心脏结构和功能异常
G4	症状严重无法耐受日常活动，或休息时也有症状，甚至危及生命

免疫检查点抑制剂（ICIs）包括细胞毒性T淋巴细胞相关抗原4抑制剂和程序性细胞死亡蛋白1（PD-1）及其配体（PD-L1）抑制剂，信迪利单抗属于PD-1抑制剂。ICIs作用于细胞表面检查点蛋白，通过阻断肿瘤细胞通过免疫逃逸机制，激活自身淋巴细胞的肿瘤杀伤作用，可有效治疗多种化疗难治性恶性肿瘤。ICIs为患者带来显著生存获益的同时，对各器官的免疫毒性成为临床中不可回避的新问题，可能导致免疫相关的不良反应（immune-related adverse events，irAEs）。ICIs相关心肌炎是其中一种较为少见irAEs，发病率为0.27% ~ 1.14%，但往往是致命的并发症。ICIs相关心肌炎的确切机制尚未明确，有研究发现这类患者心肌和肿瘤组织中有共同的高频T淋巴细胞受体序列，推测应用ICIs后被激活的T淋巴细胞不仅可以靶向识别肿瘤，也可能识别心肌共有抗原，从而诱发自身免疫性淋巴细胞性心肌炎。针对免疫反应介导的病理生理特点采用相应的免疫调节治疗，有阻断发病、减轻炎症、挽救濒死心肌、缓解症状及改善预后的作用。应尽早给予糖皮质激素和丙种球蛋白进行免疫调节治疗。严重心动过缓者应首先考虑植入临时起搏器，无条件时可暂时使用提高心

率的药物如异丙基肾上腺素或阿托品，急性期不建议植入永久起搏器。需观察2周以上，病情相对稳定但传导阻滞仍未恢复者，考虑是否植入永久起搏器。

四、病例点评

随着抗肿瘤药物的快速发展和广泛临床应用，抗肿瘤药物相关心肌损害病例数量也在增加，其真实发生率可能被低估。ICIs相关心肌炎在所有器官免疫毒性中致死性最高，重症患者死亡率超过50%，成为导致患者短期内死亡的重要原因。应用免疫治疗的肿瘤患者需要采用PMS（proactive monitoring strategy）主动监测策略及时发现亚临床心肌损伤或轻症型心肌炎，有望减少严重心肌炎的发生。轻症患者症状不典型，可仅表现为cTnI轻度升高，而重症型及危重型心肌炎患者，早期识别、足量的糖皮质激素以及其他积极的免疫抑制药物有助于改善患者预后，危重患者常需联合多种药物和非药物治疗措施。

同时，交叉学科的疾病需要强有力的多学科团队合作（MDT）。MDT针对个案展开深入讨论，在综合各学科意见的基础上制订最佳的治疗方案，有助于加强学科间的沟通，打破专业壁垒，提高诊治质量。

（病例提供：郭新颖　郭彩霞　首都医科大学附属北京同仁医院）
（病例点评：吴　炜　中国医学科学院北京协和医院）

参考文献

[1]中华医学会心血管病学分会精准医学学组，中华心血管病杂志编辑委员会，成人暴发性心肌炎工作组.成人暴发性心肌炎诊断与治疗中国专家共识[J].内科急危重症杂志，2017，23（6）：443-453.

[2]中国抗癌协会整合肿瘤心脏病学分会，中华医学会心血管病学分会肿瘤心脏病学学组，中国医师协会心血管内科医师分会肿瘤心脏病学专业委员会，等.免疫检查点抑制剂相关心肌炎监测与管理中国专家共识（2020版）[J].中国肿瘤临床，2020，47（20）：1027-1038.

[3]Bagchi S，Yuan R，EnglemanEG.Immune Checkpoint Inhibitors for the Treatment of Cancer：Clinical Impact and Mechanisms of Response and Resistance[J].Annu Rev Pathol，2021，16：223-249.

[4]Moslehi J，Lichtman AH，Sharpe AH，et al.Immune checkpoint inhibitor-associated myocarditis：manifestations and mechanisms[J].J Clin Invest，2021，131（5）：e145186.

第三章

继发性心肌疾病

病例14 嗜铬细胞瘤继发Takotsubo综合征

一、病历摘要

（一）病史简介

一般情况： 患者女性，58岁，因"乏力3天，嗜睡3小时"入院。

现病史： 患者3天前无明显诱因出现乏力、困倦，未诊治。5小时前（入院当日上午10点）至我院就诊，测体温37.4℃，无咳嗽、咳痰，无胸痛、心悸、呼吸困难。心电图示：窦性心动过速，HR 137bpm，Ⅰ、aVL ST段抬高0.15mV。胸前导联R波递增不良，3小时前（入院当日中午12点）患者逐渐出现嗜睡，呼之可应，唤醒后能够正确回答问题，无言语、肢体活动障碍，无意识丧失。复查心电图：窦性心动过速，HR 146bpm，$V_{1\sim6}$、Ⅰ、aVL导联ST段弓背向上抬高，高敏肌钙蛋白Ⅰ（TnI）14 967.2pg/ml。头颅CT未见脑出血。生化提示高血糖、高尿酸血症、低钾、高钠、肝损伤。尿酮体+。考虑急性心肌梗死，给予阿司匹林、氯吡格雷、单硝酸异山梨酯、纠酮等治疗后急诊行冠脉造影（病例14图1），结果未见明显狭窄性病变。为进一步诊治收入心内监护病房（CCU）。

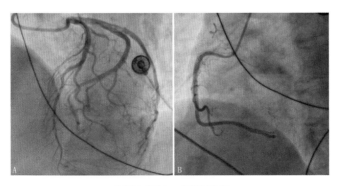

病例14图1 冠脉造影

注：A.左冠状动脉；B.右冠状动脉。

既往史： 平素未体检，否认慢性病。

个人史： 餐饮界帮厨，居住平房。否认毒物、药物接触史，否认毒虫叮咬史。自然绝经8年，育1子2女，无病理妊娠或产后大出血。子女体健。

家族史： 无殊。

（二）体格检查

体温37.8℃，脉搏136次/分，呼吸19次/分，血压115/78mmHg。嗜睡，精神差。颈静脉无怒张。双肺呼吸音清，未闻及干湿性啰音。心律齐，各瓣膜听诊区未闻及杂音。腹软，无压痛、反跳痛。双下肢无水肿。

（三）辅助检查

血常规：白细胞计数25.03×10^9/L，中性粒细胞百分比92.1%，血红蛋白191g/L，血小板计数268×10^9/L。C反应蛋白15.4mg/L，降钙素原3.42ng/ml。

B型利钠肽1364pg/ml。

凝血分析＋D二聚体：PT 10s，APTT 21.4s，FIB-C 234mg/dl，D二聚体554ng/ml。

血气分析（不吸氧）：酸碱值7.440，氧分压78.2mmHg，二氧化碳分压32.0mmHg，氧饱和度96.2%，乳酸1.8mmol/L，碳酸氢根22.2mmol/L。

尿常规：比重1.012，尿糖++++，尿蛋白++，酮体++。

生化：患者生化结果详见病例14表1，患者血钾波动趋势详见病例14图2。

超声心动图（入院当日，入CCU）：室间隔0.7cm，左室后壁0.8cm，左室舒张期末内径5.4cm，左室射血分数36%，室间隔中下段及左室心尖部运动明显减低，局部室壁几无运动，余室壁运动正常。

胸部CT平扫（入院当日，急诊）：双肺平扫未见明确异常。左肾上腺区占位（左侧肾上腺未见显示，局部可见一巨大软组织肿块，范围约8.6cm×7.3cm，密度不均匀，与胰腺、左肾关系较紧密）。

病例14表1　患者生化结果

日期	谷丙转氨酶（U/L）	葡萄糖（mmol/L）	肌酐（μmol/L）	钾（mmol/L）	钠（mmol/L）	渗透压（mmol/L）
第1天	111	25.53	140	2.81	150.4	344.35
第2天	323	16.12	74	3.85	140.1	314.02
第3天		13.92	67	2.8	141.1	309.35
第4天	1645	16.04	94	5.27	140.5	317.28
第5天	946	13.51	90	4.96	140.8	314.89

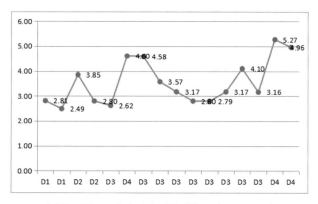

病例14图2　患者血钾监测结果（mmol/L）

肌钙蛋白I：患者肌钙蛋白I曲线详见病例14图3。

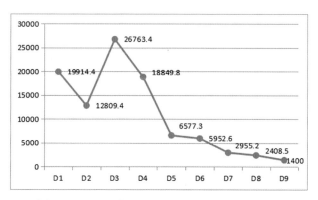

病例14图3　患者肌钙蛋白I监测结果（pg/ml）

头颅CT（入院当日，急诊）：双侧基底节区及半卵圆中心散在腔隙灶。右侧桥小脑角片状稍高密度，脑膜瘤？

心电图：见病例14图4、病例14图5、病例14图6。

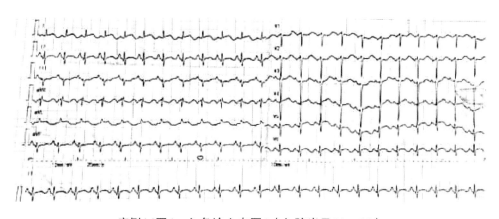

病例14图4　入急诊心电图1（入院当日11：18）

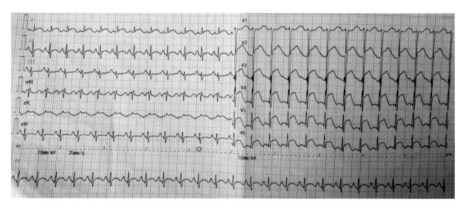

病例14图5　入急诊心电图2（入院当日12：16）

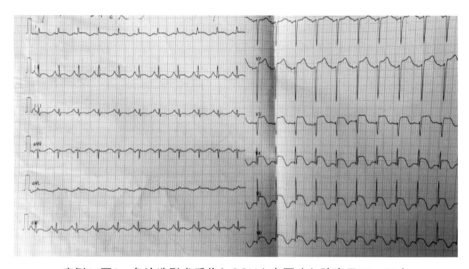

病例14图6　急诊造影术后收入CCU心电图（入院当日17：35）

二、诊治经过

患者急诊造影术后收入CCU。结合患者临床表现及辅助检查，考虑患者诊断：①心肌损伤并心功能不全原因待查，冠脉非阻塞性心肌梗死（MINOCA）？Takotsubo综合征？心肌炎？②糖尿病酮症；③糖尿病高渗综合征；④电解质紊乱、低钾血症；⑤肾上腺占位；⑥脑膜瘤不除外；⑦肝损伤；⑧肾损伤。给予患者纠酮、补钾、维系内环境稳定、扩血管、利尿、保肝等对症治疗，同时积极完善病因检查。

患者入院次日凌晨00：27突发意识丧失（病例14图7），心电监护示室性心动过速，立即予胸外按压后患者意识恢复（病例14图8、病例14图9），心电监护示窦性心动过速，心电图示Ⅰ、aVL、Ⅱ、aVF、$V_{1\sim6}$导联ST段弓背向上抬高，予利多卡因静脉推注，胺碘酮1mg/min持续泵入。01：10患者再次意识丧失，心电监护示长QT间期诱发尖端扭转性室性心动过速，再次予胸外按压，非同步电除颤，除颤后继续予胸外按压后患者意识恢复。心电监护示：心率143bpm，血压132/82mmHg。

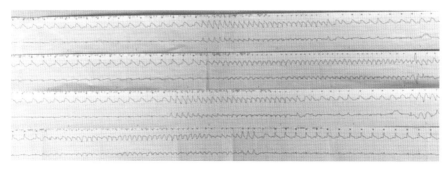

病例14图7 患者恶性室性心律失常（入院次日凌晨）

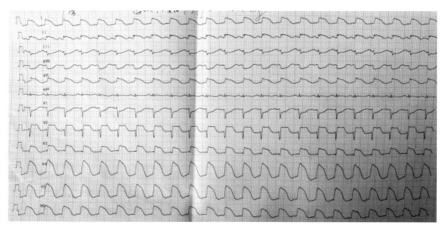

病例14图8 患者心肺复苏后意识恢复时心电图（入院次日00：29）

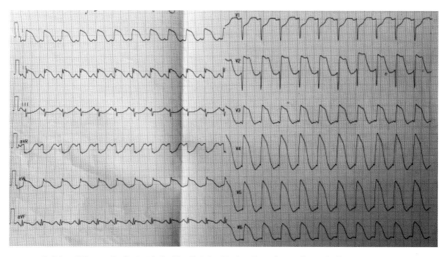

病例14图9 患者心肺复苏后意识恢复后心电图（入院次日00：56）

入院第二日中午，患者血压下降至74/48mmHg，心率100～110次/分，四肢末梢湿冷。复查床旁超声心动，可见患者心室搏动明显减弱，射血分数估算<20%。考虑患者出现血压骤然下降，急性血流动力学障碍，合并四肢末梢湿冷，休克不除外。分析休克病原因：结合临床表现，暂无失血、低容量、感染、梗阻等其他原因所致休克的证据，同时心肌损伤明确，左室收缩功能严重损减，故考虑心源性休克，立刻按照心源性休克流程处理：给予去甲肾上腺素0.2μg/（min·kg）泵入，但效果不佳，血压最低69/48mmHg，根据血压调整血管活性药物用量，并加用多巴胺泵入维持循环，至去甲肾上腺素加量至0.5μg/（min·kg），多巴胺加量到6μg/（min·kg），血压维持在122/57mmHg，HR 107bpm，但依旧嗜睡、四肢湿冷。患者突发泵衰竭，心源性休克，循环衰竭，需依靠血管活性药物维持血压，随即于当日下午给予主动脉内球囊反搏（IABP）＋体外膜肺氧和（ECMO）植入，随后患者循环逐渐趋于稳定，逐渐减停血管活性药物泵入。

稳定循环后，进一步筛查患者爆发性泵衰竭原因。结合患者冠脉造影及其他辅助检查，暂无心肌梗死及心肌炎证据，结合超声心动图典型的表现，故考虑Takotsubo综合征可能性大。同时患者合并严重内环境紊乱，糖尿病酮症、严重的难以纠正的低钾血症，胸部CT平扫发现左肾上腺区巨大占位，故高度怀疑患者Takotsubo综合征的上游病因不除外内分泌肿瘤所致。

随即安排相应辅助检查，结果回报：血儿茶酚胺及其代谢产物（入院第五日结果回报）：多巴胺995 728.15pg/ml（参考值<20pg/ml）；去甲肾上腺素4092.24pg/ml（参考值112～658pg/ml）；肾上腺素408.7pg/ml（参考值<50pg/ml）；甲氧基去甲肾上腺素8904.62pg/ml（参考值<145pg/ml）；3-甲氧基酪胺6939.93pg/ml（参考值<18.4pg/ml）；甲氧基肾上腺素1072.76pg/ml（参考值<62pg/ml）。

糖皮质激素系统：糖化血红蛋白10.3%；促肾上腺皮质激素（ACTH）及皮质醇节律消失，且ACTH和皮质醇水平均升高；24小时尿17-酮类固醇正常、24小时尿17-羟类固醇24.0mg（参考值2.0～8.0mg）、24小时尿香草扁桃酸68.1mg（参考值≤12.0mg）、24小时尿皮质醇4814.0μg（参考值58.0～403.0μg）。小剂量地塞米松抑制试验：不抑制；大剂量地塞米松抑制试验（拔除IABP及ECMO后）：不抑制，且ACTH及皮质醇水平均显著升高。

盐皮质激素系统：醛固酮/肾素正常。

性激素系统：硫酸脱氢表雄酮248.81μg/dl（参考值8.0～188.0μg/dl）；卵泡刺激素15.13U/L（参考值16.74～113.59U/L）；黄体生成素正常；雌二醇82.90pg/ml（参考值≤25pg/ml）；孕酮4.42ng/ml（参考值≤0.78ng/ml）；睾酮8.04nmol/L（参考值

≤2.60nmol/L）；泌乳素正常。

生长激素：正常。

甲状腺功能：游离甲状腺素正常；游离三碘甲状腺原氨酸2.20pmol/L（参考值3.5～6.5pmol/L）；三碘甲状腺原氨酸26.00ng/dl（参考值60～180ng/dl）；甲状腺素2.80μg/d（参考值3.2～12.6μg/d）；促甲状腺素0.022μIU/ml（参考值0.55～4.78μIU/ml）。

垂体增强核磁：垂体微腺瘤并出血不除外。

腹部增强CT（病例14图10）：左侧肾上腺区可见软组织肿块，大小约8.8cm×7.0cm，突出肾轮廓，边界清，边缘分叶，其内密度欠均，增强后明显强化，其内可见增粗血管影，肿块局部与左肾分界尚清，考虑为嗜铬细胞瘤可能性大。

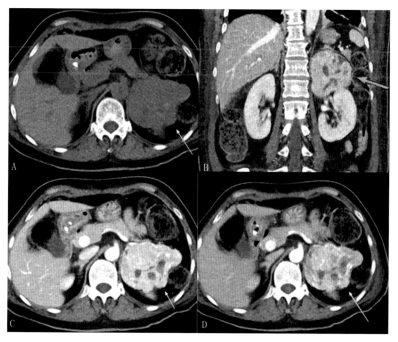

病例14图10　患者腹部增强CT

注：左侧肾上腺占位，嗜铬细胞瘤不除外。
A.平扫；B.冠状位门脉期；C.门脉期；D.动脉期。

在完善并等待内分泌相关检查结果回报时，继续给予患者心源性休克的治疗，在IABP和ECMO的支持下，患者循环稳定，植入辅助装置当日便减停全部血管活性药物，入院第3日起血压开始升高至144～181/70～77mmHg，心率维持在70～80bpm，根据血压先后加用艾司洛尔、硝酸异山梨酯及尼卡地平泵入，最终血压维持在116～140/40～80mmHg，心率维持在70～80bpm。

入院第5天，内分泌激素相关检查全部回报，结合上述异常的激素及影像学检查，于当日组织包括内分泌科、泌尿外科、心内科在内的多学科联合会诊后，考虑患者诊断为"嗜铬细胞瘤、皮质醇增多症、Takotsubo综合征、心源性休克"。给予酚妥拉明，联合艾司洛尔、硝酸异山梨酯、尼卡地平泵入。用药当日患者心率、血压产生巨大波动，根据心率、血压调整各类药物泵入，加用酚妥拉明后患者心率迅速升高，考虑抑制α阻滞剂后β受体兴奋相对增加所致心动过速，遂将艾司洛尔加量，酚妥拉明减量，但后续血压再次升高，依旧考虑α及β受体阻断不平均所致心率及血压波动，随即调整硝酸酯类药物并加用钙拮抗剂给予对症治疗。

患者症状逐渐改善，于入院第6日成功撤除ECMO、第7日成功撤除IABP。拔除IABP及ECMO后，查小剂量地塞米松抑制试验及大剂量地塞米松抑制试验，提示均不抑制，考虑皮质醇增多为异位ACTH依赖性皮质醇增多，最终修正诊断为"嗜铬细胞瘤、异位ACTH依赖性皮质醇增多症、Takutsubo综合征、心源性休克"。

继续精细调整药物治疗，至入院第12天，停用静脉艾司洛尔及酚妥拉明，改为口服酚卡明2.5mg qd、美托洛尔6.25mg tid，随后根据心率、血压滴定药物剂量，至入院第17天，酚卡明2.5mg qd及美托洛尔12.5mg tid状态下，心率维持在90～100次/分，血压维持在120～130/60～70mmHg，复查心电图，QT间期、ST-T均较前恢复（病例14图11）。复查超声心动图：心内结构、室壁运动及血流未见异常，左室射血分数60%，患者超声心动图数据详见病例14表2。再次经泌尿科会诊后建议继续药物治疗，做足术前准备，根据病情决定手术策略及时机。给予口服氯化钾缓释片0.5g tid，门冬氨酸钾镁2片 tid，酚卞明2.5mg qd，螺内酯30mg qd，美托洛尔12.5mg tid及胰岛素带药出院。出院后复查超声心动图（起病第29天）心脏功能全正常（病例14表2）。

病例14表2　患者超声心动图变化

日期	LVEDd（cm）	LVEF（%）	室壁运动	备注
第1天	5.4	36	室间隔中下段及左室心尖部运动明显减低，局部室壁几无运动，余室壁运动正常	
第3天	5.1	35	左室下部基底段运动正常，余运动弥漫性减低	
第6天	4.4	48	室间隔中下段及左室心尖段运动减低	撤 ECMO
第7天	5.1	37	室间隔中下段及左室心尖段运动减低	撤 IABP
第10天	4.8	44	室间隔中下段及左室心尖段运动减低	

续表

日期	LVEDd（cm）	LVEF（%）	室壁运动	备注
第 11 天	4.7	48	室间隔中下段及左室心尖段运动减低	
第 17 天	4.1	60	室壁运动正常	
第 29 天	4.3	54	室壁运动正常	

注：LVEDd：左室舒张末内径；LVEF：左室射血分数。

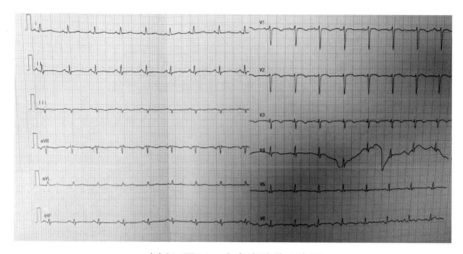

病例14图11　患者出院前心电图

患者经充分药物治疗后，心率、血压平稳，3个月后开腹行左侧肾上腺肿物切除术，术后病理证实为嗜铬细胞瘤。手术切除肿瘤后患者停用酚苄明、美托洛尔、螺内酯及补钾药物，血压维持在130～140/80～90mmHg，心率维持在90次/分左右，逐渐康复。至今术后4个月随访，病情平稳，恢复日常的生活状态。

三、病例讨论

患者中年女性，急性起病，以乏力、嗜睡为首发表现，十分缺乏特异性，急诊血液学检查提示严重内环境紊乱：低钾血症、糖尿病酮症。虽无胸闷、心悸、喘憋等心脏症状，但客观检查提示肌钙蛋白明显升高，心电图ST段抬高，超声心动提示室壁运动异常，射血分数减低，急诊冠脉造影已除外急性冠脉综合征。收入CCU后患者病情进展迅速凶险，当日便出现QT间期延长继发恶性室性心律失常，数小时后出现循环衰竭，紧急联合血管活性药物、IABP及ECMO方使患者循环趋于稳定。从入院到循环辅助装置植入仅20余小时，足见患者病情进展速度之迅速，病情十分危重凶险。在积极抢救的同时，我们亦在思考排查患者爆发性心源性休克的病因，结合急诊冠脉造影结果、病史及后续辅助检查，基本除外急性心肌梗死及心肌炎等，考虑Takotsubo综合征所致获得性长QT综合征、尖端扭转室速、心源性休克可能性大。

Takotsubo综合征，既往亦被称作"心尖气球样变综合征"、"心碎综合征"或"应激性心肌病"。1990年由日本人Sato首次报道，曾被认为是亚洲人种特有现象，但后来包括法国、美国等全球多国均有报道，逐渐引发人们重视。其发病率占所有疑诊急性ST段抬高型心肌梗死（STEMI）人群的1%～3%，占所有疑诊STEMI女性的5%～6%，占美国住院患者的0.02%，复发率为1.8%/人年。90%的患者为平均年龄67～70岁的女性，55岁以上女性发病率是55岁以下者的5倍，是男性的10倍。Takotsubo综合征往往急性起病，可表现为急性胸痛、心悸、呼吸困难、晕厥等，新发心电图改变，肌钙蛋白升高，经常酷似STEMI，但冠状动脉造影未见有意义病变。典型的超声心动可见心尖似气球样膨出、运动减弱甚至消失，基底段运动代偿增强。2018年公布的Takotsubo综合征国际专家共识对于该病的诊断标准描述为：一过性左室功能不全（运动减低、无运动、运动障碍），心尖气球样变或心室中段、基底段或局部室壁运动异常，可有右室累及；室壁运动受累的区域不能用冠脉分布解释；起病前可有躯体和（或）精神应激，但不是必须；神经系统疾病及嗜铬细胞瘤也可作为始动诱因；新出现心电图异常（ST段抬高、压低，T波倒置，QT间期延长），极少数病例可不伴心电图任何改变；多数病例心肌标志物中度升高，B型脑钠肽通常显著升高；无心肌炎证据；绝经后女性多见。本例患者为绝经后女性、急性起病、心电图异常、肌钙蛋白升高、超声心动提示射血分数下降，左室心尖部运动减低，故高度疑似Takotsubo综合征。

但追问病史，患者起病前并无躯体或精神应激因素，同时患者合并严重内环境紊乱，肾上腺区意外发现巨大肿物。专家共识曾指出，嗜铬细胞瘤可以是Takotsubo综合征的始动诱因。因此我们循迹而行，进一步完善肾上腺各类激素水平，结果发现，患者儿茶酚胺水平显著升高，此外患者还存在皮质醇增多、睾酮增多，继续先后行小剂量及大剂量地塞米松抑制试验，结果均不抑制，且ACTH及皮质醇水平显著升高，提示患者皮质醇为自主分泌，不受垂体-下丘脑-肾上腺素轴调控，且ACTH为异位分泌增多。经多学科联合会诊，最终明确为嗜铬细胞瘤，并发异位ACTH依赖性皮质醇增多症，同时嗜铬细胞瘤继发Takotsubo综合征，进而导致获得性长QT间期综合征、恶性室性心律失常以及心源性休克。

嗜铬细胞瘤是一种少见的神经内分泌肿瘤，起源于肾上腺髓质，其分泌的大量儿茶酚胺可引起患者血压升高和代谢性改变等一系列临床症候群，并造成心、脑、肾、血管等严重并发症，甚至成为患者死亡的主要原因。国外报道，嗜铬细胞瘤发病率为2~8例/百万人每年，国内尚无发病率的确切数据。嗜铬细胞瘤与起源于肾上腺以外的（常位于胸腹盆的脊椎旁交感神经链）副神经节瘤合称为嗜铬细胞瘤和副神经节瘤（PPGL）。PPGL可导致慢性的心肌损害，尸检证实PPGL患者儿茶酚胺心肌损害高达58%，但尚有极罕见人群表现为急性心肌损害，如Takotsubo综合征。PPGL所致Takotsubo综合征的患者中，64.4%为典型表现，35.6%表现不典型，中位发病年龄50岁，不典型组相对发病年龄更加年轻，女性居多。58%的患者表现为胸痛，44%的患者有呼吸困难，39.4%者合并头痛，术前死亡率6%。本例患者起病隐匿，主观症状仅为乏力、嗜睡，无任何胸闷或呼吸困难，心电图检查发现异常，进而发现肌钙蛋白、室壁运动和收缩功能均明显异常，从而检出Takotsubo综合征，且病程进展迅速凶险，经积极循环支持方转危为安。无心脏症状的隐匿起病，以及迅速进展恶化的发病速度，为确诊和救治增加了难度，幸运的是经过每个环节严密的监测及积极的处理，终将患者化险为夷。

确诊嗜铬细胞瘤后，手术切除肿瘤是治愈的基本前提，同时也是Takotsubo综合征治疗的根本。文献报道的嗜铬细胞瘤继发Takotsubo综合征患者，除死亡病例外，100%接受了嗜铬细胞瘤切除的手术治疗，其中81%的患者接收了腹腔镜手术。嗜铬细胞瘤术前准备较为特殊，2020年中国嗜铬细胞瘤和副神经节瘤诊断治疗专家共识指明，除头颈部副神经节瘤和分泌多巴胺的PPGL外，其余患者均应应用α阻滞剂做术前准备，可先用选择性α_1阻滞剂或非选择性α阻滞剂控制血压，若血压仍未控制满意，则加用钙拮抗剂。应用α阻滞剂后，若患者出现心动过速，再加用β阻滞剂。血压控制正常，无明显体位性低血压，血容量恢复，高代谢症候群及糖代谢异常改善为术前药物准备充分的标准，一般至少为2~4周，对于较难控制的高血压并严重并发症的患者，应根据病情相应延长术前准备时间。本例患者合并严重的内环境紊乱、糖代谢紊乱、心功能不全、血压波动，故术前充分调整药物3个月后行手术治疗。大多数嗜铬细胞瘤患者可通过腹腔镜手术切除肿瘤，但肿瘤直径>6cm或为侵袭性嗜铬细胞瘤，则应行开放式手术以确保肿瘤被完整切除。本例患者肿瘤巨大，故选择开放性手术切除。肿瘤切除术后，患者可停用全部影响心率、血压药物，心率、血压平稳，至今术后4个月随访，预后较好，临床根治。

本例患者起病隐匿、进展迅速凶险，以乏力、嗜睡为首发临床表现，合并爆发性心源性休克、恶性心律失常，内环境紊乱，最终证实为嗜铬细胞瘤所致Takotsubo综合征，经积极IABP、ECMO循环辅助支持度过心源性休克阶段，心功能完全恢复，经积极α及β阻滞剂及补钾治疗，充分药物准备后，切除肾上腺肿瘤，最终临床治愈。

四、病例点评

嗜铬细胞瘤虽然是一种少见的疾病，但如果临床表现典型，也很容易使医生"顺藤摸瓜"，做出正确的诊断。但该患者同时合并异位ACTH分泌增多症，并表现为糖尿病高渗综合征、电解质严重紊乱、血容量不足等复杂临床情况，掩盖了嗜铬细胞瘤本该出现的儿茶酚胺过度分泌的典型表现，直至在后来的救治过程中意外地发现肾上腺巨大占位才得以发现这个"幕后元凶"。

Takotsubo综合征的病生理机制即为儿茶酚胺的大量释放对心肌造成损伤、心功能可逆性的下降。该患者肿瘤巨大，各种儿茶酚胺类物质大量释放至血液中，远远超过精神或躯体应激对心肌的打击，加之血糖异常造成的明显内环境紊乱，造成患者心功能急剧下降，病情急骤进展，并出现心脏骤停、心源性休克等严重并发症，提醒我们对嗜铬细胞瘤诱发的Takotsubo综合征更应给予高度重视，精细调整治疗，随时做好应对恶性心律失常、心力衰竭、心源性休克等并发症，该患者及时地应用ECMO和IABP进行循环支持，为发现病因，治疗原发病提供了机会，最终使病情趋于平稳，得以手术切除肿瘤并达到临床治愈。

（病例提供：王　岚　马玉良　北京大学人民医院）

（病例点评：于　雪　北京医院）

参考文献

[1]Ghadri JR，Wittstein IS，Prasad A，et al.International Expert Consensus Document on Takotsubo Syndrome（Part I）：Clinical Characteristics，Diagnostic Criteria，and Pathophysiology[J].Eur Heart J，2018，39（22）：1-15.doi：10.1093/eurheartj/ehy076.

[2]DL enders JW，Duh QY，Eisenhofer G，et al.Pheochromocytoma and paraganglioma：an endocrime society clinical practive guideline[J].J Clin Endocrinol Metab，2014，99（6）：1915-1942.doi：10.1210/jc.2014-1498.

[3]中华医学会内分泌学分会.嗜铬细胞瘤和副神经节瘤诊断治疗专家共识（2020版）[J].中华内分泌代谢杂志，2020，36（9）：737-750.doi：10.3760/cma.j.cn311282-20200629-00482.

[4]Aw A，de Jong MC，Varghese S，et al.A systematic cohort review of pheochromocytoma-induced typical versus atypical Takotsubo cardiomyopathy[J].Int J Cardiol，2023，371：287-292.doi：10.1016/j.ijcard.2022.08.053.

病例15 脊髓空洞症合并肺动脉高压、右心衰竭

一、病历摘要

（一）病史简介

一般情况： 患者女性，55岁，主因"呼吸困难1个月，加重伴双下肢水肿3周"入院。

现病史： 患者入院前1个月出现劳力性呼吸困难、活动耐量下降，检查发现血压升高，最高血压160/90mmHg，予口服降压治疗。入院前3周呼吸困难加重，合并咳嗽、咳白痰，伴双眼睑、颜面、双下肢可凹性水肿，予抗感染治疗无好转，活动耐量进行性下降；无夜间阵发性呼吸困难、端坐呼吸，无胸痛、心悸，无腹胀、尿少，无发热、盗汗、皮疹、关节肌肉疼痛、光过敏、脱发及口腔溃疡；近1个月体重增加10kg。

既往史： 脊髓空洞症、Chiari畸形Ⅰ型（小脑扁桃体下疝）、脊柱胸段左侧弯。

个人史： 无殊。

家族史： 无殊。

（二）体格检查

体温正常，脉搏78次/分，呼吸18次/分，血压130/80mmHg，BMI 29.1kg/m²。颜面、双侧眼睑水肿，颈静脉怒张，颈后部散在毛细血管瘤，双肺呼吸音清、双下肺湿啰音，心界不大、心律齐、心音低钝、P2亢进、各瓣膜区未闻及杂音、未闻及心包摩擦音，腹平软、无压痛、移动性浊音阴性，双下肢中度可凹性水肿。

（三）辅助检查

1. 入院当日常规检查

血常规、尿常规、便常规、肝功能、肾功能未见明显异常。

心肌酶、肌钙蛋白正常，N末端利钠肽原（NT-proBNP）2748pg/ml（≤125）。

甲状腺功能、血沉正常，自身免疫抗体阴性。

D-Dimer 1.13μg/ml（参考值0~0.3μg/ml）。

未吸氧血气分析：pH 7.38、PaO_2 40mmHg、$PaCO_2$ 66mmHg、SaO_2 85%；吸氧1L/min复查血气：pH 7.36、PaO_2 94mmHg、$PaCO_2$ 67mmHg、SaO_2 94%。

心电图（病例15图1）：窦性心律，Ⅲ导联Q波形成伴T波倒置，$V_1 \sim V_3$导联T波倒置。

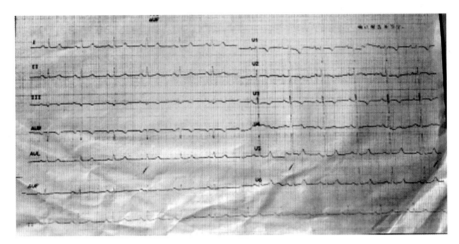

病例15图1　入院心电图

胸片：双肺纹理增多，心影增大。

超声心动图：肺动脉高压（中度，63mmHg）、三尖瓣反流（中度）、右心扩大、左房扩大、LVEF 77%、心包少量积液，下腔静脉增宽。

2．入院后第一阶段检查　结合P2亢进、D-Dimer升高、动脉血气分析示Ⅱ型呼吸衰竭，心电图示Ⅲ导联Q波形成伴T波倒置、$V_1 \sim V_3$导联T波倒置，超声心动图示中度肺动脉高压，进一步完善以下检查：

肺动脉CTPA：双肺动脉主干及分支未见确切栓塞征象；心脏增大，以右心房为主；心包积液（少量）；右侧胸腔积液少量。

肺通气灌注显像：大致正常。

双下肢血管超声：双下肢深静脉未见血栓。

肺功能：限制型通气功能障碍、弥散功能减低。

胸部CT：右侧少量胸腔积液。

3．入院后第二阶段检查　追问病史，患者诉打鼾20余年，近5个月白天头晕、思睡，进一步完善以下检查：

睡眠呼吸监测：AHI＝64.5，Lowest sleep SaO_2＝43%，最长暂停时间74.9s，监测481.0min，呼吸暂停时间为256.2min。结果提示：重度混合型睡眠呼吸暂停低通气综合征。

4．入院后第三阶段检查

纤维喉镜：左侧声带麻痹。

颈椎核磁（病例15图2）：Chiari畸形Ⅰ型、脊髓空洞。

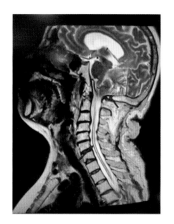

病例15图2　颈椎核磁

注：箭头所指部位即是小脑扁桃体下疝（Chiari畸形Ⅰ型）和脊髓空洞的表现。

二、诊治经过

患者有劳力性呼吸困难、体循环瘀血、P2亢进表现。化验NT-proBNP升高，胸片示心影增大，超声心动图示中度肺动脉高压，肺动脉高压及右心衰竭诊断明确。

入院后第一阶段的诊治围绕在肺动脉高压及右心衰竭病因方面。①肺栓塞：患者D-Dimer升高，动脉血气分析示Ⅱ型呼吸衰竭，心电图示Ⅲ导联Q波形成伴T波倒置、$V_1 \sim V_3$导联T波倒置，肺栓塞不能除外。但进一步完善CTPA及肺通气灌注显像未提示肺栓塞表现，下肢静脉超声无血栓表现，可除外肺栓塞导致肺动脉高压、右心衰竭；②肺部基础疾病：胸部CT示右侧少量胸腔积液，肺功能示限制型通气功能障碍、弥散功能减低，可除外肺实质性疾病如慢性阻塞性肺疾病及肺间质性病变导致肺动脉高压、右心衰竭；③自身免疫性疾病：化验血沉正常，自身免疫抗体阴性，可除外自身免疫系统疾病导致肺动脉高压、右心衰竭。

因此入院后继续追问病史，患者诉打鼾20余年，近5个月白天头晕、嗜睡。在第二阶段检查中行多导睡眠监测：呼吸暂停低通气指数（apnea-hypopnea index，AHI）=64.5次/小时、睡眠时最低外周氧饱和度为43%、最长呼吸暂停时间74.9s、呼吸暂停时间为总监测时间的53%，结果示重度混合型睡眠呼吸暂停低通气。2009年《睡眠呼吸暂停与心血管疾病专家共识》中指出，睡眠呼吸暂停与心力衰竭、肺动脉高压等心血管疾病有密切关系。因此，在本阶段基本可以锁定，患者严重的睡眠呼吸障碍是导致肺动脉高压、右心衰竭失代偿的原因。但是患者严重的睡眠呼吸障碍的病因尚不明确。

因此在第三阶段的诊治中，继续寻找患者重度混合型睡眠呼吸暂停低通气和清醒状态下高碳酸血症、肺泡低通气病因。经神经外科、呼吸科、神经科、耳鼻喉科等多学科会诊，推测脊髓空洞是该患者睡眠呼吸暂停的原因之一，进一步完善纤维喉镜示左侧声带麻痹，颈椎核磁示Chiari畸形Ⅰ型、脊髓空洞，较既往呈慢性逐渐进展。考虑患者Chiari畸形Ⅰ型、脊髓空洞导致一侧声带麻痹，混合型睡眠呼吸暂停低通气综合征和肺泡低通气综合征。一侧声带麻痹加重睡眠呼吸障碍的病情。

通过多学科联合诊疗制订下一步治疗方案：予患者睡眠时呼吸机CPAP模式治疗，托拉塞米、螺内酯、替米沙坦、比索洛尔治疗右心衰竭及控制血压。该患者颈后部多发毛细血管瘤，而行脊髓空洞症神经外科手术治疗的皮肤切口正位于此处，因而手术伤口出血风险高，术后伤口愈合困难。患者拒绝神经外科手术治疗脊髓空洞症，选择保守及对症支持治疗。

患者出院后，继续在睡眠时应用CPAP模式呼吸机治疗。1个月后即停用所有口服药物治疗。出院后3个月无呼吸困难症状，活动量与同龄人相同，无体循环瘀血表现，血压及动脉血气分析正常。患者出院半年时复查超声心动图大致正常，夜间睡眠呼吸监测SaO_2＞90%，无呼吸暂停及低通气。出院5年间随访，期间患者发生两次肺炎住院，其他情况良好。

三、病例讨论

单纯的右心衰竭较左心衰竭在临床上少见，其常见病因包括肺栓塞、慢性阻塞性肺疾病、肺间质性病变等肺源性心脏病，或冠心病、心肌炎、心肌病、心脏瓣膜疾病、先天性心脏病等心脏疾病。但本例患者经检查除外上述疾病，因此我们将目光转向少见病因，如肥胖低通气、睡眠呼吸暂停综合征等。患者BMI＜30kg/m^2、经积极利尿治疗后体重进一步下降，暂不考虑肥胖导致。通过详细询问病史发现患者可能存在睡眠呼吸障碍，进而通过检查明确存在重度混合型睡眠呼吸暂停低通气。

睡眠相关呼吸障碍包括阻塞性及中枢性睡眠呼吸暂停综合征、陈施式呼吸、肺泡低通气、肥胖低通气综合征等，多导睡眠监测提示呼吸暂停低通气指数（apnea-hypopnea index，AHI）≥5次/小时。2009年《睡眠呼吸暂停与心血管疾病专家共识》指出，睡眠呼吸暂停与高血压、冠状动脉性心脏病、心房颤动等心律失常、心源性猝死、心力衰竭、肺动脉高压等心血管疾病有密切关系。阻塞性睡眠呼吸暂停（obstructive sleep apnea，OSA）是促进、诱发、加重心力衰竭的高危因素，未治疗的OSA是心力衰竭患者病死率增加的独立危险因素，中枢性睡眠呼吸暂停（central sleep apnea，CSA）在心力衰竭患者中发生率较高，该疾病也可进一步加重心力衰竭。本例患者经多导睡眠监测提示混合型睡眠呼吸暂停低通气综合征诊断明确。患者较长时间患有睡眠障碍，未规律诊治，逐渐加重出现清醒状态下的低氧血症。在感染的诱因下出现Ⅱ型呼吸衰竭，并发肺动脉高压、右心衰竭。通过多学科会诊制订治疗方案，予持续正压通气治疗后，睡眠呼吸暂停症状改善，肺动脉压力及心功能均可以逐渐恢复正常。

但该患者睡眠呼吸暂停的病因尚不清楚。结合既往病史及多学科会诊意见，我们推测中枢神经系统畸形导致睡眠呼吸障碍。脊髓空洞症指脊髓内形成一个充满液体的、内衬胶质细胞的腔隙，约90%发生于Chiari畸形Ⅰ型，即以移位至枕骨大孔水平以下的形态异常小脑扁桃体为特征，通过脊髓核磁共振检查时发现髓内空洞以明确诊断。脊髓空洞症及Chiari畸形均可伴发各种类型睡眠相关呼吸障碍。文献报道，Chiari畸形合并脊髓空洞时睡眠呼吸暂停发生率较高，以中枢性睡眠呼吸暂停为著，并且可以非常严重，甚至出现清醒状态下的急性及慢性呼吸衰竭；有时可以合并膈肌麻痹、声带麻痹等神经系统症状；且睡眠相关呼吸障碍会加重脊髓空洞程度；也有个案报道，不合并Chiari畸形的脊髓空洞症伴发睡眠呼吸暂停。但国内国外尚无文献报道脊髓空洞症合并右心衰竭病例。而长期肺泡低通气可导致高碳酸血症，进一步可出现肺动脉高压，常以肥胖低通气综合征为著，鲜有报道仅单纯肺泡低通气导致右心衰竭。

通过本例患者的诊治，体现了问病史、查体等基本功以及多学科会诊、思维火花碰撞的重要性。掌握右心衰竭常见病因鉴别诊断的同时，呼吸睡眠障碍作为肺动脉高压右心衰竭的少见病因也应注意筛查。

四、病例点评

这是一例以右心衰竭起病在心内科首诊的病例。临床上单纯的右心衰较左心衰竭少见，其常见病因包括肺血管及肺实质病变，累及右室的心肌病、瓣膜疾病、先天性心脏病等。该患者通过化验检查除外了上述疾病导致的右心衰竭，诊断一度陷入困境，再次询问病史和完善检查，主管医师发现严重的睡眠呼吸障碍可能是患者右心衰竭的病因；经过多学科会诊，诊断罕见的Chiari畸形合并脊髓空洞是导致该患者睡眠呼吸障碍的潜在原因；积极纠正睡眠呼吸暂停综合征后，患者的肺动脉高压和右心衰竭得以缓解。本例患者的诊治过程如抽丝剥茧最终找到罪魁祸首，针对性治疗后极大地缓解了患者的心脏病变，值得我们借鉴学习。

（病例提供：周乐群 王新宇 北京大学第三医院）

（病例点评：郭潇潇 中国医学科学院北京协和医院）

参考文献

[1]睡眠呼吸暂停与心血管疾病专家共识写作组.睡眠呼吸暂停与心血管疾病专家共识[J].中华结核和呼吸杂志，2009，32（11）：812-820.

[2]Avellaneda Fernández A，Isla Guerrero A，Izquierdo Martínez M，et al.Malformations of the craniocervical junction（chiari type I and syringomyelia：classification，diagnosis and treatment）[J]. BMC Musculoskeletal Disorders，2009，10（Suppl 1）：S1.

[3]Reshma Amin PSB，Aarti Sayal，et al.The association between sleep-disordered breathing and magnetic resonance imaging findings in a pediatric cohort with Chiari 1 malformation[J].Can Respir J，2015，22（1）：31-36.

[4]Chuan Shao S-qL.Obstructive sleep apnoea associated with syringomyelia[J].76，2015，4：200-203.

病例16 难治性心力衰竭

一、病历摘要

（一）病史简介

一般情况：患者男性，63岁，因"间断喘憋、乏力半年余，加重5天"入院。

现病史：患者自半年前（2017年10月）出现活动时喘憋、乏力感，步行约500米或爬4层楼后出现，未予重视。后活动耐量明显下降，步行50米或爬1层楼即感气喘，并出现夜间不能平卧，端坐呼吸，伴双下肢水肿，遂于我院以"慢性心衰急性加重"收入院治疗（2017年12月29日）。在给予限制入量、利尿、改善心功能等对症治疗后，患者心衰症状好转出院。5天前（2018年2月），患者因腹胀、恶心、呕吐就诊于外院，因考虑"急性胃扩张"给予禁食，胃肠减压，静脉补液，补液期间憋喘症状明显加重，轻微活动后即感憋气，夜间无法平卧，伴双下肢肿胀加重。外院给予利尿等对症支持治疗后憋喘症状缓解不明显，遂再次于我院就诊并入院治疗（2018年3月2日）。近5天来，食欲差，大便次数与量减少，体重较前减轻约7.5kg。

既往史：高血压病史15年，血压最高可达170/100mmHg，平素规律口服缬沙坦80mg qd，平素血压控制于120/80mmHg，近3个月血压较前逐渐下降，近一周血压波动在90～120/60～80mmHg，自行停用缬沙坦。2型糖尿病病史15年，规律服用格列齐特30mg qd及二甲双胍500mg ACV，但未监测血糖。支气管哮喘病史13年，规律服用布地奈德喷剂2喷 bid→噻托溴铵1粒 qd。甲状腺切除术后7年，术后甲状腺功能低下，目前口服优甲乐125μg/150μg qod。对青霉素类和头孢类过敏史。

个人史： 久居美国，间断回国。

家族史： 母亲死于不明原因心力衰竭，有高血压家族史。

（二）体格检查

体温36.5℃，脉搏80次/分，呼吸20次/分，血压110/70mmHg。双肺呼吸音减低，双肺底可闻及少许湿啰音。心律齐，心界不大，二尖瓣听诊区可闻及2/6级收缩期杂音。腹软，无压痛、反跳痛，双下肢轻度水肿。

（三）辅助检查

1. 我院检查

第一次入院ECG（病例16图1）。

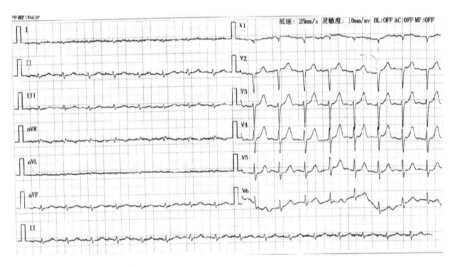

病例16图1　第一次入院ECG：肢导联低电压，$V_1 \sim V_2$ QS型。

第一次入院超声心动图检查提示：左室节段性室壁运动异常（左室下壁中下段运动减低），双房稍大（左房前后径40mm，右房横径36mm），室间隔稍厚（室间隔厚度12mm），二尖瓣反流（中度），三尖瓣反流（轻-中度），肺动脉压轻度增高（肺动脉收缩压47mmHg）、右肺动脉稍宽，左心功能减低（Simpson's射血分数39%）。

第一次入院冠脉造影：冠脉未见明显狭窄。

第一次入院实验室检查：心肌酶均在正常范围，N末端利钠肽原（NT-proBNP）

2899pg/ml。血常规：血红蛋白112g/L，小细胞低色素贫血。肝肾功能均正常。尿常规及24h尿蛋白定量：尿蛋白1.0g/L。甲状腺功能正常。

二、诊治经过

结合患者症状、体征、既往史、辅助检查，入院诊断考虑为：①慢性心力衰竭急性加重 心功能Ⅳ级（NYHA分级）；②高血压 2级 很高危；③2型糖尿病 2型糖尿病周围神经病变 2型糖尿病性视网膜病变；④甲状腺术后 继发性甲状腺功能减退；⑤支气管哮喘。

入院后一方面予以缓解心衰症状：利尿（泵入托拉塞米）；补钾（枸橼酸钾）；改善肾灌注（小剂量多巴胺）；针对胸腔积液行穿刺引流，胸水提示漏出液；下胃管，给予肠内营养支持（能全力）。在给予上述治疗后，患者喘憋症状有所改善，可半卧位，下肢水肿较前减轻。

另外，开展心衰病因筛查：患者本次入院完善ECG提示肢体导联低电压，如病例16图2所示。

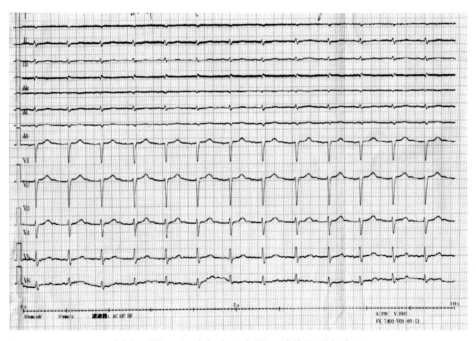

病例16图2　入院复查心电图：肢体导联低电压

患者本次入院完善超声心动图，提示心功能进一步恶化，结果如下：

左室壁运动普遍减低。

双房稍大（左房前后径41mm，右房横径46mm）。

室间隔稍厚（室间隔厚度10～12mm）。

二尖瓣反流（中度）。

三尖瓣反流（轻-中度）。

肺动脉压增高，右肺动脉稍宽（肺动脉收缩压48mmHg）。

左心功能减低（M型射血分数35%）。

心包积液（微量）（右室前壁液深约2mm，右心膈面液深约2mm）。

入院后详细问诊患者病史并查体，患者自述感觉舌体变厚、僵硬，如病例16图3所示。

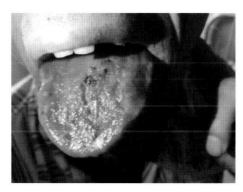

病例16图3 舌体变厚、僵硬

总结患者病例特点如下：①低射血分数的心衰，心腔增大不明显，室间隔增厚。②既往高血压病史，但发病后血压逐渐减低，呈低血压状态；③ECG提示低电压；④舌体肥大、僵硬；⑤其他脏器累及：胃肠道：胃排空障碍、不全肠梗阻；肾脏：蛋白尿。基于以上病例特征，疑诊为系统性淀粉样变性。

进一步明确诊断：

1. 再次复查超声心动图，报告结果如下：

左室壁运动普遍减低：

双房增大（左房前后径40mm×45mm×58mm，右房横径47×61mm）。

室间隔增厚（室间隔厚度13mm），左室后壁正常上限（左室后壁厚度11mm）。

二尖瓣反流（轻-中度）。

三尖瓣反流（轻度）。

左、右肺动脉稍宽（右肺动脉起始段内径22mm，右肺动脉起始段内径18mm）。

肺动脉压力增高（肺动脉收缩压48mmHg）。

左心功能减低（M型射血分数33%）、舒张功能减低Ⅱ级。

心包积液（微量）（右房顶部深约2mm）。

病因请结合临床，心肌淀粉样变待除外（左室壁心肌可见颗粒样回声）。

2. 完善舌体活检，并行刚果红染色，提示：

肉眼所见：不整形组织一块，大小1.4cm×0.8cm×0.6cm，上附黏膜面积1.4cm×0.6cm，于黏膜表面见细乳头样隆起，大小1.1cm×0.5cm×0.15cm，紧邻一侧短轴切缘，切面灰白、实性、质中，全。

病理诊断：（舌体）送检鳞状上皮黏膜显示急慢性炎症，伴鳞状上皮增生，固有层内血管增生扩张，伴出血及渗出；骨骼肌组织间及血管壁见大量粉色物质沉积，刚果红染色在偏振光下见苹果绿双折光。病变考虑为舌淀粉样变性，请结合临床综合分析。

特殊染色结果：刚果红（＋）。

3. 完善心血管增强核磁检查，结果提示（病例16图4）：

形态：双室饱满，双房稍饱满，心包积液；左侧胸腔积液。

功能：左室舒张功能减低，LVEF＝45%，EDV＝118ml，ESV＝65ml，SV＝53ml，CO＝5.81/min。

TI-mapping：前壁T1值＝1224ms，侧壁T1值＝1278ms，下壁T1值＝1302ms，室间隔T1值＝1200ms。

静息态灌注：造影剂依次通过右心、左心，心室各壁信号均匀，未见异常灌注灶。

早期延迟强化：左室各壁粉尘样延迟强化。

8min延迟强化：心内膜下可见环状延迟强化灶。

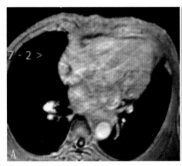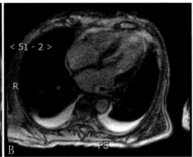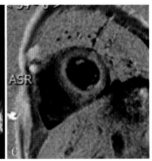

病例16图4　心血管增强MRI检查

注：A.3分钟左室心肌早期延迟强化；B.8分钟延迟强化；C.10分钟延迟强化

至此，根据超声心动图、舌体活检病理结果及心脏核磁检查结果，考虑患者心衰的病因诊断为心肌淀粉样变性。

进一步进行淀粉样蛋白的分型，常见的淀粉样变性的类型如下病例16表1所示。

病例16表1 淀粉样变性的主要类型

疾病种类	前体蛋白（淀粉样蛋白）	分布	受累组织或器官
AL 型淀粉样变性	单克隆免疫球蛋白轻链	系统性或局限性	肾、心脏、胃肠道、肝、脾、神经组织、软组织、甲状腺、肾上腺
AH 型淀粉样变性	单克隆免疫球蛋白重链	系统性或局限性	罕见，少数报道病例以肾损害为主
AA 型淀粉样变性	血清淀粉样 A 蛋白	系统性	肾、肝、胃肠道、脾、自主神经系统、甲状腺
纤维蛋白原Aα淀粉样变性（遗传性）	突变的纤维蛋白原Aα链（AFib）	系统性	肾、肝、脾、高血压常见，肾损害以肾小球为主
载脂蛋白AⅠ淀粉样变性(遗传性)	突变的载脂蛋白AⅠ	系统性	肾（间质沉积为主）、肝、心脏、皮肤、喉
载脂蛋白AⅡ淀粉样变性(遗传性)	突变的载脂蛋白AⅡ	系统性	肾（间质沉积为主）、肝、脾、肺
溶菌酶型淀粉样变性（遗传性）	突变的溶菌酶突变体（ALys）	系统性	肾、肝、脾、胃肠道、淋巴结
甲状腺激素结合蛋白淀粉样变性（遗传性）	突变的甲状腺激素结合蛋白	系统性	周围神经系统、心脏、玻璃体浑浊、肾受累不典型
芬兰裔淀粉样变性（遗传性）	突变的凝溶胶蛋白（AGel）	系统性	脑神经、角膜格子样营养不良
脑血管淀粉样变性（遗传性）	突变的胱抑素（ACys）	系统性	脑血管为主，亦可见皮肤、淋巴结、脾、睾丸、下颌下腺和肾上腺皮质
老年性系统性淀粉样变性	野生型甲状腺转运蛋白	系统性	心脏、软组织
白细胞趋化因子2淀粉样变性	白细胞趋化因子2	局限性	肾

故而，首先送检血、尿免疫固定电泳，提示：LAM型M蛋白血症，其中尿LAM轻链48.8mg/dl（参考值＜5mg/dl）。

进而评估受累范围和程度：

完善骨髓穿刺＋活检：骨髓瘤细胞16.5%；骨髓增生减低，造血容积占20%，三系均减少，髓腔内可见不成熟浆细胞明显增多，免疫组化表达CD138、CD38、CD56、LAM、CD20、CD79α，不表达KAPPA，考虑为浆细胞肿瘤，浆母细胞质细胞骨髓瘤可能性大，提示血液系统受累。

AL型淀粉样变性器官受累诊断标准，如病例16表2所示。

病例16表2　AL型淀粉样变性器官受累诊断标准

受累器官	诊断标准
肾	24h 尿蛋白定量 > 0.5g/d，以白蛋白为主
心脏	心脏超声平均心室壁厚度 > 12mm，排除其他心脏疾病；或在没有肾功能不全及心房颤动时 NT-proBNP > 332ng/L
肝	无心衰时肝上下径（肝叩诊时锁骨中线上量得的肝上界到肝下界的距离）> 15ccm，或碱性磷酸酶大鱼正常值上限的 1.5 倍
神经系统	外周神经：临床出现对称性的双下肢感觉运动神经病变 自主神经：胃排空障碍、假性梗阻、非器官性浸润导致的排泄功能紊乱
胃肠道	直接活检证实并有相关症状
肺	直接活检证实并有相关症状；影像学提示肺间质病变
软组织	舌增大、关节病变、跛行、皮肤病变、肌病（活检或假性肥大）、淋巴结、腕管综合征

注：NT-proBNP：N 端脑钠肽前体。

本患者受累系统情况：多系统受累。肾：24小时尿蛋白定量0.68g/24h。心脏：室间隔厚度 13mm NT-proBNP升高。肝：腹部CT未见肝脏增大，ALP正常。神经系统：胃排空障碍（胃扩张）。胃肠道：未行活检，CT回报肠壁水肿增厚。肺：未见肺间质病变。软组织：舌增大。最终患者修正诊断为：

1. AL型淀粉样变性。

2. 心功能不全 心功能Ⅳ级（NYHA分级）。

3. 高血压2级 很高危。

4. 2型糖尿病 糖尿病周围神经病变 糖尿病视网膜病变。

5. 不全肠梗阻。

6. 甲状腺术后 继发甲状腺功能减退。

7. 支气管哮喘。

随后对患者的预后进行了分层：根据梅奥2012年淀粉样变性危险分层：

1. NT-proBNP≥1800pg/ml计为1分，反之为0分。

2. 肌钙蛋白T≥0.025ng/ml计为1分，反之为0分。

3．轻链差值（疾病相关和无关的血轻链水平的差值，dFLC）≥180mg/L计为1分，反之为0分。

4．3个得分相加，总分0~3分对应分期为Ⅰ~Ⅳ期，中位生存时间分别为94.1、40.3、14和5.8个月。

该患者NT-proBNP为5959pg/ml，cTnT 0.065ng/ml，血清游离轻链dFLC 580.93md/L，患者AL型淀粉样变性Ⅳ期诊断明确。

后续治疗方案：

1．原发病治疗　硼替佐米联合地塞米松化疗、CD38单抗。

2．心衰治疗　ACEI、β受体阻滞剂不适合此类患者，以利尿为主。

3．地高辛　慎用，因其易与淀粉样物质结合导致体内蓄积和中毒。

4．此类患者应评估出血风险后，给予抗凝。

5．目前来说，ICD指征不足。

随访：自发病起存活10个月（2017年10月—2018年8月），死于心力衰竭。

三、病例讨论

1．在没有影像学提示的情况下，哪些病理特征有助于临床医师警惕这类心肌淀粉样变性疾病的可能？

对于这类不明原因的射血分数减低的心衰，血压呈进行性下降，尤其是ECG提示低电压表现的患者，要高度警惕心肌淀粉样变性的可能。

2．本例患者早期2次超声心动图检查没有给出心肌淀粉样变性的提示，与患者预后的关系？

在疾病的早期，超声心动图的表现可不典型，但如果如本患者后续超声心动图已经出现了典型的大面积的心肌颗粒样增强光点，往往提示患者病情已进展到疾病中晚期阶段，预后较差，这一点与心血管MRI上也是一致的，如果MRI已经表现出来典型的烟雾征、斑马征，往往提示心肌受累严重，预后较差。从这一角度进而说明提高临床医师和超声医师对心肌淀粉样变性的警惕性，结合临床症状、心电图表现，能够对疾病做出早期诊断，对于改善患者预后尤为重要。

3．心肌活检是否适合在心肌淀粉样变性的患者中使用？

淀粉样变性的确诊依赖于病理，但由于正常心肌组织被异常沉积的淀粉样物质取代后，在受到心肌活检损伤后极易出现操作相关穿孔，外院的经验也提示有心肌淀粉样变性患者因心肌活检而出现穿孔并发症，故目前的指南已不推荐首选进行心肌活检检查，而是选择脂肪、舌体等创伤小、风险小的部位进行活检病理。

四、病例点评

进行性的心力衰竭除积极去除诱因和对症治疗外，要尽可能对因治疗。有动脉粥样硬化危险因素和心电图动态变化者明确有无心肌缺血因素；瓣膜病所致心力衰竭在失代偿期不能耐受外科手术时要考虑经导管主动脉瓣置换术、经皮二尖瓣钳夹术等；一部分特殊的心肌病可能会有相对应的特异性治疗，如Fabry病、心肌淀粉样变等，故其早期识别极其重要。

淀粉样变性是一种细胞外淀粉样物质沉积于血管壁及组织中的多系统疾病，可分为原发性、继发性和遗传性，也可按局部性或系统性分类。近年来随着对该病的认识深入、心肌核磁、组织病理学等诊断手段的应用，淀粉样变性心肌病并不鲜见。对于临床上表现为进行性难治性心力衰竭或不明原因的多浆膜腔积液、左心室肥大伴心电图低电压、左心室壁均匀肥厚伴室壁弥漫性运动减低的患者，尤其是合并其他系统受累表现时，要积极排查心肌淀粉样变。心电图低电压或类梗死样表现而冠状动脉未见显著狭窄；超声心动图有心肌回声增强、呈颗粒样闪光点回声，尤其是合并心房增厚；没有肾脏病史，又难以用心力衰竭的血流动力学改变解释的蛋白尿；舌体宽大肥厚等都是心肌淀粉样变的常见线索。

（病例提供：董　哲　中日友好医院）

（病例点评：李　静　首都医科大学宣武医院）

参考文献

[1]Kumar Shaji K，Callander Natalie S，Kehinde A，et al.Systemic Light Chain Amyloidosis，Version 2.2023，NCCN Clinical Practice Guidelines in Oncology[J].J Natl ComprCancNetw，2023，21（1）：67-81.

[2]Kittleson MM，Maurer MS，Ambardekar AV，et al.Cardiac Amyloidosis：Evolving Diagnosis and Management：A Scientific Statement From the American Heart Association[J].Circulation，2020，142（1）：e7-e22.

[3]Bistola V，Parissis J，Foukarakis E，et al.Practical recommendations for the diagnosis and management of transthyretin cardiac amyloidosis[J].Heart Fail Rev，2021，26（4）：861-879.

[4]中国系统性轻链型淀粉样变性协作组，国家肾脏疾病临床医学研究中心，国家血液系统疾病临床医学研究中心.系统性轻链型淀粉样变性诊断和治疗指南（2021年修订）[J].中华医学杂志，2021，101（22）：1646-1656.

病例17　嗜酸性粒细胞性心肌炎

一、病历摘要

（一）病史简介

一般情况：患者男性，62岁，因"间断心前区疼痛伴憋气2年，再发1个月，加重2天"入院。

现病史：患者2年前无明显诱因间断出现心前区针扎样疼痛，伴憋气，数月发生1次，每次持续10余分钟，服用中药（具体不详）后症状好转。1个月前，患者着凉后出现咳嗽、咳痰，于朝阳医院呼吸内科住院，期间再次出现心前区疼痛，性质同前，程度剧烈伴出汗，症状持续不缓解，心电图提示前壁导联ST段抬高，cTnI 0.57ng/ml，考虑"急性心肌梗死"。行急诊冠脉造影：LAD p–m编织样改变，狭窄达90%，于LAD近至中段行药物球囊扩张术，患者症状缓解，出院后规律应用冠心病二级预防治疗。2天前患者无明显诱因再次出现胸骨后疼痛，性质同前，服用速效救心丸后症状持续不缓解，就诊于我院急诊，心电图示窦性心律，$V_1 \sim V_3$ QS型，$V_4 \sim V_6$导联ST段压低，cTnI 10.03ng/ml，考虑"急性心肌梗死"，予抗血小板、扩冠治疗后症状缓解，后收入监护病房。患者此次发病以来，精神状态一般，乏力，食欲减退，腹胀，体重下降5kg。

既往史：高血压病史10余年，血压最高150/95mmHg，规律口服硝苯地平控释片降压治疗，血压控制在120/80mmHg左右。过敏性鼻炎病史30余年，未治疗。慢性咳嗽10余年，未规律诊治。诊断支气管哮喘1个月余，使用布地奈德福莫特罗吸入治疗。下肢动脉粥样硬化闭塞症3年，行左股动脉支架置入术治疗。

个人史：焦化厂退休工人，长期煤焦油接触史。家中饲养2只猫。吸烟30年，平均40支/日，未戒烟。饮酒20年，以白酒为主，平均200g/日，戒酒8年。

家族史：无殊。

（二）体格检查

体温36.1℃，脉搏116bpm，呼吸23次/分，血压115/83mmHg。神志清，双肺呼吸音粗，双下肺可闻及少许湿啰音，未闻及干鸣音及胸膜摩擦音。心率116bpm，心律齐，各瓣膜区未闻及病理性杂音，无心包摩擦音。腹软，无压痛、反跳痛、肌紧张，肝脾未触及肿大。双下肢无水肿。

（三）辅助检查

急诊实验室检查（2022年5月26日）：

血常规：白细胞26.02×10^9/L，中性粒细胞% 78.7%，淋巴细胞% 7%，嗜酸性粒细胞（EOS）% 11.2%，血红蛋白122g/L，血小板219×10^9/L。

血生化：低密度脂蛋白胆固醇2.39mmol/L，三酰甘油0.57mmol/L，谷草转氨酶25U/L，谷丙转氨酶13U/L，肌酐83.3mmol/L，K 3.5mmol/L，Na 142.2mmol/L。

肌钙蛋白I（cTnI）（5月26日）：5.11ng/ml；（5月27日）：10.03ng/ml。

B型利钠肽（BNP）404pg/ml。

急诊心电图（2022年5月26日）：ECG：窦性心律，III、a$\bar{V}$F、$V_1 \sim V_3$ QS型，I、aVL、$V_4 \sim V_5$ ST段压低，T波双向、倒置（病例17图1）。

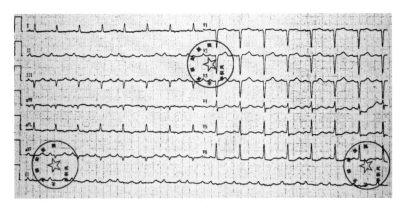

病例17图1　急诊心电图

急诊胸部CT：双肺慢性支气管炎、细支气管炎改变，双肺肺气肿、肺大疱；双肺斑片影，考虑炎症，较2022年5月5日CT左上肺有所吸收，双下肺为新发病变；双肺轻度间质性改变；左侧少量胸腔积液（病例17图2）。

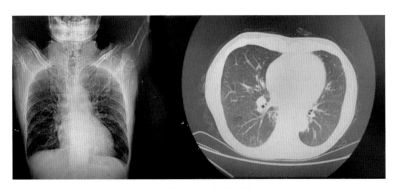

病例17图2　急诊胸部CT

二、诊治经过

结合患者症状、体征、辅助检查，入院诊断为：①急性非ST段抬高型心肌梗死，冠状动脉粥样硬化性心脏病，Killip Ⅱ级，陈旧性心肌梗死，冠状动脉药物球囊扩张术后状态；②高血压1级，极高危组；③高脂血症；④支气管哮喘伴感染；⑤过敏性鼻炎；⑥肢体动脉硬化；⑦周围血管支架植入术后状态；⑧轻度贫血。

入院后治疗上：①心脏方面：阿司匹林、氯吡格雷、那屈肝素0.4ml qd三联抗栓，沙库巴曲缬沙坦50mg bid，伊伐布雷定5mg bid→7.5mg bid控制心率，阿托伐他汀＋依折麦布降脂、稳定斑块，尼可地尔5mg tid改善心肌微循环，硝酸异山梨酯扩冠，择期完善心脏超声和冠状动脉造影；②呼吸方面：布地奈德福莫特罗吸入、先后应用头孢西汀、头孢哌酮舒巴坦钠抗感染治疗。

患者入院后完善床旁心脏彩超（2022年5月27日），提示左室射血分数（LVEF）46%，舒张末内径52mm；收缩末内径35mm，室间隔厚度9mm，后壁厚度9mm，左房增大42/40/54mm，室间隔中间—心尖段、左室下壁、后壁基底段运动幅度减低。完善冠状动脉造影（2022年6月1日）提示冠心病，单支病变，前降支近中段药物球囊扩张处通畅，故团队成员重新回顾患者病史及回顾患者既往在我院心脏彩超报告，结果如下（病例17表1）。入院后监测血压、心率、AST、ALT、cTNI、BNP等指标变化，结果如下（病例17表2）。

病例17表1　患者既往在我院心脏彩超报告

时间	左室舒末径（mm）	左室收末径（mm）	室间隔厚度（mm）	后壁厚度（mm）	左心房（mm）前后径/左右径/上下径	左室射血分数(%)
2022年4月21日	45	31	9	8	31/34/43	61
2022年5月27日	52	35	9	9	42/40/54	46
2022年5月30日	57	45	10	10	41/46/50	48
2022年6月2日	59	43	11	11	35/47/53	39

病例17表2　患者入院后生命体征和相关化验指标变化

	5月26日	5月27日	5月28日	5月29日	5月30日	5月31日	6月1日	6月2日
血压（mmHg）			109/69	112/74	112/74	100/64	119/79	95/52
心率（次/分）		116	81	79	77	93	82	75
AST（U/L）	25		30	24	19	33	32	33

续表

	5月26日	5月27日	5月28日	5月29日	5月30日	5月31日	6月1日	6月2日
ALT（U/L）	13		21	15	14	24	28	32
TnI（ng/ml）	5.11	10.03	6.32	5.36	4.56	4.18	3.92	2.60
BNP（ng/ml）		442	488	547	669	513	618	374

患者冠状动脉造影提示前降支药物球囊扩张处通畅，NSTEMI无法解释患者症状以及cTnI升高，故考虑存在其他病因导致患者cTnI升高，同时造成EF值下降。分析患者可能存在的病因：①心脏方面：是否存在心肌炎可能；②血液系统方面：是否存在心肌淀粉样变性；③自身免疫方面：是否存在系统性红斑狼疮和类风湿性关节炎；④肿瘤方面：是否存在肿瘤相关心脏损害；⑤感染及其他方面：是否存在脓毒性心肌病、药物毒物心肌损害。

为了明确诊断，我们进一步完善相关检验检查。①心脏方面：行心血管核磁明确心肌情况；②血液：完善白细胞手工分型；③肿瘤：完善肿瘤标志物；④免疫：自身抗体十二项阴性，ANA阴性，体液免疫阴性，RF101U/L；⑤感染：PCT、痰培养、G试验、GM试验、肺炎支原体衣原体、柯萨奇、呼吸道合胞病毒、鼻病毒、EB、巨细胞、腺病毒、偏肺病毒均阴性；变态反应：过敏原IgE阴性。

入院后监测WBC、N%、EO%、EOS、HGB、PLT、ESR、CRP、PCT等炎症相关指标的动态变化，结果如下（病例17表3），提示患者EOS水平明显升高。进一步回顾患者1个月前呼吸科病史，患者因发热伴咳嗽咳痰1个月余，加重伴喘息3周，应用甲强龙40mg/d对症平喘治疗症状不缓解，加用甲强龙80mg/d后症状缓解，同时行肺功能及气道激发实验诊断支气管哮喘，回顾患者呼吸科入院WBC、N%、EO%、EO#、ESR、CRP等指标动态变化，结果如下（病例17表4），同样存在EOS升高。该患者EOS增多，不除外EOS肺浸润，嗜酸性粒细胞肉芽肿性血管炎可能。结合患者呼吸科既往病史提示，同时患者此次胸痛再发，心功能不全短期之内进行性加重，cTnI升高，同时伴有EOS明显升高，不除外嗜酸性粒细胞性心肌炎可能，故考虑进一步完善心血管核磁，心内膜活检明确诊断。

病例17表3　患者入院后血常规、ESR、CRP和PCT动态变化

	5月26日	5月27日	5月28日	5月29日	5月30日	5月31日	6月1日	6月2日
WBC（×10⁹/L）	26.02	21.83	21.52	19.71	20.38	21.18	22.92	19.28
N%	78.7	78.0	79.0	16.4	78.5	77.3	78.8	78.8

续表

	5月26日	5月27日	5月28日	5月29日	5月30日	5月31日	6月1日	6月2日
EO%	11.2	10.7	9.0	71.5	10.6	10	8.5	9.9
EO#	2.92	2.33	1.93	14.10	2.16	2.12	1.95	1.90
HGB（g/L）	122	105	110	106	106	114	116	124
PLT（$\times 10^9$/L）	219	203	214	204	191	217	264	269
ESR（mm/h）			42				57	
CRP（mg/L）			3.41					
PCT（ng/ml）			< 0.05			< 0.05		

病例17表4　患者既往血常规、ESR、CRP动态变化

	4月22日	4月26日	4月29日	5月2日	5月6日
WBC	6.77	7.08	9.32	8.95	5.39
N%	77.5	84.2	70.9	60.5	45.3
EO%	0.4	0	1.0	17	26.9
EO#（$\times 10^9$/L）	0.03	0	0.09	1.52	1.45
ESR（mm/h）	10				
CRP（mg/L）				22.03	

　　患者完善心血管核磁（2022年6月7日）结果示，左心室中层及心内膜下散在延迟强化，符合炎性心肌病，左心室中段、心尖部间隔壁陈旧性心肌梗死改变、双侧心室功能减低。心血管核磁结果如病例17图3、病例17图4所示。

　　完善血液科会诊，诊断为嗜酸性粒细胞增多症，心肌炎？肺炎。建议：①EOS增多波动较大，建议复查手工分类；②患者目前EOS增多，肺部改变、心脏表现不除外EOS浸润所致，可予H_1受体阻滞剂及小剂量糖皮质激素；③完善BCR/ABL/PDGFR基因检测除外血液系统疾病。我们进一步完善白细胞手工分类，提示EO%达10%。

　　根据上述检验及检查结果，我们更正了诊断，考虑患者为嗜酸性粒细胞性心肌炎，进一步调整了治疗方案，甲强龙40mg ivgtt静脉滴注3天（6月7日至6月9日），后改为泼尼松25mg qd口服1周，后出院减量至20mg qd维持治疗，曲美他嗪20mg tid，伊伐布雷定5mg bid控制心率，尼可地尔5mg tid改善心肌微循环，阿托伐他汀＋依折麦布降脂、稳定斑块。后患者症状缓解，应用激素3日后患者EOS已恢复至正常水平，且LVEF也有明显提升，考虑激素治疗有效，进一步支持嗜酸性粒细胞性心肌炎的诊断。该患者于2022年6月16日出院，一直于我院门诊随访，目前甲强龙已减量至10mg/d

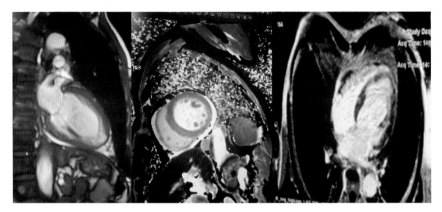

病例17图3　心脏核磁

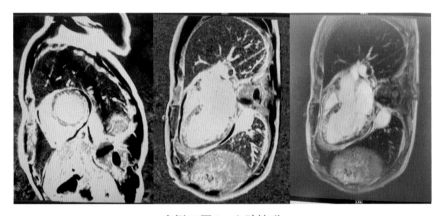

病例17图4　心脏核磁

维持治疗，未再有胸痛、喘憋症状加重，监测EOS在正常范围内。本例较为遗憾的是，患者因费用原因及手术风险问题，并未在住院期间完善心内膜活检，故该病例缺乏病理诊断依据。但其从临床病程发展、实验室及影像学检查、治疗效果方面已高度支持嗜酸性粒细胞性心肌炎的诊断。

三、病例讨论

患者中老年男性，急性进展病程，既往有陈旧性心肌梗死，冠状动脉药物球囊扩张术后病史，入院胸痛再发，结合心电图及心肌损伤标志物升高，初步考虑主要诊断为NSTEMI，但后续完善冠状动脉造影血管未见明显狭窄，且患者住院期间应用抗缺血治疗，效果不佳，非但症状无缓解，反而射血分数进行性下降，心脏进行性扩大，同时室壁进行性肥厚，故患者诊断存在疑惑，重新梳理患者病史，我们发现，患者既往有过敏性鼻炎，支气管哮喘病史，在我院呼吸科就诊期间，就存在EOS明显增高，此次住院期间，再次出现EOS升高，且其升高的程度与患者心功能恶化的时间和程度明显相关，故我们考虑到嗜酸性粒细胞性心肌炎诊断。通过白细胞手工分类、心脏核磁等检查，进一步支持嗜酸性粒细胞性心肌炎诊断。此外，该患者血象EO%＞10%，既往有支气管哮喘，结合肺部CT表现，我们也进一步考虑到了嗜酸性肉芽肿血管炎（EGPA）的诊断。

嗜酸性粒细胞性心肌炎（EM），是一种相对罕见的心肌疾病，是由EOS浸润和破坏活动引起的心肌炎症，可以表现为胸痛、急性心力衰竭、心律失常、附壁血栓等。该病的死亡率较高，尤其会出现爆发性心肌炎，预后不佳。EM的病因不明，目前未知的病因占比36%，超敏反应占34%，EGPA占比达13%。EOS对于心肌组织损伤是通过释放嗜酸性颗粒物质介导的，这些颗粒物质可严重损害血管内皮细胞，激活血小板、诱发血栓形成，同时还能对心肌组织在内的多种器官产生直接损伤，导致心肌纤维化等改变。

EM的病理过程主要分为三个阶段：

第一阶段：急性坏死期。为EM的早期阶段，表现为EOS进入组织释放颗粒蛋白后导致心肌细胞的直接坏死。

第二阶段：为血栓形成阶段。EOS释放颗粒蛋白影响凝血复合物功能，从而促进血栓形成。

第三阶段：为晚期纤维化阶段。EOS促进成纤维细胞活化、增殖，形成纤维化瘢痕，导致限制性心肌病及瓣膜功能障碍。

本例患者EM程度尚处于早期阶段，故早期诊断及及时治疗能够大大提高治疗有效率，从而改善患者临床预后。在诊断方面，EOS计数及心肌损伤标志物同时升高，应高度怀疑可能存在EM。炎症指标及心电图改变也可成为佐证EM的依据，但两者的诊断特异性不高，需结合多种检查手段综合分析。超声心动图是诊断EM非常有用的检查手段，它一方面可以评估心脏结构、功能及室壁厚度；另一方面也可排除多种器质性心脏疾病，为诊断EM不可或缺的检查手段。而目前心脏磁共振是非侵入性诊断心肌炎的金标准。而EM与其他心肌炎不同的特点是它往往是心内膜下片状或弥漫性的晚期增强，且这种增强并不局限于冠脉所支配的范围。本例患者的核磁共振表现就十分符合EM的影像学特点，故我们通过多种无创诊断方法基本可诊断EM。当然，诊断EM的金标准当属心内膜下活检（EMB），在病理上会表现为弥漫性的心肌坏死，伴广泛心肌间质EOS浸润及心肌间质纤维化等。EMB属于有创检查，操作起来有一定风险，且由于取样误差，也可能出现阴性的活检结果。本例较为遗憾的是，患者因费用原因及手术风险问题，并未在住院期间完善心内膜活检，故该病例缺乏病理诊断依据。但其从临床病程发展、实验室及影像学检查、治疗效果方面已高度支持嗜酸性粒细胞性心肌炎的诊断。在治疗方面，EM患者需要根据其潜在病因进行特异性的治疗，其中激素及免疫抑制剂是大多数EM患者最主要的治疗手段。激素作为一线用药，建议每日1mg/kg泼尼松进行治疗，并缓慢减量。如果病情反弹，可联合免疫抑制剂如环磷酰胺或硫唑嘌呤进行治疗，本例患者在应用激素治疗后，喘憋症状明显改善，且EOS及BNP水平显著下降，疗效立竿见影，也进一步支持EM诊断。

当然，本例患者我们也怀疑是否可诊断EGPA。EGPA通常可累及鼻窦、肺、皮肤、神经系统、心脏、胃肠道、肾脏等多个脏器，其中绝大多数患者存在支气管哮喘和变应性鼻炎。ANCA介导EGPA以肾脏受累为主，EOS浸润介导的EGPA以肺部受累为主，心脏受累、胸腔积液和发热的发生率更高。EGPA分期主要包括前驱期，组织EOS浸润和血管炎。肺CT广泛支气管增厚、斑片状磨玻璃影和肺纹理增粗。组织病理学检查嗜酸性肉芽肿性和坏死性病变。1990年美国风湿学会EGPA诊断标准包括：①支气管哮喘；②外周血EOS增多；③单发或多发神经病变；④肺非固定性浸润影；⑤鼻窦病变；⑥活检提示血管外EOS浸润。满足4~6条即可诊断。依据诊断标准，本例患者已满足1、2、4条，完善鼻窦CT检查，并未发现鼻窦病理性异常，完善神经功能检查亦无单发或多发神经病变，目前尚无法诊断EGPA。当然EM及EGPA的治疗方案相同，并不影响患者的治疗。

四、病例点评

除了最常见的导致血清心肌标志物升高的心肌梗死，心脏其他疾病（最常见心肌炎）、血液系统（心肌淀粉样变）、自身免疫（系统性红斑狼疮和类风湿性关节炎）、肿瘤心脏损害、感染方面（脓毒性心肌炎和毒物药物心肌损害）等病因均可诱发心肌标志物异常。本病例的诊治过程中，首先按多发病、常见病"急性心肌梗死"入手，早期积极地冠状动脉影像学检查是及时转换诊断方向的关键环节。在发现"心肌梗死"难以解释病情时，临床思维没有局限在"一元论"中，及时关注到"EOS增多"加"呼吸系统疾病"的线索，加上有针对性的心脏核磁检查和激素诊断性治疗，进一步支持了最终诊断。心脏影像学在辅助诊断中发挥着重要作用，虽然心肌活检仍是诊断金标准，但是在临床应用中，由于设备与技术水平等条件的限制，心脏疑难病例诊断往往仍需依靠临床检验及心脏影像辅助诊断。在难以实现心内膜心肌活检时，相对成熟、简单的浅表组织如皮肤、脂肪、舌、涎腺、骨髓、直肠黏膜等活检有时也可起到确诊的效果。

从该病例中，我们可以看出疑难病例诊断过程中深度挖掘既往病史对诊断重要作用，熟练掌握多学科知识的重要性，一旦有系统性疾病的表现和临床线索时，就要开拓思路，及时启动多学科会诊。

（病例提供：王　欣　檀亚航　首都医科大学附属北京朝阳医院）

（病例点评：李　静　首都医科大学宣武医院）

参考文献

[1]Cheung CC，Constantine M，Ahmadi A，et al.Eosinophilic myocarditis[J].Am J Med Sci，2017，354（5）：486-492.

[2]Brambatti M，Matassini MV，Adler ED，et al.Eosinophilic Myocarditis：Characteristics，Treatment，and Outcomes[J].J Am Coll Cardiol，2017，70（19）：2363-2375.

[3]王燕，程丽君，叶岚.嗜酸性粒细胞性心肌炎研究进展[J].疑难病杂志，2019，18（4）：415-423.

病例18　心脏结节病

一、病历摘要

（一）病史简介

一般情况：患者女性，53岁，因"反复胸痛、气短5年余，加重1个月余"入院。

现病史：患者自5年前始（2013年3月）出现情绪激动或快走100米后气短，偶伴胸痛、后背部疼痛，休息或自服硝酸甘油0.5mg数秒后即可缓解，2014年7月就诊外院，完善冠脉造影示：前降支近段30%狭窄，远段100%闭塞，回旋支未见狭窄，右冠近段30%局限性狭窄。心肌核素示负荷/静息态心肌灌注显像：左室心肌未见心肌缺血征象，左室腔扩大，左室心尖、下壁运动减低。动态心电图示：窦性心律，频发室早。出院后服用阿司匹林0.1g qd、氯吡格雷75mg qd（半年后停药），阿托伐他汀20mg qn、缬沙坦80mg qd等冠心病二级预防药物，患者症状较前无减轻，仍在上述情况下反复发生。2018年4月患者出现胸骨后疼痛，伴气短加重，多与情绪激动相关，自服硝酸甘油1min左右胸痛缓解，气短症状不能完全缓解。2018年5月8日就诊外院，完善超声心动图检查：EF 40%，节段性室壁运动异常，左室收缩功能减低。Holter示：窦性心律，频发室早（二联律、三联律、成对），短阵室速。动态血压监测示：全天平均116/69mmHg，白天平均116/69mmHg，夜间平均116/71mmHg。完善冠状CTA示：左前降支粥样硬化，管腔未见狭窄，主动脉硬化。胸部增强CT示：纵隔及双侧肺门肿大淋巴结，伴双肺多发结节，结节病？双肺条片影，陈旧性病变不除外。为明确病因收入院。双手出现游走性皮疹10余年，无光过敏、脱发、关节痛、反复口腔溃疡、外阴溃疡、视力下降等表现。起病5年以来，精神、食欲、睡眠可，二便正常。体重较前无明显变化。

既往史：2型糖尿病5年余，长期口服二甲双胍、阿卡波糖治疗，血糖控制不详。否认高血压等慢性病史，否认肝炎、结核、伤寒、疟疾等传染病史，否认重大手术、外伤及输血史，对海鲜过敏，否认药物过敏史。

个人史：不嗜烟酒，绝经8年。

家族史：父亲50+岁确诊冠心病。

（二）体格检查

体温36.2℃，脉搏68次/分，呼吸17次/分，血压125/83mmHg。发育正常，营养良好，神志清晰，自主体位，双上臂触及较多皮下结节，最大者直径约2cm，无粘连，可推动，右手背可见局部皮疹，伴瘙痒、脱皮，突出于皮面，压之可褪色（病例18图1）。全身皮肤黏膜未见黄染、出血点、破溃。全身浅表淋巴结未触及肿大。巩膜无黄染，口腔黏膜无溃疡、白斑，舌体无胖大，颈静脉无怒张，气管居中，双侧甲状腺无肿大，双侧颈部未闻及血管性杂音。胸廓正常，双肺呼吸运动对称，双侧语颤对称，无胸膜摩擦感，双肺呼吸音清，未闻及干湿啰音及胸膜摩擦音，心界正常。心率68次/分，心律齐，各瓣膜听诊区未闻及病理性杂音。周围血管征（-）。腹软，无压痛，肝脾肋下、剑突下未及，四肢关节活动正常，双下肢无水肿，双足背动脉搏动正常。双侧膝反射对称存在，双侧Babinski征、脑膜刺激征（-）。

（三）辅助检查

1. 外院主要检查

超声心动图：节段性室壁运动异常，左室收缩功能减低，EF 40%。

Holter：窦性心律，频发室早（二联律、三联律、成对），短阵室速（病例18图2）。

动态血压监测示：全天平均116/69mmHg，白天平均116/69mmHg，夜间平均116/71mmHg。

冠状动脉CTA：左前降支粥样硬化，管腔未见狭窄，主动脉硬化。

胸部增强CT：纵隔及双侧肺门肿大淋巴结，伴双肺多发结节，结节病？双肺条片影，陈旧性病变不除外（病例18图3）。

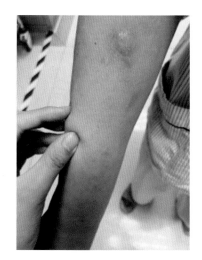

病例18图1　患者右上臂皮疹并可触及皮下结节

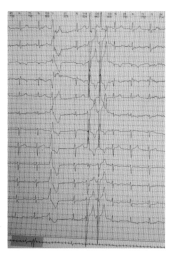

病例18图2　患者Holter：频发室性早搏（右）

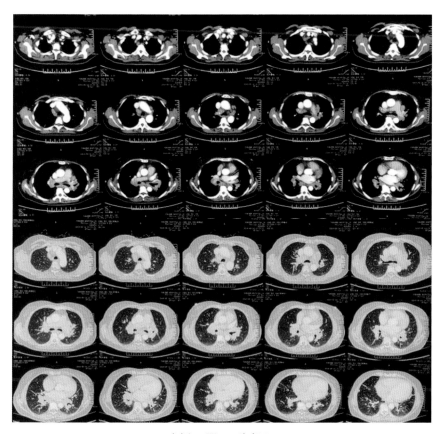

病例18图3　胸部CT

注：纵隔及双侧肺门肿大淋巴结，伴双肺多发结节，结节病？双肺条片影，陈旧性病变不除外。

2. 入院后完善检查　血常规：血小板206×10⁹/L，白细胞4.55×10⁹/L，中性粒细胞% 42.6%，血红蛋白131g/L；凝血：PT 11.8s，APTT 26.4s，D-Dimer 0.20mg/L；生化：谷丙转氨酶39U/L，K 4.1mmol/L，白蛋白46g/L，谷氨酰转肽酶52U/L，尿酸374μmol/L，K 3.7mmol/L，低密度脂蛋白胆固醇1.62mmol/L，肌酐67μmol/L；肌钙蛋白I（cTnI）0.311μg/L，N末端利钠肽原（NT-proBNP）69pg/ml。炎症及免疫指标：血沉27mm/h；补体2项＋免疫球蛋白：IgG 21.87g/L（正常范围7~16.6g/L），余（-）；抗ENA（4+7）、ANA（18项）、ANCA（3项）：阴性；血清IgG4（-）；肿瘤标志物、糖化血红蛋白、甲功（-）；尿常规＋沉渣：PH 8.5，蛋白TRACE，尿胆原33μmol/L；便常规（-）；血清血管紧张素转换酶（ACE）25U/L。2018年5月30日局麻下行冠脉造影：冠状动脉粥样硬化性心脏病，单支病变（累及LAD），左前降支中段完全闭塞（病例18图4）。Echo：节段性室壁运动异常（左室下壁、后壁、侧壁），双房及左室增大，LVEDD 61mm，LVEF 42%，左室舒张功能减低。心肌灌注MRI：左心室增大；左室收缩功能减低，LVEF＝39.1%；室间隔基底段/中间段增厚；后室间隔中间段心肌斑片状延迟强化；双肺门、纵隔多发肿大淋巴结可能；考虑结节病伴心肌局部受累可能（病例18图5）。躯干PET-CT：双肺门及纵隔多发代谢增高淋巴结（SUVmax 1.8~8.9），双侧对称，双肺多发结节（大者1.0cm），部分代谢少增高（SUVmax 1.8），肝门区代谢增高淋巴结。皮疹方面，请皮肤科会诊考虑湿疹。肺部病变请呼吸科会诊：患者目前考虑结节病可能，明确诊断需要病理支持，有支气管镜检查指征。停用阿司匹林1周后于局麻下行支气管镜检查，内镜下见左固有上叶、下叶背段散在炭末沉积，左固有上叶后段闭塞，形成隐窝。右上叶开口可见一个结节样隆起，活检后出血量较大。右中叶灌入100ml、回收60ml，送检

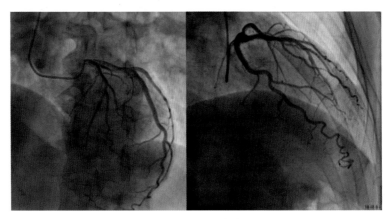

病例18图4　冠脉造影

注：冠状动脉单支病变（累及LAD），左前降支中段慢性完全闭塞，远段可见逆灌注。

病原、细胞分类、T亚群。右上叶支气管开口结节×3，送检病理。病理结果（病例18图6）：支气管黏膜可见上皮样肉芽肿，倾向于结节病，PAS染色（－）、抗酸-TB（－），六胺银（＋），弱抗酸染色（－）。

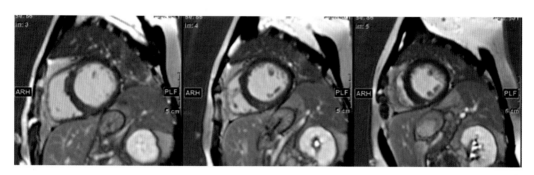

病例18图5　心肌灌注核磁

注：后室间隔中间段心肌斑片状延迟强化

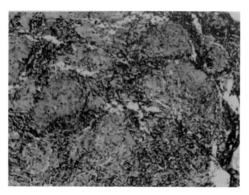

病例18图6　支气管黏膜可见上皮样肉芽肿，倾向于结节病

二、诊治经过

结合患者症状、体征、辅助检查及病理结果，首先考虑结节病。

鉴别诊断方面：患者无慢性感染及自身免疫病相关临床表现，无职业暴露史，血清炎症、免疫指标、IgG4、肿瘤指标均无阳性提示，PET-CT未见恶性肿瘤及淋巴增殖性疾病表现，支气管检查及病理检查无结核感染或肿瘤证据。根据患者的临床及典型肺部影像表现，支气管镜下组织活检病理提示为非坏死性肉芽肿性炎，并除外其他原因所致的肉芽肿性疾病，目前结节病诊断明确。

心血管方面：患者超声心动图及心血管核磁均提示左室扩大，左室收缩功能减低，虽然患者存在前降支中段慢性闭塞病变，但心肌受累范围与冠状动脉病变节段不相对应，外院负荷/静息态心肌核素显像也未见左室心肌缺血征象，无法用冠脉病变解释患者目前心脏结构及功能改变。结合患者胸内结节病诊断明确，结节病可累及心肌，常见于室间隔、下壁及侧壁基底段，并可于心血管核磁见上述部位局部延迟强化，与本例患者影像表现相符，患者心肌病变病因首先考虑心脏结节病。此外心脏结节病常可引起室性早搏、室速等室性心律失常，部分患者可累及传导系统。本例患者频发室性早搏、短阵室速等心律失常，目前也考虑为心脏结节病所致。

患者冠脉造影提示冠状动脉单支病变，5年前首诊发现冠脉病变时即为前降支远段慢性闭塞病变，当时的粥样硬化危险因素包括绝经3年、2型糖尿病（同期发现）、可疑早发冠心病家族史。结节病累及冠脉目前仅为极少量个案报道，而确诊需冠脉病理支持，但本例患者仅为冠脉单支病变，且为远段慢性闭塞病变，无冠脉旁路移植指征，目前无法获取冠脉病理。且患者存在多个心血管病危险因素，首先应考虑临床更为常见的冠状动脉粥样硬化性心脏病。

治疗方面：患者胸痛症状非典型心绞痛表现。冠脉造影：前降支中段慢性完全闭塞，远段可见逆灌注（图4），与5年前相比并无新发狭窄，结合既往外院运动负荷心肌核素显像阴性，考虑再血管化治疗无明确获益。评估心血管病危险因素：HbA1c 5.8%，血脂：LDL-C 1.62mmol/L，继续阿司匹林100mg qd及阿托伐他汀20mg qd冠心病二级预防治疗并控制血糖、血脂等心血管危险因素。

虽然心肌活检病理见非干酪样肉芽肿是确诊心脏结节病的金标准，但心肌活检对于心脏结节病诊断的敏感性较低，仅有25%的阳性率，采用PET-CT指导活检部位的选择可提高活检的阳性率。本例患者PET-CT提示双肺门及纵隔淋巴结及双肺多发结节均有代谢增高，因此选择支气管下肺活检证实存在非干酪样肉芽肿。对于心外组织病理提示非干酪样肉芽肿，且伴有心肌受累、室性心律失常或传导系统受累等，并除外其他病因，可临床诊断为心脏结节病。此外，本例患者经激素治疗后心脏结构及功能明显恢复，室性心律失常较前减少，这一治疗反应也进一步支持心脏结节病的诊断。

本例患者最终诊断考虑为结节病伴心脏受累，导致射血分数轻度减低的心力衰竭及频发室性早搏、短阵室性心动过速等室性心律失常。患者冠脉单支病变仍考虑冠状动脉粥样硬化性心脏病可能性大，但不完全除外结节病累及冠脉。

治疗方面，小样本前瞻性研究提示糖皮质激素治疗可显著降低心脏结节病患者心力衰竭再住院率并改善长期预后。此外有小样本观察研究提示，对于基线左室射血分数>35%的心脏结节病患者，早期加用糖皮质激素可改善患者左室收缩功能并减少室性心律失常的发生率。目前国内外结节病指南及共识均推荐对于心脏结节病患者可加用全身激素治疗。因此，对于本例患者，结节病的原发病治疗方面，给予激素治疗：泼尼松30mg qd×1个月，此后激素逐步减量，每周减5mg，减至15mg qd维持。慢性心力衰竭治疗方面，加用培哚普利4mg/d、螺内酯20mg/d，因窦性心动过缓（静息心率42~60bpm），未加用β受体阻滞剂。冠心病方面，予阿司匹林0.1g/d抗血小板治疗，同时口服阿托伐他汀20mg/晚 冠心病二级预防治疗。糖尿病方面，继续二甲双胍500mg/次 3次/日、拜糖平50mg/次 3次/日降糖治疗。

治疗3个月后门诊随诊，患者未再出现胸痛、气短，可爬山、上3~4层楼。复查胸部CT：双肺结节及纵隔、肺门淋巴结较前明显缩小（病例18图7）。超声心动图：左室舒张末内径61mm，LVEF升高至49%；Holter：窦性心律，总心搏97 935次，室性早搏3844次，单个室早3618次，成对室早103次，室早二联律13阵，室速7阵，共21次，室上性早搏46次。2年后随访，患者无明显胸痛、气短，可上4层楼，血压100/60mmHg，心率56bpm，偶可及早搏。胸部CT：双肺多发小结节，部分纵隔及肺门淋巴结肿大，超声心动图：左室轻度增大，LVEDD 53mm，LVEF 59%，左室舒张功能减低（1级）；心脏核磁：左心稍增大，LVEDD 56mm，LVEF 50.6%，室间隔基底段及中间段增厚；室间隔中层及基底段左室下侧壁片状片状延迟强化；Holter：窦性心律，室性早搏6750次，房性早搏59次，室速1阵。随访时调整治疗：泼尼松7.5mg/d，阿司匹林0.1g/d，阿托伐他汀20mg/d，沙库巴曲-缬沙坦100mg 2次/天，螺内酯20mg/d，达格列净10mg/d，二甲双胍500mg 3次/天。目前仍在门诊规律随访中。

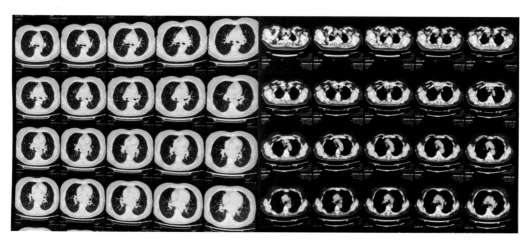

病例18图7　复查胸部CT

注：双肺结节及纵隔、肺门淋巴结较前明显缩小。

三、病例讨论

患者系中年女性，以反复胸痛、气短起病，心血管方面表现主要有以下几个方面：①冠脉单支病变，左前降支中段慢性完全闭塞，远段可见逆灌注，运动核素心肌显像未见心肌缺血征象；②心脏超声及心脏核磁提示左室扩大，射血分数轻度减低，后室间隔中间段心肌斑片状延迟强化；③频发室性早搏及短阵室速。考虑心肌病无法用冠脉病变解释，结合患者双肺多发结节及纵隔、肺门多发肿大淋巴结，病理符合结节病表现，诊断上考虑心脏结节病导致心肌病、射血分数轻度减低的心力衰竭及室性心律失常。结节病罕见累及冠脉，且患者单支血管受累，病变较为局限，并存在多个心血管病危险因素，冠脉病变考虑粥样硬化病变可能性大。

结节病是一种病因及发病机制尚未明确的系统性肉芽肿性疾病，以中青年为主，其中女性发病率略高于男性。典型的肺结节病表现为纵隔及对称性双肺门淋巴结肿大，伴或不伴有肺内阴影。此外结节病常伴有眼、皮肤病变，也可累及肝、脾、淋巴结、涎腺、心脏、神经系统、骨骼和肌肉等全身其他组织和（或）器官。

结节病缺乏特异性诊断手段，目前主要依靠临床、影像和病理学资料进行综合判断。在受累部位组织活检明确为非干酪样坏死性上皮样细胞肉芽肿的基础上，结合患者的临床、影像学表现，除外其他病因后方可确诊为结节病。鉴别诊断方面，因不同分期的肺结节病临床及影像学表现不同，应根据其不同分期分别进行相应的鉴别诊断：①Ⅰ、Ⅱ期结节病：需与结核感染、淋巴增殖性疾病、IgG4相关性疾病、恶性肿瘤等鉴别；②Ⅲ、Ⅳ期结节病主要应与多种病因所致的肺间质纤维化鉴别。本例患者肺部影像符合Ⅱ期结节病表现，根据临床表现、病理及抗酸染色、PET-CT等可除外结核、淋巴增殖性疾病、IgG4相关性疾病及恶性肿瘤，最终确诊结节病。

结节病患者的呼吸系统临床表现常缺乏特异性，常见症状包括干咳、胸闷、气短、胸痛及喘息等是，其中胸骨后疼痛较为常见。30%～50%的胸内结节病患者会出现肺外表现，其中心脏受累的发生率据文献报道为2%～5%，临床可表现为Mobitz Ⅱ或Ⅲ度房室传导阻滞、室性或室上性心律失常及心肌病等。对于胸内结节病患者如心电图提示室性心律失常，和（或）心脏彩超提示左心功能不全，不能用常见的冠心病等来解释，应考虑到心脏结节病，及时完善24h动态心电图监测、心血管核磁，必要时行心肌活检，以明确是否存在心脏结节病。本例患者首诊于心内科，经超声心动图发现心肌病变，24h动态心电图提示频发室性早搏，结合患者肺部CT典型结节病表现，经除外其他疾病并通过病理检查最终确诊为结节病累及心脏。

根据中国结节病诊断与治疗专家共识，对于无症状的Ⅰ、Ⅱ或Ⅲ期肺结节病，若疾病稳定且仅有轻度肺功能异常，不推荐系统性激素的治疗。目前系统性激素治疗的适应证为：①有明显的呼吸系统症状，如咳嗽、呼吸困难、胸痛等和（或）明显的全身症状，如乏力、发热、体重下降等；②肺 功能进行性恶化；③肺内阴影进行性加重；④有肺外重要脏器的受累，如心脏、神经系统、眼部、肝脏等。本例患者合并心脏受累，因此有全身激素治疗指征。我国专家共识推荐的激素的用法用量如下：对于肺结节病，通常起始剂量为泼尼松（或相当剂量的其他激素）0.5mg/（kg·d）或 20~40mg/d；2~4周后逐渐减量，5~10mg/d维持，总疗程6~24个月。目前尚缺乏激素联合免疫抑制剂治疗对于心脏结节病较激素单药有进一步获益的循证证据，但免疫抑制剂可减少激素用量，减轻激素不良反应，因此欧洲结节病指南推荐对于心脏结节病患者的治疗可结合个体情况，部分患者可考虑激素联合免疫抑制剂治疗。我国结节病专家共识建议，对于激素治疗不能控制疾病进展、激素减量后复发或不能耐受激素治疗的患者可考虑联合免疫抑制剂治疗，常用药物选择包括甲氨蝶呤、硫唑嘌呤、来氟米特及霉酚酸酯等。

对于有心脏等重要脏器受累的结节病患者，国内外结节病指南及专家共识均推荐应长期随访。一方面应定期评估肺部影像，评价治疗反应，监测有无远期疾病复发；另一方面，对于心脏结节病患者，应定期评估心脏结构、功能及心律失常情况，定期复查心肌标志物、NT-proBNP、心电图、心脏超声及动态心电图等。对于本例患者，还应加强心血管病危险因素的管理，并适时调整慢性心力衰竭药物治疗。及时发现有无心脏病变，如心肌病变加重、新发传导阻滞、恶性心律失常等，必要时行器械治疗。

四、病例点评

本例患者中年女性，以反复胸痛、活动后气短起病，冠脉造影提示冠状动脉单支病变（累及LAD），左前降支中段慢性完全闭塞。超声心动图提示，节段性室壁运动异常（左室下壁、后壁、侧壁），双房及左室增大，射血分数轻度减低。心血管核磁：左心室增大；左室收缩功能减低，后室间隔中间段心肌斑片状延迟强化。考虑难以用冠脉病变解释患者心肌病变全貌，结合患者胸部CT：双肺多发结节伴纵隔及双侧肺门肿大淋巴结，疑诊结节病，通过支气管镜病理检查最终证实心脏结节病诊断。

从该病例可以看出，对于心肌病患者，不应仅关注心血管方面，更应注意排除全身系统性疾病，一旦发现其他系统异常，应进一步寻踪觅迹，并强调多学科团队合作（MDT），避免漏诊误诊。对于少见病心血管受累患者的治疗，往往缺乏大规模循证证据，治疗上除了遵循原发病指南、共识及心血管病相关治疗指南之外，也要强调个体化治疗原则。此外对于上述患者应加强随访，监测治疗反应、警惕复发，并在随访中不断优化治疗，从而改善患者长期预后。

（病例提供：王　辉　中国医学科学院北京协和医院）

（病例点评：李　静　首都医科大学宣武医院）

参考文献

[1]Toshiyuki N，Nobutaka N，Yasuo S，et al.Effect of Corticosteroid Therapy on Long-Term Clinical Outcome and Left Ventricular Function in Patients with Cardiac Sarcoidosis[J].Circ J，2015，79（7）：1593-600.doi：10.1253/circj.CJ-14-1275.PMID：25877828.

[2]Padala SK，Peaslee S，Sidhu MS，et al.Impact of early initiation of corticosteroid therapy on cardiac function and rhythm in patients with cardiac sarcoidosis[J].Int J Cardiol，2017，227：565-570.

[3]Robert PB，Dominique V，Peter K，et al.ERS clinical practice guidelines on treatment of sarcoidosis[J].Eur Respir J，2021，58：2004079.DOI：10.1183/13993003.04079-2020.

[4]中华医学会呼吸病学分会间质性肺疾病学组，中国医师协会呼吸医师分会，间质性肺疾病工作委员会.中国肺结节病诊断和治疗专家共识[J].中华结核和呼吸杂志，2019，42（9）：686-692.DOI：10.3760/cma.j.issn.1001-0939.2019.09.007.

病例19　法布雷病合并皮肌炎

一、病历摘要

（一）病史简介

一般情况：患者男性，61岁，因"间断黑矇伴心悸12年，四肢肌力下降伴活动后喘憋2个月"入院。

现病史：2007年患者无明显诱因出现间断黑矇，伴心悸，多与体位变化有关。就诊当地医院，查心电图示高度房室传导阻滞，超声心动图示心肌肥厚，诊断考虑"肥厚型心肌病，高度房室传导阻滞"，遂行双腔起搏器植入术，术后患者黑矇症状缓解。2018年患者出现活动后心悸，伴双下肢水肿。就诊外院查脑钠肽升高，超声心动图示心肌肥厚。行心内膜活检，病理回报：（右室间隔）心肌细胞肥大、显著空泡变性，局灶淋巴细胞浸润，以T细胞为主，刚果红染色（-）。予贝那普利、美托洛尔及呋塞米等抗心衰治疗后症状好转。同时行起搏器程控提示电池电量不足，遂更换起搏器。2019年1月患者出现四肢近端肌力下降，伴肌痛、皮疹、活动后喘憋、症状逐渐加重，就诊于我院。

既往史： 患者发现尿蛋白阳性10年，发现肌酐升高1年余。

个人史： 无殊。

家族史： 患者母亲疑似患心肌病，现年85岁，仍健在。两个妹妹及一个外甥均诊断肥为厚型心肌病，未安装起搏器（病例19图1）。

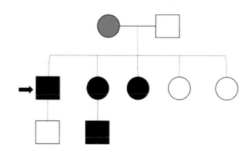

病例19图1 患者家族谱系示意图

注：●■和●代表肥厚型心肌病；□和○代表无肥厚型心肌病；代表可疑心肌病；黑色箭头所示为本例患者

（二）体格检查

体温36.5℃，脉搏60次/分，呼吸16次/分，血压105/67mmHg。神志清晰，自主体位，查体合作，双侧眶周可见红色斑丘疹（病例19图2）。双肺呼吸音粗，双下肺可闻及散在爆裂音。心律齐，无病理性杂音。腹软，全腹无压痛、反跳痛，肠鸣音正常。双侧股四头肌及小腿肌肉压痛（+），双上肢肌力Ⅴ级，双下肢肌力Ⅳ级。

（三）辅助检查

1. 常规化验

血常规：白细胞3.69×10⁹/L，血红蛋白118g/L↓（正常范围120~160g/L），血小板65×10⁹/L↓［正常范围（100~300）×10⁹/L］。

生化：肌酐288μmol/L↑（正常范围59~104μmol/L），血钾4.5mmol/L，白蛋白29g/L↓（正常范围35~52g/L），谷丙转氨酶299U/L↑（正常范围9~50U/L），谷草转氨酶360U/L↑（正常范围15~40U/L），碱性磷酸酶149U/L↑（正常范围45~125U/L），谷酰转肽酶583U/L↑（正常范围10~60U/L）。

24小时尿蛋白定量0.5g↑（正常范围0~0.2g）。

凝血功能、血及尿免疫固定电泳均（－）。

2. 免疫学指标

炎症指标：红细胞沉降率6mm/h，超敏C反应蛋白7.49mg/L↑（正常范围<3.00mg/L），铁蛋白1662ng/ml↑（正常范围24～336ng/ml），白细胞介素-6 7.2pg/ml↑（正常范围<5.9pg/ml），肿瘤坏死因子18.4pg/ml↑（正常范围<9.1pg/ml）。

补体：C3 0.538g/L↓（正常范围0.73～1.46g/L），C4 0.221g/L。

免疫球蛋白定量正常。

抗核抗体谱、抗中性粒细胞包浆抗体、抗磷脂抗体谱均（－）。

肌炎抗体谱：抗MDA5抗体（+++）。

3. 影像学检查

肺CT：双肺间质病变（病例19图2）。

PET/CT：全身肌肉代谢增高。

肌电图检查：下肢肌源性损害。

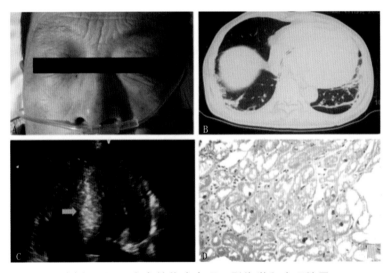

病例19图2　患者的临床表现、影像学和病理结果

注：A.眶周皮疹；B.肺部CT；C.超声心动图，黄色箭头所示为增厚的室间隔；D.HE×100，右室间隔心内膜活检病理结果。

4. 心脏相关

B型脑钠肽762ng/L↑（正常范围0～100ng/L）。

心肌酶：肌酸激酶75U/L、肌酸激酶同工酶7.1μg/L↑（正常范围0～3.6μg/L）、肌钙蛋白I 2.621μg/L↑（正常范围0～0.056μg/L），肌红蛋白351μg/L↑（正常范围10～92μg/L）。

超声心动图：左右心室肥厚（室间隔22mm，左室后壁18mm，右室8mm）（病例19图2），左室射血分数60%，左室流出道峰值速度1m/s。

5. 法布雷病相关

α-半乳糖苷酶A 0.4nmol/L↓（正常范围29~64.4nmol/L）。

外周血二代测序：X染色体GLA基因存在半合子变异：GLA（NM_000169）：c.902G＞A（p.R301Q）。此为法布雷病的致病基因变异。

二、诊治经过

结合患者心肌肥厚、家族史、血清α-半乳糖苷酶A水平和基因测序结果，考虑法布雷病诊断明确。另外，结合患者皮肤、骨骼肌和肺部受累表现以及肌炎抗体谱阳性，考虑MDA5+皮肌炎诊断明确。综上所述，患者明确诊断为法布雷病合并MDA5+皮肌炎，目前存在多系统受累，各系统治疗方案如下：①心脏方面：患者住院期间多次出现房性心动过速伴血流动力学不稳定，行同步电复律后恢复窦律。予胺碘酮0.2g qd＋美托洛尔缓释片95mg qd治疗，后因顾虑患者肺间质病变而停用胺碘酮，患者未再出现恶性心律失常；②皮肌炎方面：入院后予激素冲击治疗：甲强龙1g qd×3天，后序贯为泼尼松龙48mg qd联合吗替麦考酚酯0.75g bid治疗。患者的皮疹及肌肉疼痛症状较前好转，复查胸部CT未见肺间质病变明显进展；③肝功能异常方面：考虑药物性肝损害、肝瘀血或皮肌炎肝脏受累均不除外，予抗心衰及保肝治疗后肝功能好转。

三、病例讨论

法布雷病是一种伴X染色体遗传的罕见病，在新生儿中发病率为1/3859~1/1600。法布雷病既往曾被认为是X连锁隐性遗传病，后发现女性杂合子也可致病，故不再认定女性杂合子为"携带者"，从而此病被确认为X连锁性疾病。该病发病机制为编码α-半乳糖苷酶A的基因发生突变，导致α-半乳糖苷酶的底物神经酰胺三己糖苷（globotriosylceramide，Gb3）和相关鞘磷脂在细胞溶酶体中大量沉积，造成组织器官的损伤。根据发病年龄，法布雷病可分为早发型及迟发性。早发型多见于男性及部分纯合子女性。这部分患者体内α-半乳糖苷酶A的活性几乎完全丧失，因此在儿童或青少年时期就出现了多系统受累表现，包括皮肤血管角质瘤、四肢神经灼痛、角膜浑浊、腹痛等。相反，迟发性患者体内仍可检测到一定活性的α-半乳糖苷酶A，故通常在成年以后才发病，累及的器官也相对局限，多为心脏和肾脏。

心脏是法布雷病常见的受累器官，其中最典型的表现为心肌肥厚。欧洲一项注册研究显示，在法布雷病患者中，约一半的男性和1/3的女性存在着不同程度的左心室肥厚。与其他原因导致的左心室肥厚相比，法布雷病患者通常不伴有流出道梗阻，并且更容易合并右心室肥厚。本例患者的超声心动图表现为左右心室壁均增厚不伴流出道梗阻，符合法布雷病心肌受累的特征。传导系统异常在法布雷病患者中也不少见，可累及15%～33%的男性和20%～38%的女性，随着病程进展，最终约6%的患者需要植入起搏器或埋藏式复律除颤仪（implantable cardioverter-defibrillator，ICD）。

本例患者完善了心内膜活检，光镜下除了心肌细胞肥大和空泡样变性等典型法布雷病心肌受累的表现外，还可见间质的淋巴细胞浸润。结合患者皮肌炎的病史，需要考虑是否合并皮肌炎心肌受累。然而，皮肌炎心肌受累的典型病理特征为内膜下或者血管壁的炎性浸润，与本例患者的活检结果不一致，且MDA5+的皮肌炎患者心脏受累的比例相对较低，约为15%。综上所述，本例患者的心脏病变考虑用法布雷病一元论解释。

除心脏外，肾脏受累在法布雷病，尤其是迟发型法布雷病中也十分常见。患者起初可表现为少至中等量的蛋白尿，后逐渐出现肌酐清除率的下降，最终约8%的患者进展至终末期肾病。美国肾病协会在2010年提出了法布雷病肾脏受累的诊断标准：①确诊法布雷病（男性通过酶学检测，女性通过酶学及基因检测）；②肌酐清除率<90ml/（min·1.73m^2）；③尿蛋白定量>300mg/24小时或尿白蛋白定量>30mg/24小时；④除外其他肾损因素。本例患者符合前三条诊断标准，且发现尿蛋白阳性的时间与出现心脏受累表现的时间相近，故考虑存在法布雷病肾脏受累。

沉积在细胞溶酶体中的Gb3具有一定的免疫原性，可通过与Toll样受体结合激活单核细胞及树突状细胞。活化的单核细胞及树突状细胞释放大量促炎因子（以肿瘤坏死因子和白介素-6为主），从而激活免疫系统。因此，法布雷病患者出现自身抗体阳性的比例并不低。阿根廷的一项研究发现，57%的法布雷病患者合并至少一种抗核抗体或者抗磷脂抗体阳性。然而，法布雷病合并自身免疫性疾病的情况依然十分罕见。我们对既往报道此类成年人病例进行了回顾总结（病例19表1），一共5例患者，其中4例为女性。所有病例均存在多系统受累，其中4例患者的法布雷病表现为心肌肥厚，1例患者表现为双上肢神经灼痛。仅Hanaoka所报道的1例法布雷病合并肉芽肿性多血管炎的年轻男性患者在就诊时尚未出现法布雷病的相关症状，酶学检测提示该患者体内保留了一定活性的α-半乳糖苷酶A，约为正常值的25%。在治疗方面，3例患者接受了酶替代治疗，1例患者因合并阵发性室速且心脏核磁出现晚期钆增强（late gadolinium enhancement，LGE），考虑存在猝死风险而植入了ICD。那么，法布雷病合并自身免疫性疾病的现象，究竟是用一元论还是二元论来解释？目前还没有明确的结论，相关的研究也十分缺乏。但是，考虑到Gb3具有一定的免疫原性以及法布雷病患者出现自身抗体阳性的比例较高，我们将自身免疫性临床特征作为法布雷病的一种临床表现，也是合理的。

病例19表1　法布雷病合并自身免疫性疾病的病例特点总结

编号	作者	患者性别/年龄	合并的免疫病	临床特点	法布雷病诊断依据	治疗	参考文献
1	Arias 等	女性/45 岁	类风湿性关节炎	双上肢神经灼痛低热，关节疼痛，无心脏受累	α-GLA 活性降低	泼尼松甲氨蝶呤	22
2	Nandagudi 等	女性/38 岁	系统性红斑狼疮，抗磷脂抗体综合征	肥厚型心肌病关节疼痛	心内膜活检α-GLA 活性降低GLA 基因突变	酶替代治疗羟氯喹肝素	23
3	Hanaoka 等	男性/29 岁	肉芽肿性血管炎	鼻窦炎肺部多发结节新月体肾小球肾炎无心脏受累	α-GLA 活性降低	酶替代疗法泼尼松环磷酰胺	24
4	Chatre 等	女性/61 岁	系统性红斑狼疮	肥厚型心肌病斑秃，皮疹缺血性脑卒中	心内膜活检α-GLA 活性降低GLA 基因突变	泼尼松羟氯喹	25
5	Cortes 等	女性/48 岁	系统性硬化	肥厚型心肌病阵发性室速雷诺现象	GLA 基因突变	ICD 植入酶替代治疗甲氨蝶呤	26
6	本例	男性/61 岁	皮肌炎	肥厚型心肌病高度房室传导阻滞蛋白尿，肾功能不全皮疹，肌力下降、肌痛	α-GLA 活性降低GLA 基因突变	起搏器植入甲泼尼龙吗替麦考酚酯	

治疗方面，法布雷病的特异性治疗为酶替代治疗，即给患者补充体外合成的α-半乳糖苷酶A。在疾病早期，酶替代疗法可以预防甚至轻度逆转脏器损伤，延缓疾病

进展。然而，对于已经出现明显心肌肥厚或心肌纤维化的晚期患者，酶替代疗法的效果仍存在争议。目前，酶替代疗法的药物——注射用阿加糖酶 β 和阿加糖酶 α，即法布赞和瑞普佳，已分别于2019年和2020年在中国批准上市。因此，早期诊断和早期治疗将为法布雷病患者的预后带来很大改善。

四、病例点评

法布雷病属于我国首批罕见病目录中的一种，它是一种溶酶体蓄积性疾病，属于X连锁遗传病，由于α-Gal A基因突变，导致其代谢底物Gb3在多种细胞的溶酶体中蓄积而产生的一系列临床综合征，其临床表现多种多样，可累及心脏、肾脏、神经、胃肠道、皮肤、眼等多系统。近年来随着血浆α-Gal A和Gb3水平检测、基因检测和组织病理学检查的可及性增加，使得法布雷病的明确诊断容易实现，当然更重要的是临床医生提高对该病的认识，在各系统受累时能早期注意到诊断线索，选择合适的确证手段。

法布雷病对心脏的影响既可以表现为心肌病和心力衰竭，还可以起搏传导系统异常起病。非梗阻性或对称性的心肌肥厚（与肥厚型心肌病差异）、不伴心电图低电压甚至是高电压的心肌肥厚（与淀粉样变心肌病差异）、非老年患者早发的传导阻滞（鉴别其他原因心律失常）、遗传和家族史（遗传病而非个体基因突变）、多器官受累（系统性疾病）时，要想到排除法布雷病。

由于法布雷病发病率低，暂不能确定其与合并出现自身免疫疾病的关系，还需要更多的病例积累去分析，同时还需随访每一个体，观察其病情变化和干预疗效是否存在交叉。

（病例提供：王　亮　中国医学科学院北京协和医院）

（病例点评：李　静　首都医科大学宣武医院）

参考文献

[1]Mechtler TP，Stary S，Metz TF，et al.Neonatal screening for lysosomal storage disorders：feasibility and incidence from a nationwide study in Austria [J].Lancet，2012，379（9813）：335-341.PMID：22133539

[2]Lin HY，Chong KW，Hsu JH，et al.High incidence of the cardiac variant of Fabry disease revealed by newborn screening in the Taiwan Chinese population [J].Circ Cardiovasc Genet，

2009，2（5）：450-456.PMID：20031620.

[3]Germain DP.Fabrydisease.Orphanet journal of rare diseases [J]，2010，5：30.PMID：21092187.

[4]Wanner C，Arad M，Baron R，et al.European expert consensus statement on therapeutic goals in Fabry disease.Mol Genet Metab[J]，2018，124（3）：189-203.PMID：30017653.

[5]Lavalle L，Thomas AS，Beaton B，et al.Phenotype and biochemical heterogeneity in late onset Fabry disease defined by N215S mutation[J].PLoS One，2018，13（4）：e0193550.PMID：29621274.

[6]Serebrinsky G，Calvo M，Fernandez S，et al.Late onset variants in Fabry disease：Results in high risk population screenings in Argentina[J].Mol Genet Metab Rep，2015，4：19-24.PMID：26937405.

[7]Wu JC，Ho CY，Skali H，et al.Cardiovascular manifestations of Fabry disease：relationships between left ventricular hypertrophy，disease severity，and alpha-galactosidase A activity [J].Eur Heart J.May，2010，31（9）：1088-1097.PMID：20061327.

[8]Linhart A，Kampmann C，Zamorano JL，et al.European FOS Investigators.Cardiac manifestations of Anderson-Fabry disease：results from the international Fabry outcome survey[J].Eur.Heart J，2007，28：1228-1235.PMID：17483538.

[9]Pieruzzi F，Pieroni M，Zachara E，et al.Heart involvement in Anderson-Fabry disease：Italian recommendations for diagnostic，follow-up and therapeutic management[J].G Ital Cardiol（Rome），2015，16（11）：630-638.PMID：26571477.

[10]Yeung DF，Sirrs S，Tsang MYC，et al.Echocardiographic Assessment of Patients with Fabry Disease[J].J Am Soc Echocardiogr，2018，31（6）：639-649 e2.PMID：29606333.

[11]Shah JS，Hμghes DA，Sachdev B，et al.Prevalence and clinical signifance of cardiac arrhythmia in Anderson-Fabry disease[J].Am J Cardiol，2005，96：842-846.PMID：16169374.

[12]Frustaci A，Chimenti C，Doheny D，et al.Evolution of cardiac pathology in classic Fabry disease：Progressive cardiomyocyte enlargement leads to increased cell death and fibrosis，and correlates with severity of ventricular hypertrophy[J].Int J Cardiol，2017，248：257-262.PMID：28688718.

[13]Zhang L，Wang GC，Ma L，et al.Cardiac involvement in adult polymyositis or dermatomyositis：a systematic review[J].Clin Cardiol，2012，35（11）：686-691.PMID：22847365.

[14]Zhou S，Lai J，Wu C，et al.Myocardial involvement is not rare in anti-melanoma differentiation-associated gene 5 antibody-positive dermatomyositis/clinically amyopathic dermatomyositis：a retrospective study[J].Front Immunol，2022，13：928861.PMID：3598305.

[15]Frustaci A，Verardo R，Grande C，et al.Immune-Mediated Myocarditis in Fabry Disease Cardiomyopathy[M].J Am Heart Assoc.Sep 4，2018，7（17）：e009052.PMID：30371172.

[16]Ortiz A，Oliveira JP，Waldek S，et al.Nephropathy in males and females with Fabry disease：cross-sectional description of patients before treatment with enzyme replacement therapy[J].Nephrol Dial Transplant，2008，23（5）：1600-1607.PMID：18175781.

[17]Waldek S，FeriozziS.Fabry nephropathy：a review-how can we optimize the management of Fabry nephropathy？[J].BMC Nephrol，2014，15：72.PMID：24886109.

[18]Warnock DG，Daina E，Remuzzi G，et al.Enzyme replacement therapy and Fabry nephropathy [J].Clin J Am Soc Nephrol，2010，5：371-378.PMID：20007680.

[19]De Francesco PN，Mucci JM，Ceci R，et al.Fabry disease peripheral blood immune cells release inflammatory cytokines：role of globotriaosylceramide[J].Mol Genet Metab，2013，109（1）：93-99.PMID：23452955.

[20]Mauhin W，Lidove O，Masat E，et al.Innate and adaptive immune response in Fabry disease [J].J Inherit Metab Dis，2015，22：1-10.PMID：25690728.

[21]Martinez P，Aggio M，RozenfeldP.High incidence of autoantibodies in Fabry disease patients[J].J Inherit Metab Dis，2007，30（3）：365-369.PMID：17458709.

[22]Arias Martínez N，Barbado Hernández FJ，Pérez Martín G et al.Fabry's disease associated with rheumatoid arthritis.Multisystemic crossroads[J].Ann Med Interna，2003，20：28-30.PMID：12666306.

[23]Nandagudi A，Jury EC，Alonzi D，et al.Heart failure in a woman with SLE，anti-phospholipid syndrome and Fabry's disease [J].Lupus，2013，22（10）：1070-1076.PMID：23864039.

[24]Hanaoka H，Hashiguchi A，Konishi K，et al.A rare association between Fabry's disease and granulomatosis with polyangIItis：a potential pathogenic link[J].BMC Nephrol，2014，15：157.PMID：25270872.

[25]Chatre C，Filippi N，Roubille F，et al.Heart Involvement in a Woman Treated with Hydroxychloroquine for Systemic Lupus Erythematosus Revealing Fabry Disease[J].J Rheumatol，2016，43（5）：997-998.PMID：27134281.

[26]Arbelaez-Cortes A，Quintero-Gonzalez DC，Cuesta-Astroz Y，et al.Restrictive cardiomyopathy in a patient with systemic sclerosis and Fabry disease：a case-based review [J].Rheumatol Int，2020，40（3）：489-497.PMID：31599343.

[27]卢伊婷、范鹏、孟旭、等.Fabry病合并心脏受累的诊治进展[J].中国分子心脏病学杂志，2021，21（05）：4253-4257.

病例20 脓毒性心肌病

一、病历摘要

（一）病史简介

一般情况：患者男性，54岁，因"间断胸闷11年，再发加重4天"入院。

现病史：患者于2012年无明显诱因出现胸闷，为胸骨后压迫感，程度重，就诊于当地医院考虑"急性心肌梗死"（具体不详），未行冠脉造影检查，予冠心病二级预防、气管插管、呼吸机辅助通气等治疗后病情好转。出院后未规律服药，无特殊不适。2023年2月18日患者上述症状再发并加重，为胸骨下段压榨憋闷感，程度重，为持续性，放射至背部，伴大汗、气促、呼吸困难，伴咳嗽、咳粉红色泡沫痰，无恶心、呕吐，无头晕、黑矇、晕厥，无畏寒、发热。遂就诊于我院急诊，完善肌钙蛋白I（cTnI）5.76ng/ml，D-Dimer 3.51ng/ml，谷草转氨酶（AST）190U/L，谷丙转氨酶（ALT）119U/L。心电图提示窦性心动过速，肢体导联低电压，前壁导联ST段压低，胸部CT提示双肺渗出性改变，肺水肿，不除外合并少许炎症，考虑为急性冠脉综合征。急诊予抗血小板、调脂、扩冠、利尿、抗感染、无创呼吸机辅助通气等治疗，症状未见好转且进行性加重，并出现血压下降，最低达84/44mmHg，予去甲肾上腺素维持血压，行床旁心脏彩超提示左室射血分数（LVEF）55%，左室下壁、心尖段、后壁、侧壁节段性室壁运动异常，予床旁IABP辅助治疗，血压维持在120/80mmHg。患者指脉氧进行性下降，最低达80%，予气管插管，有创呼吸机辅助通气。为进一步治疗，急诊以"急性冠脉综合征"收入我科。患者自发病加重以来，精神、睡眠、食欲欠佳，大小便如常，体重无明显改变。

既往史：否认肝炎史、疟疾史、结核史，否认高血压史，糖尿病、高脂血症史，否认脑血管病史、精神病史。

个人史：否认外伤史、输血史，否认过敏史，预防接种史不详。否认嗜酒史。有吸烟史，平均20支/日，已戒烟10余年。

家族史：否认家族性遗传病史。

（二）体格检查

体温36.3℃，血压97/63mmHg。药物镇静状态，双侧呼吸音粗，双肺可闻及湿啰音，超过腋中线。心前区无隆起及凹陷，心尖搏动范围正常，心前区未触及震颤和心包摩擦感，心界不大，心率107次/分，心律齐，各瓣膜区未闻及杂音，无心包摩擦音。腹平坦，腹部柔软，全腹无压痛、反跳痛，腹部无包块。肝脏未触及肿大，无双下肢水肿。

（三）辅助检查

1. 入院前检查

心电图：窦性心动过速，肢体导联低电压，前壁导联ST段压低。

床旁心脏超声：LVEF 55%，节段性室壁运动异常，左心室舒张功能可疑减低，左房增大，二尖瓣反流（轻-中度），三尖瓣反流（轻度），心包积液（微量）。

胸部CT：双肺渗出性改变，考虑肺水肿，不除外合并少许炎症；双肺小结节影，左心饱满，冠状动脉硬化；双侧胸前及左侧叶间积液；心包少量积液。

血常规：白细胞计数6.74×10^9/L，中性粒细胞% 82.2%，血红蛋白159g/L，血小板计数166×10^9/L。

心肌酶谱：肌酸激酶同工酶41.90ng/ml，肌红蛋白93.50ng/ml，cTnI 35.76ng/ml。

感染相关：C反应蛋白62mg/L，降钙素原（PCT）0.07ng/ml。

N末端利钠肽原7106pg/ml；D-Dimer定量3.51mg/L。

电解质：钾4.0mmol/L，钠131.3mmol/L。

肾功能：肌酐101.7μmol/L，尿素氮9.32mmol/L。

肝功能：AST 171U/L，ALT 114U/L，乳酸脱氢酶527U/L，α-羟丁酸脱氢酶490U/L。

血气分析：血液酸碱度7.49，二氧化碳分压21.6mmHg，氧分压63.3mmHg，乳酸2.70mmol/L。

2. 入院后检查　入院后予告病重，完善各项评估检查（血常规、肝肾功能、电解质、血糖、出凝血功能、炎症指标、心电图等），2023年2月20日及3月6日心电图对比见病例20图1。2023年3月2日完善冠脉造影检查结果如病例20图2。2月21日、2月23日、2月24日、2月26日、2月28日床旁胸部X线检查结果如病例20图3。2023年2月22日、2月26日、3月3日超声心动图如病例20表1。

患者cTnI、B型利钠肽（BNP）、PCT、AST/ALT、肌酐监测结果如病例20图4至病例20图8。

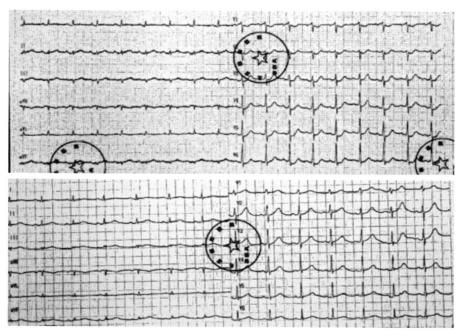

病例20图1　患者2月20日入院及3月6日出院心电图

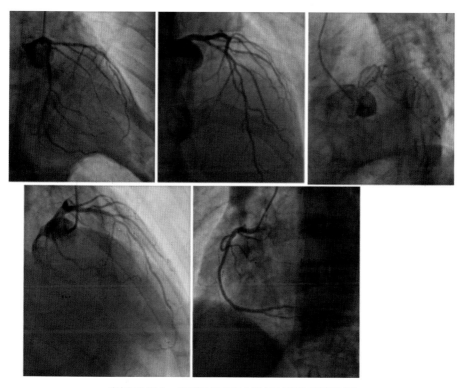

病例20图2　患者2023年3月2日冠状动脉造影

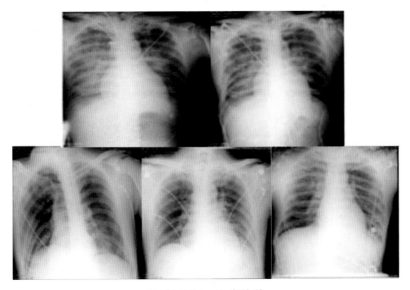

病例20图3　患者胸片

注：从左到右依次2月21日、23日、24日、26日、28日。

病例20表1　患者2023年2月22日、2月26日、3月3日超声心动图

	2.22	*2.26*	*3.3*
LVEDD（mm）	53	54	50
LVESD（mm）	39	41	33
LVEF（%）	55	40	58
节段性室壁运动异常	+	+	-
收缩功能	正常	减低	正常
舒张功能	可疑减低	减低	正常
心包积液	微量	少量	少量

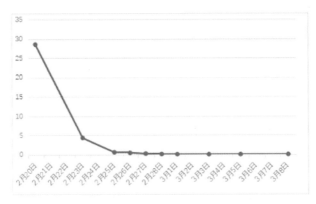

病例20图4　患者入院后cTnI监测结果（ng/ml）

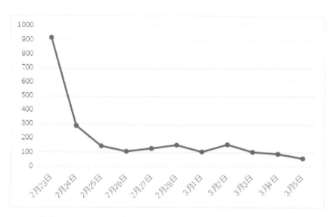

病例20图5　患者入院后BNP监测结果（pg/ml）

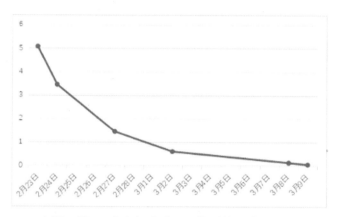

病例20图6　患者入院后PCT监测结果（ng/ml）

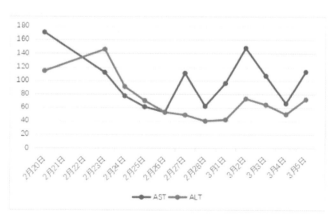

病例20图7　患者入院后AST/ALT监测结果（U/L）

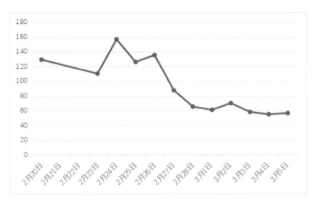

病例20图8　患者入院后肌酐监测结果（μmol/L）

2023年3月10日门控静息心肌灌注断层扫描结果如病例20图9。

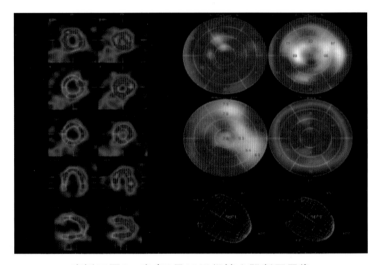

病例20图9　患者3月10日门控心肌断层显像

二、诊治经过

结合患者症状、体征、辅助检查，入院诊断考虑为：①急性非ST段抬高型心肌梗死；②冠状动脉粥样硬化性心肌病；③Killip Ⅳ级；④心源性休克；⑤肺部感染；⑥高脂血症；⑦肝功能不全；⑧胆囊结石。

心脏方面，患者入院后血压进行性下降，予以去甲肾上腺素维持血压[0.12μg/（kg·min）]，行床旁IABP辅助（1∶1）治疗；同时予以阿司匹林、氯吡格雷及低分子肝素抗血小板、抗凝治疗，阿托伐他汀钙片调脂稳定斑块（后因肝功能异常于2023年2月23日更改为依折麦布），极化液营养心肌，泮托拉唑预防应激性溃疡。2023年3月2日行冠脉动脉造影术，术中见：冠状动脉粥样硬化，LAD、LCX、RCA

不规则，手术过程顺利，术中拔除IABP，生命体征平稳。因冠状动脉造影结果阴性，停用低分子肝素及阿司匹林、氯吡格雷，并拟进一步检查排查病毒性心肌炎、心肌病、冠状动脉痉挛、应激性心肌病、肿瘤及自身免疫疾病等病因。为了除外心肌炎，完善新冠、甲流、乙流、EB病毒、巨细胞病毒、柯萨奇病毒核酸检测，均阴性，没有证据支持；为了除外心肌病，完善心脏超声及核磁，未见明显心脏扩大或室壁肥厚或流出道梗阻，没有证据支持；为了除外冠状动脉痉挛，入院后持续进行心电监测，未见ST段抬高表现，冠脉造影也没有提示冠脉痉挛表现，没有证据支持；患者在发病前并无剧烈情绪刺激，冠脉造影也未见"章鱼篓"样表现，没有证据支持；为了除外肿瘤及自身免疫疾病，完善肿瘤标志物十二项阴性，腹部超声未见占位性病变，无肿瘤证据；自身抗体十一项均阴性，患者无关节痛、皮疹等临床表现，亦无证据支持。

2023年3月6日转出至普通病房进一步治疗明确诊断。3月9日行心脏磁共振增强成像提示左室下侧壁基底-中间段透壁性延迟期强化，中段心内膜下延迟期强化，右心室基底段-中段壁间线状延迟强化，建议除外炎性心肌病；同时患者入院后超敏C反应蛋白水平持续升高，最高＞100mg/L，这些都提示患者机体存在持续的炎症反应状态。炎症角度看，患者虽入急诊时感染指标并未明显升高，但是其快速出现呼吸、循环衰竭、多脏器功能不全（心、肺、肝、肾），第2天血象及PCT就明显升高，考虑化验指标具有一定滞后性。患者病情进展急骤，短期之内就出现休克状态，需要血管活性药物以及有创呼吸机等高级生命支持，确实需考虑感染中毒性休克，且治疗过程中我们除外了心肌梗死、病毒性心肌炎、心肌病、冠脉痉挛及应激性心肌病等疾病，结合患者存在脓毒症及心肌损伤的情况，我们考虑患者诊断为脓毒性心肌病，进而治疗上也以优化抗感染方案、持续脏器功能支持以及液体复苏为治疗原则，患者病情逐渐得到控制，治疗效果较好。

呼吸方面，患者于急诊查胸部CT提示肺水肿合并感染，指脉氧进行性下降，最低达80%，予行气管插管，有创呼吸机辅助通气。急诊及入院第1天予以左氧氟沙星抗感染，入院第1天查血象明显升高，PCT高达5.08ng/ml，提示存在全身性严重感染，第2天更改为头孢哌酮舒巴坦钠抗感染治疗，加用盐酸氨溴索化痰，完善痰病原学检查，考虑患者合并呼吸衰竭，继续气管插管，呼吸机辅助通气治疗（PC-SIMV模式，IP 18cmH$_2$O，EP 6cmH$_2$O，FiO$_2$ 45%，SPO$_2$ 96%）。2月23日患者床旁胸片提示双侧胸腔积液，行右侧胸腔穿刺置管引流术。患者体温升高，最高达38.7℃，请呼吸科及感染微生物科会诊，根据会诊意见，继续头孢哌酮舒巴坦钠抗感染治疗，考虑患者肺水肿明显，上调PEEP至8cmH$_2$O，并完善痰病原学检查。2月27号因抗感染治疗效果欠佳，体温再次升高至39.1℃，再次请感染微生物科会诊，加用静脉利奈唑胺600mg q12抗感染治疗，并于当日暂停镇静，逐渐降低呼吸机条件，充分吸痰后拔除气管插管，更改为文丘里面罩吸氧，氧浓度50%。3月1日停头孢哌酮舒巴坦钠改为氨苄西林舒巴坦钠2.25g q12h抗感染治疗。血培养结果回报未见异常，便培养见霉菌，痰涂片见念珠菌属。3月3日再次请感染微生物科会诊指导抗生素降级治疗，建议停用利奈唑胺，继续氨苄西林舒巴坦抗感染治疗，感染最终得到控制。

肝功能方面，入院后予以双环醇保肝治疗，并于3月9日请消化科会诊加用静脉多烯磷脂酰胆碱465mg qd，后肝功能好转。

肾功能方面，患者入院时合并肾功能不全，入院后监测肌酐变化情况，保证肾脏灌注，后肾脏功能恢复。

其他方面，患者入院后补充白蛋白，纠正电解质紊乱，能全力营养支持。此外，患者在院期间D-Dimer明显升高，完善双下肢超声未见明确血栓，后D-Dimer明显下降，暂不考虑血栓形成。

经过上述治疗后，患者症状明显好转，无胸闷、呼吸困难等不适，血压偏低，维持在100～110/60～70mmHg，心率波动于60～70次/分，心功能明显好转，3月3日查心脏超声提示LVEDD 50mm，LVSDD 33mm，室壁节段运动异常基本消失，LVEF 58%，收缩功能恢复正常，舒张功能也恢复正常。3月8日及10日行门控静息心肌灌注断层显像提示静息心肌血流灌注未见明显异常。左心室腔不大，左室整体收缩及舒张功能正常，左室侧壁基底段室壁运动减低。3月9日查BNP为58pg/ml，恢复正常，考虑患者治疗效果较好，病情稳定，于3.10日顺利出院。

三、病例讨论

患者系中年男性，11年前无明显诱因出现胸闷，为胸骨后压迫感，程度重，就诊于当地医院考虑急性心肌梗死，未行冠脉造影检查，予冠心病二级预防、气管插管、呼吸机辅助通气等治疗后病情好转。此次入院后行冠脉造影未见明显冠状动脉狭窄，故11年前诊断存疑。

此次因"间断胸闷11年，再发加重4天"入院。入院后结合患者症状，cTnI明显升高，符合急性冠脉综合征诊断，故入院后考虑诊断为：①急性非ST段抬高型心肌梗死、冠状动脉粥样硬化性心肌病、Killip Ⅳ级、心源性休克、肺部感染、高脂血症、肝功能不全等，入院后给予阿司匹林、氯吡格雷及低分子肝素抗凝抗血小板治疗，调脂稳定斑块，极化液营养心肌等冠心病二级预防药物治疗效果不佳，BNP仍较高，且患者2月26日复查超声心动图LVEF 40%，较2月22日明显降低（LVEF 55%），治疗效果不佳。待患者病情相对稳定后，行冠脉造影并未见明显冠脉狭窄，考虑非ST段抬高心肌梗死诊断不成立。重新梳理患者病情，心脏角度，其突出特点是肌钙蛋白升高＋心功能进行性下降，因此我们查找能够导致肌钙蛋白升高的缺血性及非缺血性的因素。缺血方面，基本排除由于冠脉堵塞导致的cTnI升高，但需进一步除外冠脉痉挛及应激性心肌病等；非缺血性因素方面，病毒性心肌炎、心肌病、肿瘤及自身免疫系统疾病、脓毒症等几大疾病需要我们进一步排查。患者病毒病原学检查、自身免疫抗体及肿瘤标志物等无阳性提示，且发病前无情绪刺激，住院期间也未监测到心电图ST段抬高表现，因此除脓毒症以外的其他疾病基本除外。从感染角度讲，患者确实存在体温升高，有咳嗽、咳痰等表现，短期之内就出现呼吸、循环衰竭，出现休克状态，需持续静脉应用去甲肾上腺素维持血压同时有创呼吸机支持维持呼吸；入院时即已存在心、肝、肾等多脏器受累，2月23日PCT及白细胞明显升高，肺内存在肺水肿及感染征象，应用感染＋SOFA评分≥2分的诊断标准，患者能明确诊断为脓毒性休克。另外，患者存在明确的心肌损伤，cTnI升高，入院心电图出现心肌顿抑（心电图提示多导联低电压）；心脏超声上也可看到受累面积较大的室壁节段运动异常，短期之内心脏收缩功能下降，同时伴有心室扩张等表现，这些都符合心肌受累征象，故从脓毒性休克＋心肌损伤角度，考虑该患者诊断为脓毒性心肌病。

　　诊断脓毒性心肌病的基础是患者需存在脓毒症。脓毒症是由感染引起宿主免疫反应失调，表现为危及生命的器官功能障碍、具有高病死率的综合征，其中抗生素使用为主要的治疗手段。但该患者多次血培养阴性，未见明显致病菌，这也是脓毒症早期识别和诊断所面临的挑战：任何抗生素的使用都会降低血培养的阳性率，从而影响诊断结果，而我国普遍存在着抗生素滥用情况，这对我们获取病原学证据造成了一定的困难。2018年，中国急诊专家提出开展的中国预防脓毒症行动（PSCC），其提出"三早两降"方针，即对脓毒症要做到"早预防、早发现、早干预，从而降低脓毒症发生率及病死率"以及2020年中华医学会急诊医学分会发布的《中国脓毒症早期预防与阻断急诊专家共识》为急诊医务人员处理脓毒症患者提供了行之有效的临床方案。

　　脓毒性休克患者在疾病进展中会出现多器官功能障碍，如累及心脏可造成不同程度的心肌损伤，称为脓毒性心肌病，其预后较差，死亡率高达70%～90%，严重威胁患者的生命安全。脓毒性心肌病的危险因素可能包括年龄、性别、乳酸水平、既往心脏病史等。但其定义及诊断目前尚无统一标准，且发病机制仍未完全阐明。有研究表明，脓毒性心肌病的发病机制包括血流动力学及心肌改变、线粒体裂变、心肌细胞凋亡和自噬、钙离子失衡、炎性机制和免疫调节机制，发病机制的多元化也增加了治疗方式的不确定性。目前本疾病治疗主要采用抗感染、液体复苏、器官功能支持的疗法，尚缺乏特异性的治疗方式，其中液体复苏和抗感染是最为有效的治疗办法。脓毒性心肌病最主要的临床表现就是循环衰竭以及心输出量的下降，故早期液体复苏、保持重要脏器灌注对于脏器功能恢复、降低病死率均有重要意义。目前对于液体复苏的种类学界尚无统一标准，还需进一步的研究来探讨。此外，液体量过多可能会加重心脏负荷，造成心功能进一步恶化，故实时监测血流动力学指标以指导液体使用也是十分必要的。此外，积极抗感染治疗是治疗的关键环节，能够从根本上抑制感染引起的宿主反应失调。在抗感染过程中，要遵守早期使用、足量疗程原则，早期可根据患者原发病灶经验性的选择抗生素治疗，后期应根据药敏实验结果及患者治疗反应进行动态调整。另外，其他的一些药物也被认为可能对脓毒性心肌病患者有治疗效果，如正性肌力药物，左西孟旦被证实能够降低脓毒性休克患者心肌损伤标志物，改善全身血流动力学状态；脓毒性心肌病患者接受艾司洛尔治疗后，其能够降低患者炎症指标，且治疗组患者住院期间死亡率显著低于对照组患者。在本例患者治疗中，我们积极给予抗感染治疗，且早期完善痰培养、血培养等，积极明确病原学，并请相关科室多学科会诊多次调整抗生素治疗方案，尽力保证抗感染的持续性及有效性。此外，针对患者休克状态，我们早期进行液体复苏，给予极化液、氯化钠、营养液等液体输注，并监测血流动力学指标及BNP等变化，指导液体量使用，同时积极行IABP辅助支持心脏功能，行气管插管呼吸机辅助通气，液体和器械同时使用为恢复心肺功能奠定基础。此外，在治疗过程中，我们也适时的给予左西孟旦增强心肌收缩力，且在疾病后期小剂量加用艾司洛尔控制患者心率，降低心肌耗氧，使心功能得到更好的恢复。通过上述行之有效的治疗，患者血象、BNP、PCT、肝肾功能、LVEF等指标均明显好转，出院前心功能已基本恢复正常，治疗效果很好。

患者出院后予以洛索洛芬钠继续治疗，加用曲美他嗪、尼可地尔等营养心肌改善微循环治疗，并予以沙库巴曲缬沙坦钠改善远期预后，予以多烯磷脂酰胆碱胶囊继续改善肝功能。

四、病例点评

脓毒性心肌病是近年来医学界新认识的一类心肌病，它并非传统意义上的由于病毒感染所导致的心肌炎或者器质性心肌病变所致的心肌病，而是由于全身炎症反应累及心脏所导致的炎症性心肌病的一种。该疾病发病机制复杂，故增加了临床诊疗的难度，进一步研究其发病机制、寻找早期识别脓毒性心肌病的指标，对于制订出有效的治疗方案，改善患者临床预后至关重要。

目前该疾病尚无统一的诊断标准，目前多数研究者认为其主要有以下 3 个主要临床特征：①射血分数（LVEF）降低，大多数临床研究以左心室射血分数≤50%，或EF值较基线水平下降超过10%为准；②左心室扩张；③EF和心功能恢复正常时间＞7d。早期识别并积极的抗感染治疗是保证治疗效果的前提。本例患者入院后很快出现心肌顿抑，射血分数明显降低，且合并多脏器受累，符合脓毒性心肌病的诊断标准，后通过影像学检查证实心肌损伤的存在，治疗上已给予积极抗感染，此外针对患者休克状态，积极行IABP辅助心脏功能，积极行气管插管呼吸机辅助通气，使得患者心肺功能得以恢复，各脏器相关化验指标均明显好转。

从该病例中，我们可以看出多学科团队合作（MDT）的重要性。不同时期，患者的病情进展不同，采取的诊疗策略也不同。多学科团队（MDT）针对个案展开深入讨论，这对选择此时此刻的最佳诊治策略尤为重要。

（病例提供：王 欣 刘 放 首都医科大学附属北京朝阳医院）
（病例点评：陈 未 中国医学科学院北京协和医院）

参考文献

[1]Sato R，Nasu M. A review of sepsis-induced cardiomyopathy[J].J Intensive Care，2015，3：48.

[2]Singer M，Deutschman CS，Seymour CW，et al.The Third International Consensus Definitions for Sepsis and Septic Shock （Sepsis-3）[J].JAMA，2016，315（8）：801-810.

[3]中国医疗保健国际交流促进会急诊医学分会，中华医学会急诊医学分会，中国医师协会急诊医师分会，等. 中国脓毒症早期预防与阻断急诊专家共识[J]. 临床急诊杂志，2020，21（7）：517-529.

[4]胡青，曹小平，黄钲，等.脓毒性心肌病的发病机制及治疗[J].华西医学，2020，35（11）：1380-1385.

病例21 新冠病毒感染相关心肌炎

一、病历摘要

（一）病史简介

一般情况：患者男性，54岁，主因"发热伴乏力、纳差1周，胸闷3天"于2022年12月21日入院。

现病史：患者入院1周前出现发热，最高体温38℃左右，伴轻度咳嗽、咳痰，为少量白黏痰，自行口服布洛芬，2日后体温恢复正常，未行新冠病毒相关化验。后出现乏力、纳差，伴恶心、呕吐，主要为进食后出现，呕吐物为胃内容物，以上症状进行性加重。3天前出现胸闷，自觉右眼睑肿胀，尿量减少、2~3次/日（尿量具体不详），伴尿色加深。入院1小时前（2022年12月21日08时左右）就诊我院急诊，行心电图提示$V_{2~3}$导联R波递增不良、肢导低电压。患者自发病以来，食欲、精神、睡眠差，大便如常，小便如前所述，体重无明显下降。

既往史：2年前于北京大学人民医院行纵隔肿物切除术，术后病理回报为良性占位，术后恢复好。

个人史：无吸烟史、饮酒史。适龄结婚，育有1女，配偶及子女体健。

家族史：否认心脏疾病及猝死家族史，否认其他家族性遗传病史。

（二）体格检查

体温36.8℃，脉搏70次/分，呼吸16次/分，BP 132/85mmHg。神志清楚，查体合作。双肺呼吸音清晰，无啰音，无胸膜摩擦音。心前区无隆起，心尖搏动无增强，心浊音界正常，心率70次/分，律齐，心音有力，A2＞P2，各瓣膜听诊区未闻及杂音，无心包摩擦音。腹平坦，腹部柔软，无压痛、反跳痛。双侧下肢无水肿。

（三）辅助检查

1. 入院后常规化验

血常规：白细胞$10.79×10^9$/L，血红蛋白171g/L，血小板$158×10^9$/L，中性粒细胞80.8%，淋巴细胞8.3%。

肝肾功能：谷丙转氨酶21U/L，谷草转氨酶47U/L，总胆红素26.9μmol/L，尿素氮12.99mmol/L，肌酐80μmol/L。

血脂：总胆固醇4.01mmol/L，三酰甘油3.35（mmol/L）↑，高密度脂蛋白胆固醇0.93mmol/L，低密度脂蛋白胆固醇1.97mmol/L。

电解质：钠127.4mmol/L，钾4.84mmol/L，氯94mmol/L。

血气分析：pH 7.43，$PCO_2$34.6mmHg，$PO_2$99.2mmHg，HCO_3^-22.7mmol/L，碱剩余-0.4mmol/L，$SaO_2$97.5%，乳酸5.2mmol/L。

甲功：$FT_3$1.65pg/ml，FT40.82ng/dl，TSH 4.36μIU/ml。

糖化血红蛋白：5.5%。

炎症和感染指标：超敏C反应蛋白1.9mg/L、降钙素原0.073ng/ml。

凝血未见明显异常，乙肝表面抗原、丙肝抗体阴性。

呼吸道新冠病毒核酸：阳性。

ANA、抗核抗体谱、抗ds-DNA抗体、ANCA均阴性。

2．心肌损伤标志物　如病例21图1、病例21图2所示。

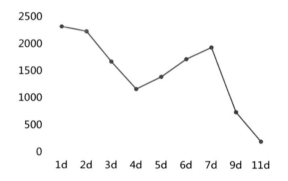

病例21图1　患者入院后N末端利钠肽原（NT-proBNP）监测结果（pg/ml）

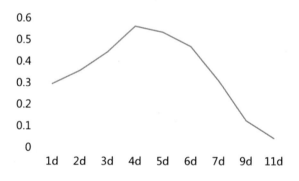

病例21图2　患者入院后肌钙蛋白T监测结果（ng/ml）

3．心电图　入院监测心电图并回顾患者既往心电图情况，其中图3为患者2022年患者体检心电图，病例21图3至病例21图6为本院急诊及病房心电图。

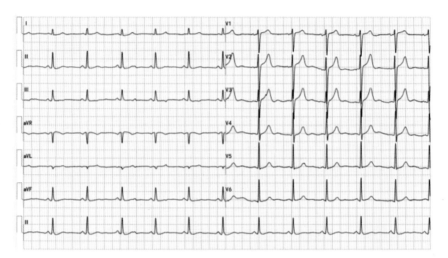

病例21图3　2022年5月6日外院心电图

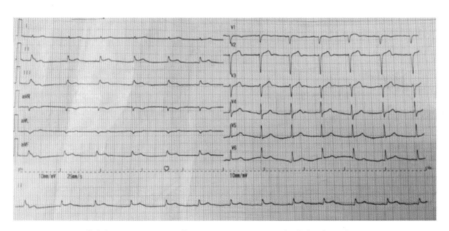

病例21图4　2022年12月21日8：05本院急诊心电图

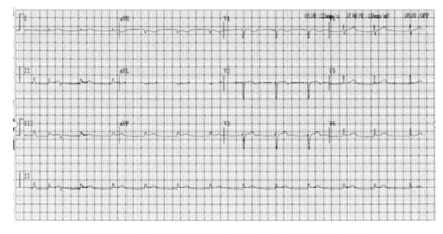

病例21图5　2022年12月21日16：05本院病房心电图

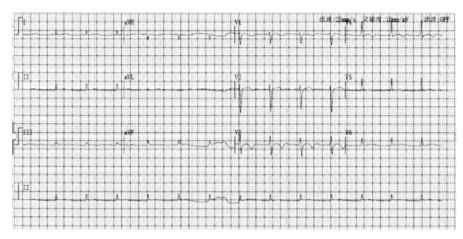

病例21图6　2022年12月24日本院病房心电图

4．影像学检查　患者入院当日超声心动图示右室壁增厚，心包少量积液，左室射血分数正常，2022年12月30日复查超声心动图右室壁厚度恢复正常，见病例21表1。2022年12月27日胸部CT示双肺渗出性病变，肺水肿？合并感染？双侧胸腔积液，双肺下叶部分肺不张，双肺纤维索条，心包少量积液，见病例21图7。2022年12月27日冠脉CTA钙化积分为0（钙化基准值130HU），左前降支浅肌桥，冠脉未见明显狭窄。2022年12月23日心血管磁共振成像示右室壁、双房壁、房间隔，室间隔心内膜下多发延迟强化，右室壁和室间隔心肌水肿，右室游离壁、左室前壁基底段、室间隔基底段-中段室壁增厚，右室壁运动幅度略减低，右室收缩功能略下降，心包中量积液，见病例21图8。

病例21表1　患者入院后超声心动图结果

	2022 年 12 月 21 日	2022 年 12 月 30 日
左房前后径（mm）	30.8	31.7
左房面积（cm^2）	14	15
右房面积（cm^2）	12	14
右室前壁厚度（mm）	7.8 ↑	4.9
右室前后径（mm）	21	19.7
左室舒张末内径（mm）	40.6	46.6
左室间隔厚度（mm）	8.1	9.2
左室后壁厚度（mm）	8.5	7.8
左心室射血分数	62%	70%
心包积液	少量	少量

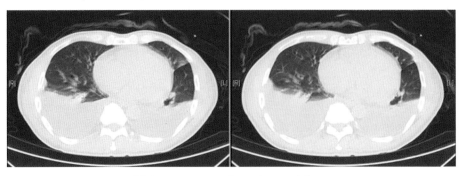

病例21图7　2022年12月27日胸部CT

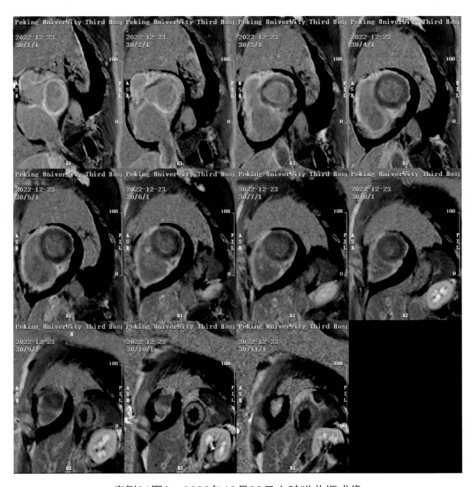

病例21图8　2022年12月23日心脏磁共振成像

5．心内膜活检病理结果　为进一步明确诊断，2022年12月26日于导管室行心内膜活检，病理切片结果见病例21图9。HE染色示心内膜轻度增厚，心肌纤维大部分排列整齐，部分心肌纤维水样变性（水肿）、个别破坏，变性坏死心肌旁间质及小血管周可见散在单核、淋巴细胞浸润。免疫组化结果示CD3+ T淋巴细胞多于7个/mm²，CD68+ 单核细胞多于4个/mm²。电镜示部分心肌纤维内肌节结构破坏，肌浆凝聚，部分细胞器水肿，血管内皮细胞肿胀，胞质内可见数量较多的泡状或管状结构，无明显排列，直径50~100μm。新型冠状病毒RNA原位PCR检测阳性。心内膜病理结果形态倾向心肌炎，新型冠状病毒相关心肌炎可能性大。

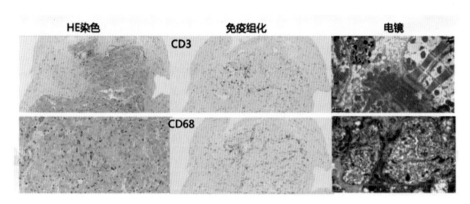

病例21图9　心内膜活检病理结果

二、诊治经过

结合患者症状、体征、辅助检查，入院诊断考虑：①乏力、胸闷待查，急性心肌炎可能性大；②新型冠状病毒感染；③胸腔积液。患者发病处于新冠病毒流行期，入院前有明显发热、乏力、消化系统症状，胸部CT可见双肺渗出，新型冠状病毒核酸阳性，考虑新型冠状病毒感染（普通型）诊断明确，因患者入院时病程已一周，体温正常，根据《新型冠状病毒感染诊疗方案（试行第十版）》相关推荐未予抗病毒治疗。冠脉CTA结果可排除冠心病，心脏核磁结果病变主要累及右室壁、室间隔和左室前壁，以心肌水肿和多发延迟强化为主要表现，考虑急性心肌炎，为进一步明确诊断2022年12月26日行心内膜活检，病理符合达拉斯标准，即心肌炎性细胞浸润伴心肌细胞非缺血性坏死，同时符合2013年欧洲心脏病学会（ESC）提出的心肌炎病理诊断标准，即基于心内膜心肌活检中存在至少14个/mm² CD45+炎症细胞，包括至少7个/mm² CD3+ T细胞，支持急性心肌炎诊断，结合患者病史、呼吸道新冠核酸检查结果考虑新型冠状病毒心肌炎可能性大。患者无明显左心室收缩功能障碍、严重心力衰竭、室性心律失常、Ⅱ度及以上房室传导阻滞和心源性休克表现，属于非复杂性急性心肌炎。入院后患者生命体征平稳，体温维持正常，卧床休息。监测出入量，间断给予利尿治疗，NT-proBNP逐渐下降，胸闷、乏力症状缓解。同时给予盐酸曲美他嗪营养心肌，酒石酸美托洛尔改善心肌重构。2022年12月30日患者好转出院，出院后限制高强度体力活动，日常活动无明显不适，2023年4月6日复查心血管核磁结果示大致正常，见病例21图10。

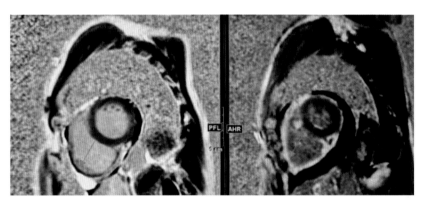

病例21图10　心血管核磁（2023年4月6日）

注：左图为好转后复查的CMR结果，箭头显示右室壁延迟强化消失；右图为发病时CMR结果，箭头显示右室壁弥漫延迟强化。

三、病例讨论

患者中年男性，急性病程，发热后出现乏力、胸闷症状，肌钙蛋白T升高，存在明确心肌损伤，常见心肌损伤原因包括急性心肌梗死、急性心肌炎、心肌病、心衰、肾功能不全、中毒等。患者为中年男性，心电图存在一过性下壁导联ST段抬高，应首先明确有无急性心肌梗死，本病例入院后行冠脉CTA检查未见明显冠脉狭窄，可基本除外冠心病所致心肌损伤。患者发病前存在发热和上呼吸道感染症状，除外了心肌病、心衰、肾功能不全及中毒等原因，应着重考虑急性心肌炎。因处于新型冠病毒流行期且核酸检测阳性，考虑新型冠状病毒病毒相关心肌炎可能性大。

心肌炎是指由于各种原因引起的心肌炎性病变。感染、自身免疫性疾病、物理化学因素等均可以引起心肌炎症。心肌炎临床表现各异，轻症患者可无任何症状，而重症患者可发生心力衰竭、心源性休克甚至猝死。心肌炎中以病毒性心肌炎最常见，除了经典的柯萨奇B组病毒感染，近年来随着新型冠状病毒疫情爆发，新型冠状病毒相关心肌炎日益引起重视。新型冠状病毒引起的心肌损伤相对常见，重型病例中心肌损伤发生率高达15% ~ 27.8%，但临床证实的新型冠状病毒相关心肌炎相对少见，一项纳入欧美人群的回顾性国际队列研究纳入56 963例Covid-19住院患者，明确诊断或很可能是心肌炎患者的患病率为0.24%。韩国的一项研究纳入181 656例住院患者，在随访期间，心肌炎/心包炎的发生率为0.08%。

心肌炎缺乏特异性临床表现，明确诊断具有一定挑战性。2013年ESC提出了新的心肌炎诊断标准，纳入了临床表现、心电图、心肌损伤标志物、心脏结构和功能异常的影像学表现（超声心动、冠脉造影、心脏磁共振成像）和心内膜活检特征性的组织学特点，其中心血管磁共振成像和心内膜活检诊断意义最大。心脏磁共振成像作为一种非侵入性检查手段对心肌炎的诊断价值受到高度重视，在出现心肌炎最初临床表现后2~3周灵敏度最高，在临床中广泛应用。2009年提出的心脏磁共振Lake Louise标准对T_2加权像（与心肌水肿相关）、早期钆增强（与心肌充血相关）、晚期钆增强（与心肌坏死和纤维化相关）3个方面进行评估。上述标准在2018年进行了更新，原标准的灵敏度和特异性分别为74%和86%，而更新后的灵敏度和特异性分别为88%和96%。2023年日本循环学会心肌炎指南推荐对疑诊心肌炎且血流动力学稳定的患者进行心脏磁共振检查，同时心脏磁共振可指导进行危险分层。心内膜活检是心肌炎诊断的金标准，2013年发表的ESC共识推荐对所有可疑心肌炎患者都应进行心内膜活检，2023年日本循环学会心肌炎指南对心内膜活检态度较为谨慎，推荐对疑诊心肌炎且存在严重心衰、心源性休克、室性心律失常、高度房室传导阻滞的患者进行心内膜活检。但由于心内膜心肌活检是一项有创检查，因此在临床应用中存在很大限制，一篇系统综述总结了38例符合2013年ESC的确诊/可能心肌炎诊断标准的新型冠状病毒相关心肌炎，其中仅5例进行了心内膜活检。心内膜活检的敏感性取决于取材数量而非取材部位，取材数量越多敏感性越高，因此心内膜活检需多点取材。20世纪80年代提出的达拉斯病理标准敏感度低，不同病理医生判断结果变异度大。ESC提出的新的心肌炎诊断标准对病理学标准同时进行了更新，新标准包括白细胞>14个/mm^2，其中淋巴细胞>7个/mm^2。本病例通过以上两项检查确立了急性心肌炎的诊断，但明确的病因学诊断仍需依赖于进一步检查。呼吸道新型冠状病毒核酸检测只能提供全身感染证据，心内膜标本进行新型冠状病毒核酸检测具有确诊意义，但阳性率较低。本病例在呼吸道核酸检测的基础上进一步进行了组织切片核酸PCR检测，从而为诊断新型冠状病毒相关心肌炎提供了完整的病因学证据。

本病例存在发热症状，胸部CT双肺渗出，依据《新型冠状病毒感染诊疗方案（试行第十版）》临床分型应属于普通型，就新型冠状病毒全身感染而言治疗上以对症支持治疗为主，无明确抗病毒、糖皮质激素及免疫抑制剂（托珠单抗、巴瑞替尼）治疗指征。从心肌炎临床分型上看应属于非复杂性心肌炎，既往临床实践此类患者多在限制体力活动基础上应用非甾体类抗炎药缓解胸痛等症状。新型冠状病毒相关心肌炎治疗目前尚缺乏高质量循证医学证据，目前发表的个案报道和观察性研究治疗措施相对积极，糖皮质激素、免疫抑制剂和丙种球蛋白使用比例均较高。一项研究回顾了美国和欧洲的23家医院在2020年2月1日至2021年4月30日期间的56963名新型冠状病毒感染住院患者。纳入标准是根据心内膜心肌活检诊断为急性心肌炎，或肌钙蛋白水平升高加上心血管磁共振的典型急性心肌炎特征。最后入选了54名确诊或可能急性心肌炎患者，其中30例（55.5%）使用了糖皮质激素、8例（14.8%）使用了丙种球蛋白、5例（7.4%）患者使用了其他免疫抑制剂，21人（38.9%）有暴发性表现，需要正性肌力支持或临时机械循环支持。因本例患者系统性新型冠状病毒感染分型还是心肌炎分型均较轻，治疗上以限制体力活动、利尿改善心衰症状为主，未采用糖皮质激素、免疫抑制剂和丙种球蛋白治疗。但采用更积极的治疗能带来更多的临床获益仍有赖于进一步研究明确。

与其他病因所致急性心肌炎类似，新型冠状病毒相关心肌炎预后差异非常大，可表现为无明显后遗症状、慢性心力衰竭、心源性休克，甚至死亡。本病例后续随访中心功能完全恢复，复查心脏磁共振无纤维化等表现，预后较好。但在前述的回顾性队列中住院死亡率或临时机械循环支持的复合发生率为20.4%，在120天时，估算死亡率为6.6%，其中有肺炎的患者为15.1%，无肺炎的患者为0%（$P=0.044$）。在院期间，通过超声心动图评估的LVEF从入院时的平均40%提高到出院时的55%（n=47，$P<0.0001$），有或没有肺炎相似。因此，对于可疑新冠病毒相关心肌炎仍需高度重视，尤其是合并肺炎的患者，警惕预后不良事件发生。

四、病例点评

急性心肌炎是心血管内科常见病，病因复杂，临床表现多样，诊断和治疗均非常具有挑战性。在新型冠状病毒疫情的大背景下，新型冠状病毒相关心肌炎逐渐进入心内科医生的视线并日益受到重视。

该患者起病过程相对典型，并伴随心电图ST-T改变和心肌损伤标志物升高，在排除冠心病后将急性心肌炎作为首要考虑疾病并不难，但如何通过进一步检查明确诊断对于后续的治疗具有重要意义。心血管磁共振成像和心内膜活检是目前急性心肌炎最具诊断价值的检查手段，在充分考虑患者病情基础上及时、果断地进行上述两项检查为后续诊治提供了十分重要的信息。

新型冠状病毒感染发病率高，治疗经验和循证医学证据相对充分，但新型冠状病毒相关心肌炎发病率较低，研究相对较少，预后存在显著差异。该患者的治疗基本遵循了新型冠状病毒感染和急性心肌炎治疗的一般原则，取得了较好的效果，但考虑到该患者存在心衰表现，是否应该更积极采用糖皮质激素、免疫抑制剂和丙种球蛋白仍需进一步商榷。

（病例提供：张瑞涛　王新宇　北京大学第三医院）
（病例点评：陈　未　中国医学科学院北京协和医院　王新宇　北京大学第三医院）

参考文献

[1]国家卫生健康委，国家中医药局.新型冠状病毒感染诊疗方案（试行第十版）[J].传染病信息，2023，36（1）：8.

[2]AretzHT.Myocarditis：the Dallas criteria[J].Human Pathology，1987，18（6）：619-624.

[3]Caforio A，Pankuweit S，Arbustini E，et al.Current state of knowledge on aetiology，diagnosis，management，and therapy of myocarditis：a position statement of the European Society of Cardiology Working Group on Myocardial and Pericardial Diseases[J].EUROPEAN HEART JOURNAL，2013，34（33）.

[4]Basso C.Myocarditis[J].The New England journal of medicine，2022，387（16）：1488-1500.

[5]Ammirati E，Moslehi JJ.Diagnosis and Treatment of Acute Myocarditis：A Review[J].JAMA，2023，329（13）：1098-1113.

[6]Nagai T，Inomata T，Kohno T，et al.Japanese Circulation Society Joint Working Group. JCS2023 Guideline on the Diagnosis and Treatment of Myocarditis[J].Circ J，2023，87（5）：674-754.doi：10.1253/circj.CJ-22-0696. Epub2023 Mar 31.PMID：36908170.

[7]Castiello T，Georgiopoulos G，Finocchiaro G，et al.COVID-19 and myocarditis：a systematic review and overview of current challenges[J].Heart Failure Reviews，2021（2636-48）.

[8]Ammirati E，Lupi L，Palazzini M，et al.Prevalence，Characteristics，and Outcomes of COVID-19-Associated Acute Myocarditis[J].Circulation，2022，145（15）：1123-1139.

第四章

心律失常

病例22　侵袭性甲状腺炎致反复晕厥前兆发作

一、病历摘要

（一）病史简介

一般情况： 患者男性，45岁。因"发作性头痛、心悸、胸闷4天"于2008年12月入院。

现病史： 入院前4天无诱因反复出现头痛伴胸闷、心悸发作，有时伴出汗，均为清醒时发作，自诉与运动、体位变化、咳嗽、转颈、排尿无关，发作与缓解无明显规律，发作时意识存在，但须倚靠物体不能活动；起病以来无发热，发作前后无胸痛、恶心、呕吐、腹泻，无二便失禁，无视野缺失及闪光点；症状每次持续数分钟至30分钟，多数发作可自行缓解，缓解后无感觉及运动障碍，无记忆缺失；持续时间较长的发作时120急救人员现场处置发现其窦性心动过缓及显著低血压，予以阿托品静脉注射后数分钟内完全缓解，故经急诊收入心内科CCU。

2个月前照镜子时偶然发现左颈前包块，在我院门诊就诊，行超声及甲状腺功能检查，诊断为"甲状腺腺瘤并甲亢"，口服甲巯咪唑25mg tid，1个月后复查甲功诊断为"甲状腺功能减退"，口服甲状腺素片治疗。

发病前半年内无明显睡眠、饮食、尿便异常，无明显体重减轻或增加，体力活动好。

既往史： 否认高血压、糖尿病、心脏病病史。

个人史： 吸烟史20年，每天20～40支，余无殊。

家族史： 否认类似发作家族史。

（二）体格检查

神清，BP 110/66mmHg（1mmHg＝0.133kPa）。头颈部浅表淋巴结未触及肿大，

无颈静脉充盈及怒张，左颈前可及6cm×5cm包块，质韧，活动差，无触痛，颈部及包块未及血管杂音，双肺呼吸音清，未闻及干湿性啰音，心界不大，心率66次/分，律齐，未闻及病理性杂音，肝脏肋下未触及，无下肢水肿。

（三）辅助检查

胸片未见显著异常，头CT未见显著异常，肝肾功能及电解质正常，血、尿常规正常，cTnT阴性，D-二聚体阴性，超声心动图示心脏结构及功能未见明显异常。

甲状腺功能（2008年12月4日，入院第二日）：TSH 4.75μIU/ml（参考值0.35~5.5μIU/ml）、T$_3$ 1.6ng/ml（参考值0.6~1.81ng/ml）、T$_4$ 6.6μg/dl（参考值4.5~10.9μg/dl）、FT$_3$ 2.77pg/ml（参考值2.3~4.2pg/ml）、FT$_4$ 0.91ng/dl（参考值0.89~1.76ng/dl），TG-Ab 32.0U/ml（参考值0~60U/ml）、TPO-Ab 40.0U/ml（参考值0~60U/ml），甲状腺摄取率36.3%（参考值32%~48.4%）。甲状腺功能（2008年10月8日，入院2个月前）：TSH 0.00μIU/ml（参考值0.35~5.5μIU/ml）、T$_3$ 2.13ng/ml（参考值0.6~1.81ng/ml）、T$_4$ 9.5μg/dl（参考值4.5~10.9μg/dl）、FT$_3$ 4.78pg/ml（参考值2.3~4.2pg/ml）、FT$_4$ 1.38ng/dl（参考值0.89~1.76ng/dl），TG-Ab 14.5U/ml（参考值0~60U/ml）、TPO-Ab 43.8U/ml（参考值0~60U/ml）。甲状腺功能（2008年11月28日，入院约1周前，甲巯咪唑治疗后）：TSH 24.62μIU/ml（参考值0.35~5.5μIU/ml）、FT$_3$ 1.83pg/ml（参考值2.3~4.2pg/ml）、FT$_4$ 0.6ng/dl（参考值0.89~1.76ng/dl）。

入院后颈部超声（病例22图1）：左叶甲状腺囊实性变，左颈内静脉明显受压，左颈总动脉受压变窄血流速度增快，左右颈动脉窦附近未见病变。颈部CT平扫（病例22图2）：左甲状腺占位，气管受压右移，颈动脉显示不清，未见明显肿大淋巴结。

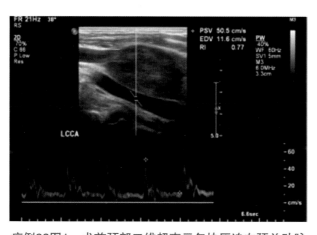

病例22图1　术前颈部二维超声示包块压迫左颈总动脉

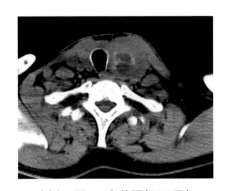

病例22图2　术前颈部CT平扫

注：左侧甲状腺囊实性包块与颈血管界限不清。

二、诊治经过

入CCU后卧床监护过程中仍反复发作头痛、胸闷、心悸、出汗，未发现明显诱因，在甲状腺触诊及甲状腺超声检查过程中对颈部包块的机械刺激亦未出现相关症状。发作时心电监护示窦性心动过缓，窦率慢至35～40次/分并出现交界区逸搏心律，同时血压下降至60/40mmHg左右，心电图可见广泛导联ST段压低约1mv，静脉注射阿托品1mg或多巴胺3mg后3～5分钟可好转，心率、血压恢复至发作前水平，心电图示压低的ST段回到等电位线。经右股静脉置入临时心脏起搏并设定起搏频率55～60次/分，发作时心室起搏良好仍有严重低血压及上述症状。冠状动脉造影未见冠状动脉狭窄或痉挛。

入院第3天全麻下急诊手术探查左颈部肿块，术中可见甲状腺左叶明显肿大，其下极可见一约5cm×4cm×4cm结节，质硬，与周围组织界限不清，其前部与颈部肌肉组织粘连，后部包绕颈血管鞘。术中将甲状腺峡部、左叶及包块颈血管鞘前部分切除。病理（病例22图3）示纤维组织增生明显，淋巴细胞及浆细胞浸润，甲状腺滤泡细胞被纤维组织分隔，可见横纹肌组织。免疫组化：部分细胞CD3（+）、CD79α（+），部分甲状腺滤泡上皮CK19（+），α-actin（+）、Vimentin（+）。

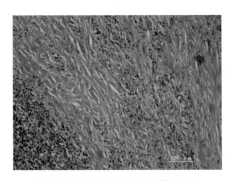

病例22图3　甲状腺包块病理

术后第3天上述症状再次发作一次，程度较前为轻，静脉注射阿托品0.5mg后好转。随访1年前述症状未再发作，复查颈部B超未见新发甲状腺包块。

三、病例讨论

本例患者为中青年男性，主要症状为头痛、心悸、胸闷，初步诊断首先集中在心血管疾病范围，如阵发性心律失常和心肌缺血。现阶段心血管疾病发病率高，中青年男性冠状动脉粥样硬化狭窄也已常见；此外，还要排除冠状动脉痉挛等非阻塞性冠状动脉疾病。在心律失常中，常见类型是阵发性室上性心动过速、心房扑动、心房颤动和持续性室性心动过速，既可见于无明显心脏结构和功能改变的个体，也可见于各种类型器质性心脏病如原发性心肌病、瓣膜病等患者，少数青壮年患者也可出现缓慢型心律失常。该例患者在体格检查阶段，尤其是在120院前接诊和住院后数次发作当中，明确了有血压下降和心动过缓的血流动力学改变以及明显相关的症状，从严重程度上因无意识丧失，故符合晕厥前兆（体张力丧失或降低但不伴意识丧失，可有意识模糊）的诊断，此时的鉴别诊断范围更为指向心源性晕厥和神经介导性晕厥。晕厥和晕厥前兆的人群患病率很高，欧美国家的数据显示约有半数人在一生中会发生晕厥，我国人群虽然没有具体数据，但在门诊、急诊晕厥也是常见就诊原因。针对晕厥患者，在区分神经介导性晕厥、直立位低血压和心源性晕厥的同时，还需与非晕厥的意识丧失鉴别，如癫痫、后循环缺血以及心因性假性晕厥。

虽然该患既往除吸烟外没有其他心血管病疾病危险因素，但器质性的心脏病尤其是右冠状动脉缺血需要首先排除。进一步的检查中，超声心动图排除了典型的心肌病和瓣膜病，发作时的心电图未见ST段抬高改变及快速心律失常，冠状动脉造影未见固定狭窄，结合其无胸痛症状，包括痉挛在内的冠状动脉缺血等心源性晕厥也基本排除。本病例患者无明确诱因和发作场景等规律，但发作时有医生在场明确了心率和血压同时下降，又经冠状动脉造影排除了缺血原因，拮抗迷走神经的阿托品和多巴胺有效，迷走神经介导的晕厥/晕厥前兆成立。血管迷走神经反射常导致心率减慢、血压下降，严重者可出现晕厥前兆或晕厥，血管迷走性晕厥（vasovagal syncope，VVS）在晕厥患者中占相当大比例，也常见于经血管介入诊疗中，按临床症状可分为四型：以心动过缓、心搏停顿为主的心脏抑制型；以血管扩张、血压下降为主的血管减压型；以心动过缓和血压下降并存的混合型；脑缺氧症状为主的脑型。Bezold-Jarisch反射机制是传统的最常用于解释VVS的触发机制模式。在VVS患者中，直立体位初起时回心血量减少，心室充盈下降，引起心室强烈收缩，造成空排效应，激活左室后下壁C纤维，传递冲动到脑干迷走中枢拟似血压升高的交感冲动,激发迷走神经活性加强,使心率减慢,周围血管阻力下降,血压降低,重者意识障碍,晕厥发作。也有研究认为,一些神经内分泌异常反应和血管内皮功能不全参与了VVS的发生。颈部血管周围以及血管壁均有丰富迷走神经分布,已有报道迷走神经体瘤、颈动脉体瘤、神经纤维瘤、神经鞘瘤等可以引起血管迷走神经反射甚至晕厥。本例患者发作性心动过缓、血压下降,应用阿托品和多巴胺治疗有效,缓解后无异常体征,心脏起搏未能预防发作亦未能减轻症状,为混合型血管迷走神经反射。颈部包块质硬,术前以及术中都发现其与颈动脉鞘粘连紧密并有压迫颈血管的表现,除术后第三日发作一次后相关症状未再出现(本病例术后早期再发症状可能与颈血管鞘周组织水肿压迫有关),提示该病变与反复血管迷走反射发作有关。病理结果证实为侵袭性甲状腺炎。

　　侵袭性甲状腺炎(Riedel甲状腺炎)又称慢性纤维性甲状腺炎,是罕见的甲状腺纤维化的疾病,1896年首先由Riedel报道,其病因尚不明确。由于其对周围组织进行性浸润,难与甲状腺恶性疾病如甲状腺未分化癌相区别,在手术前很难明确诊断并采取相应的治疗。主要临床表现为:①进展快,短期内可出现明显临床症状,如颈前区包块,伴咽喉部不适及压迫症状;②坚硬无痛性包块可延伸到周围组织内,对周围组织明显的压迫;③颈区淋巴结不大。在实验室检查方面侵袭性甲状腺炎没有特异性,Schwaegerl等的临床资料显示64%的病例为正常甲状腺功能,32%为甲状腺功能减低,其余4%为甲状腺功能亢进。非手术治疗常用的药物有糖皮质激素和三苯氧胺。糖皮质激素主要用在手术前有明显压迫症状者,以及手术后减少组织水肿和纤维增生,不推荐长期使用;左旋甲状腺素的应用主要是一种替代治疗;三苯氧胺能够抑制纤维结缔组织的增生,并能够缓解患者的症状和体征。由于侵袭性甲状腺炎常进行性加重,即便早期发现内科治疗效果仍不肯定,目前认为对该疾病强调早期发现早期手术,一方面能够避免该疾病的进行性发展造成压迫和侵袭症状;另一方面也避免了在压迫或侵袭症状出现后仅行局部减压手术的被动局面,减少并发症的发生。结合文献复习和该患者临床过程能够提示我们,本病例中侵袭性甲状腺炎对颈动脉压力感受器的作用并不仅仅是简单的挤压作用,可能还有浸润、牵拉等刺激效应。

四、病例点评

　　仔细的病史询问和体格检查是建立在诊断基础上而又重要的环节。多数反射性晕厥通过典型病史和症状就可诊断;发作规律和卧立位血压测量常常可确立直立位低血压的诊断;与活动相关、伴有胸痛或心悸、基础心血管病史是心源性晕厥的重要线索,加上心电图、超声心动图等证据常可确定。

本病例的病因诊断分析过程中，体现出了"一元论"的诊断思维原则。在老年患者中，随增龄而出现各系统疾病危险因素的积累，在出现多种症状时，有可能是共存的多种疾病分别相对应的临床表现。与老年患者不同，在青壮年患者中出现多种症状时，要尽可能试着用一种疾病来解释不同的症状，这就是所谓的"一元论"。本病例中病史以及查体所发现的颈部包块很快被作为迷走神经反射性晕厥的嫌疑病因，进一步的超声和CT检查明确了颈动脉受累，从疾病的发病机制方面就理顺了逻辑关系，尽早的外科积极干预也获得了良好的效果和远期结局，最终病理诊断为侵袭性甲状腺炎，其浸润效应正是它与其他类型甲状腺疾病相比的特别之处。

（病例提供：范振兴　李　静　首都医科大学宣武医院）

（病例点评：陈　未　中国医学科学院北京协和医院）

参考文献

[1]中华心血管病杂志编辑委员会，中国生物医学工程学会心律分会，中国老年学和老年医学学会心血管病专业委员会，等.晕厥诊断与治疗中国专家共识（2018）[J].中华心血管病杂志，2019，47（2）：96-107.DOI：10.3760/cma.j.issn.0253-3758.2019.02.006.

[2]Brignole M，Moya A，de Lange FJ，et al.ESC Scientific Document Group.2018 ESC Guidelines for the diagnosis and management of syncope[J].Eur Heart J，2018，39（21）：1883-1948. doi：10.1093/eurheartj/ehy037.PMID：29562304.

[3]Schwaegerle SM，Bauer TW，Esselstyn Jr CB.Riedel's thyroiditis[J]. Am J Clin Pathol，1988，90：715-722.

[4]Zala A，Berhane T，Juhlin CC，et al.RiedelThyroiditis[J].J Clin Endocrinol Metab，2020，105（9）：dgaa468.doi：10.1210/clinem/dgaa468. PMID：32687163.

病例23　反复抽搐、室性心律失常——RYR2基因突变相关疾病

一、病历摘要

（一）病史简介

一般情况：患者女性，30岁，因"反复抽搐伴意识丧失29年"入院。

现病史：1993年（1岁7个月）患者发热体温39.8℃时突发四肢抽搐、口吐白沫、呼之不应，抽搐持续时间不详，苏醒后家属诉与病前无异。1993—2002年（9岁）期间曾于发热时发作4次类似症状。2002年患者无明显诱因再次发作，四肢抽搐、倒地，伴意识丧失、双眼上视、口吐白沫、口中含混发音。否认前驱症状，否认大小便失禁，持续1min后抽搐停止，约30min后苏醒，对发作过程无记忆，语言及肢体活动与病前无异，就诊当地医院，查EEG提示异常放电，MRI提示海马体囊肿，ECG、CT正常，予丙戊酸钠治疗，当年症状再发5次。2003年（10岁）改为卡马西平治疗，发作频率每月2～3次→每日发作1～2次。否认情绪激动或剧烈活动诱因，每次发作持续<1min，可自行终止。2005年（12岁）自行停用卡马西平，改为利脑明治疗，此后出现持续全头部胀痛，NRS 3～4分，日间困倦，记忆力下降，疼痛明显时伴视物旋转、步态不稳。否认耳鸣、恶心呕吐，仍每月发作2～3次前述全身抽搐症状。期间曾有1次跑步时发作心悸伴恶心、呕吐，否认头晕、黑矇、意识丧失、胸闷、胸痛。停止运动后自行好转，此后未再参加跑步等剧烈体育活动。2006年（13岁）停用利脑明，改服中成药品（自述后续成分鉴定含苯妥英钠），仍每月发作2～3次前述全身抽搐症状，服药2年后开始出现恶心呕吐、言语不清、肢体无力、体重下降，逐渐加重，考虑苯妥英钠中毒。2010年停用中成药。2010年（17岁）改为卡马西平0.1g bid→0.2g bid治疗，每月发作2～3次，后换为奥卡西平0.3g bid→0.6g bid治疗，发作频率每1～2个月1次→每日发作1～2次，自觉每次发作前有咽部麻木感，有时有情绪激动诱因，其他症状、持续时间同前。2014年（21岁）至2022年6月（29岁），逐渐调整药物为奥卡西平0.6g bid＋拉莫三嗪100mg bid治疗，仍每日发作1～2次，性质同前。情绪激动时伴胸闷、心前区刺痛，不放射至其他部位。否认心悸、头晕、黑矇，情绪平复后症状可缓解。期间于2019年11月检查EEG：广泛性慢波改变，双侧额叶为著，双侧中央区、枕叶、颞叶可见典型散在性棘慢波和尖慢波放电。2022年6月起患者停止食用鸭肉，至2022年11月2日未再发作，服用药物同前。2022年9月就诊湘雅医院，完善WES：RYR2（NM_001035.2 c9128+2T＞A），AD，杂合子，该变异ACMG评级临床意义未知（PM2，无人群携带记录），minigene试验证实致病癫痫。母亲杂合变异，父亲野生型。2022年10月18日患者就诊我院，考虑RYR2基因突变可导致CPVT、癫痫，加用普萘洛尔10mg tid治疗。2022年11月2日患者情绪激动后症状再发，持续<1min后自行终止。否认心悸、头晕、黑矇、胸痛，未遗留言语或肢体运动异常，对发作过程无记忆。

既往史：2021年9月起出现下肢疼痛、膝关节肿胀伴疼痛，查CK、CK-MB升高，ANA HN1：80+，RF（-），炎症指标、Ig+补体（-），肌电图提示慢性肌源性损害，膝关节超声提示双侧髌上囊积液，双侧滑膜增生，考虑肌痛原因未明，予甲强龙40mg iv×3d→甲泼尼龙24mg qd→目前减量至8mg qd、塞来昔布0.2g qn、甲钴胺0.5mg tid、七叶皂苷钠片60mg bid、胞磷胆碱钠片200mg tid治疗，肌痛有所缓解。2021年11月发现重度骨质疏松，目前维生素D胶丸800U qd、钙尔奇D 600mg qd治疗中，曾用地舒单抗治疗。

个人史：第4胎第1产（母亲生育时27岁，此前为人工流产），孕期正常，顺产，正常喂养，生长发育同正常同龄人，成绩中等，身高中等。初潮14岁，月经周期28天，持续3~4天。2020年起出现月经稀发，外院查性激素提示卵巢早衰，目前黄体酮＋雌二醇治疗中，月经可有来潮。

家族史：母亲5岁前曾有高热惊厥史，母亲43岁闭经。无兄弟姐妹。

（二）体格检查

体温36.5℃，血压122/64mmHg，心率72次/分。全身皮肤色素沉着，双眼眼间距增宽，心律不齐，可闻及频发早搏，未闻及心脏杂音。肺部、腹部查体（－）。双侧膝关节软组织肿胀感，浮髌征+，凉髌征+，被动活动时有疼痛，其他关节活动无明显疼痛。Tanner乳腺发育Ⅲ期，阴毛Ⅴ期，外阴女性型。神经查体：MMSE 28分，Moca 21分，颅神经（－），下肢肌肉压痛+，上下肢腱反射活跃，轮替动作正常，步基增宽。

（三）辅助检查

1. 门诊检查　心电图（病例23图1）：窦性心律，HR 105bpm，频发室早二联律。

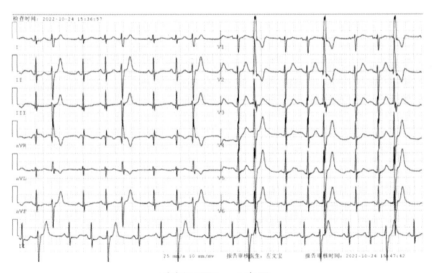

病例23图1　心电图

头颅MRI+SWI，见病例23图2所示。

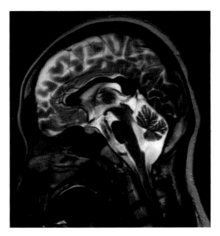

病例23图2　头MRI+SWI

注：大脑、小脑、脑干未见明显异常信号。小脑脑沟明显增宽，考虑小脑萎缩。

脑电图：右侧颞部导联反复出现中波幅尖波。

2. 入院后完善检查

血常规：白细胞9.50×10^9/L，中性粒细胞5.64×10^9/L，血红蛋白 124g/L，血小板288×10^9/L。

生化：Na 130mmol/L，K 4.0mmol/L，白蛋白41g/L，尿素氮3.99mmol/L，肌酐52μmol/L。

心肌酶：肌酸激酶232U/L，肌钙蛋白I<0.017μg/L，肌酸激酶同工酶<0.18μg/L，肌红蛋白21μg/L。N末端利钠肽原144pg/ml。

自身抗体：ANA1 80，抗SSA、抗SM、抗Scl-70、抗Jo-1、抗RNP抗体均为阴性。骨代谢：血钙 2.11mmol/L，T-25OHD 18.6ng/ml，甲状旁腺素35.0pg/ml。

超声心动：LVEF 72%，心脏结构及功能未见明显异常。

24h-holter（病例23图3）（@心得安10mg tid）：HR_{max} 108bpm，HR_{min} 59bpm，HR_{mean} 74bpm，室早总数7496次（7.23%），单个室早7496次，二联律5阵，三联律414阵。

72h长程holter（停心得安48h）：窦性心律，平均心率84次/分（68～133bpm），房性早搏12个，室性早搏8175个，单发8173，成对1个，二联律9阵，三联律487阵。

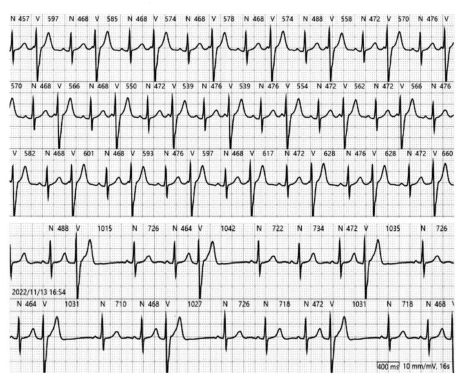

病例23图3　24h-holter

停用心得安24h，异丙肾上腺素诱发试验，结果阴性（病例23表1）。

病例23表1　异丙肾上腺素诱发试验（停用心得安24h），结果阴性

时间	异丙肾（μg/min）	心率（bpm）	血压（mmHg）	心电图
14：10	0	75	129/77	
14：15	1	80	118/74	
14：17	2	84	115/70	
14：19	3	116	124/65	室早增多，单形态
14：22	4	132	121/57	室早增多，单形态，二联律
14：24	停泵	131	120/55	二联律
14：27	3min	114	125/57	室早减少，单形态
14：30	6min	95	119/68	室早进一步减少，单形态
14：33	9min	88	116/70	室早消失
14：36	12min	82	112/70	室早消失

双膝关节MRI：左侧膝关节髌上囊及关节腔少量积液，右膝关节外侧半月板前角变性，右胫骨平台下方滑膜疝可能，右侧髌上囊及关节腔少量积液。完善双大腿

MRI：未见明显异常。

肌电图：未见神经源性和肌源性损害。

二、诊治经过

患者入院后未再发作抽搐，患者一般情况可，以平卧休息为主，偶有心悸、胸闷不适，复查心电图多为偶发室性早搏，可自行下地行走20m。偶可闻及早搏（1~2次/分），BP 100~110/70~80mmHg，HR 70~80bpm，SpO_2 100%@RA，心肺腹查体较入院无变化。

同时针对患者的多系统受累表现，神经内科会诊：患者的癫痫症状表现为全面强直阵挛发作，脑电图为右侧额叶、颞叶不典型尖端复合波，额骨电极提示右前颞叶尖波，锐向倒置，因为脑电图提示为局灶起源性癫痫，患者的RYR2基因突变为剪接位点突变，也是可以致病的，癫痫治疗方面可以使用钠离子通道阻滞剂相关的抗癫痫药物，如苯妥英钠，但患者既往使用后出现苯妥英钠中毒表现，故可以继续目前奥卡西平＋拉莫三嗪的药物治疗方案。风湿免疫科会诊：患者病程中肌酶升高，但入院后复查肌酸激酶仍轻度升高，但入院后完善肌炎抗体均阴性，虽ANA1：80，但综合考虑炎性肌病证据不足，肌酸激酶升高考虑与长期间断癫痫有关。内分泌科会诊：患者早发卵巢功能不全诊断明确，不除外与基因相关，建议继续人工周期治疗；骨质疏松方面，定期复查骨代谢指标及骨密度，普通维生素D加量。综合患者各科会诊意见以及诱发试验结果，考虑患者不能诊断CPVT（儿茶酚胺敏感性多形性室速），但患者RYR2基因突变外院行minigene试验显示可以导致截短蛋白产生，所以该基因突变有致病性，由于RYR2在心肌和神经系统均有表达，突变之后可以引起神经系统异常放电导致癫痫，同时也可以导致心肌细胞上的RyR2通道对肾上腺素的敏感性增加而导致多形性室速发生，确诊需要动态心电图或发作时心电图有多形性室速表现，或者行运动负荷试验诱发多形性室速发作，患者因为膝关节功能障碍无法进行运动试验时可以采用肾上腺素或异丙肾上腺素素进行药物诱发，但患者使用异丙肾上腺素后多为频发室早而非多形性室速，故无法诊断CPVT，对于非多形性室速的RYR基因突变患者临床诊断为CRDS（Calcium Release Deficiency Syndrome）；药物治疗上，患者使用普萘洛尔后室性心律失常明显减少，带药出院，并嘱托去门诊随诊。

三、病例讨论

患者为年轻女性，自幼反复癫痫发作，药物治疗后仍反复发作，后行全基因组测序有RYR2基因杂合突变，提示患者有可能为CPVT（病例23图4）。CPVT是一种较少见的严重的原发性心脏电紊乱，多发生于无器质性心脏病、QT间期正常的儿童或青少年，以运动或情绪激动诱发双向性室性心动过速或多形性室性心动过速为特征，常伴发晕厥或猝死，是一种高度恶性的遗传性心律失常。根据致病基因不同分为两类：CPVT1是常染色体显性遗传，由心肌细胞兰尼碱受体（RYR2）基因突变引起，主要集中在RYR2蛋白的三个特定区域：N-末端、FKBP12.6（FK506结合蛋白）结合区和C-端跨膜区域；CPVT2是常染色体隐性遗传，较CPVT1少见，与CASQ2基因（心肌细胞储钙蛋白）突变有关，占1%~2%，大概有60%左右的CPVT患者可检出RYR2或CASQ2基因突变。

RYR2基因突变使得心肌细胞上的RYR2通道对肾上腺素的敏感性增加，导致交感兴奋条件下肌质网的钙泄露，这种持续细胞内钙离子浓度的增加导致电基质不稳定，继而出现延迟后除极和触发活动。CASQ2突变造成肌质网储存钙离子的能力下降，引起钙离子的异常释放，同样会引起延迟后除极的发生。RYR2在神经系统也广泛分布，包括神经元的胞体和轴突、树突，可以导致神经系统异常放电，引起全面和局灶性癫痫。

CPVT的诊断（病例23图4）需要符合任意一条：①年龄<40岁，心脏结构、静息心电图无异常，不能用其他原因解释的由运动或儿茶酚胺诱发的双向性室性心动过速或多形性室性早搏或多形性室性心动过速；②携带致病性基因突变的患者（先证者或家庭成员）；③CPVT先证者的家族成员在排除器质性心脏疾病，表现有运动诱发的室性期前收缩或双向性室性心动过速或多形性室性心动过速。其中运动负荷试验是诊断CPVT的金标准，为首选检查。在运动负荷试验时，室性心律失常的出现是高度可重复的，发生室性心律失常的心率阈值一般在110~130bpm。随着运动负荷的增加，室性心律失常也变得越来越复杂，心率在110~130bpm时，出现偶发的联律间期约为400ms的室性早搏，多呈右束支阻滞图形。随着心率增快，单形性室早可变为双形性室早，最终出现单形或多形室性早搏二联律，或非持续性室速。如果患者继续运动，部分CPVT患者室速持续时间也将增加，最终变成持续性室速，如果运动不停止最终可以演变为室颤。对于不能进行运动的患者可应用肾上腺素或异丙肾上腺素进行诱发心律失常。RYR2基因突变分为获得功能突变和丧失功能突变，靠近中线部位的错义突变常为获得功能突变，而其他部位的突变多为丧失功能突变，该患者的突变为剪接位点的突变，为丧失功能突变，多与CRDS（calcium release deficiency syndrome）相关，某些携带RYR2突变但既往无复发性室性心动过速症状或病史的患者也会出现心源性猝死或心搏骤停，并且运动试验或药物诱发试验为阴性。

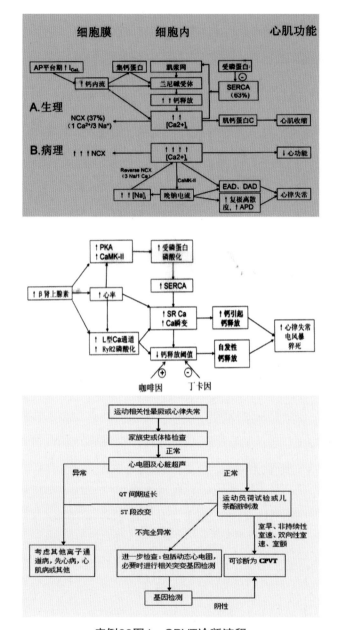

病例23图4　CPVT诊断流程

　　结合本例患者分析，患者有多发的室性心律失常，但并没有多形性室速发作，药物诱发试验阴性，基因检测发现有RYR2基因剪接位点丧失功能突变，minigene试验证实该基因突变可以导致癫痫发病，故最终诊断为CRDS。

　　根据2013年HRS/EHRA/APHRS的专家共识，治疗方面包括：所有患者应限制竞技性或剧烈运动，避免生活在紧张环境中（Ⅰ类推荐）；有症状的患者应接受β受体阻滞剂治疗（Ⅰ类推荐）；无症状的致病基因突变携带者，β受体阻滞剂治疗可能有效（Ⅱa类推荐）；β受体阻滞剂禁忌或不能耐受或治疗无效可考虑左侧交感神经切除术（LCSD）（Ⅱb类推荐）；使用β受体阻滞剂，联合使用氟卡胺可能有效（Ⅱa类推荐）；药物和LCSD治疗无效时，植入ICD（Ⅰ类推荐）；不建议ICD用于无症状患者（Ⅲ类推荐）。

　　β受体阻滞剂是药物治疗的基石，本例患者的室性心律失常在加用普萘洛尔后明显改善，故没有ICD植入或LCSD治疗指征，并同时加用抗癫痫药物控制神经系统症状即可。

四、病例点评

　　自1975年Reid首次报道CPVT病例以来，近年来对CPVT的疾病特点及病理生理学机制已经被越来越清晰的阐明，其中以RYR2基因突变为特征的CPVT1型更为常见，使得基因检测在诊断CPVT的作用日益突出。

　　本例患者自幼反复发作癫痫，行全外显子检查发现RYR2基因剪接位点丧失功能突变，但既往运动过程中以及癫痫发作中并未出现室性心动过速，异丙肾上腺素以及长程Holter未发现多形性室性心律失常，不符合CPVT的临床特征。该例患者minigene试验证实该基因突变可以导致癫痫发病，故患者最终诊断CRDS。

　　从该例患者的诊断中，可以看出对基因突变的解读以及功能学验证对于完善疾病诊断的重要性，尤其是对于目前未知的少见突变更为重要。

（病例提供：韩业晨　中国医学科学院北京协和医院）

（病例点评：陈太波　中国医学科学院北京协和医院）

参考文献

[1]Baltogiannis GG，Lysitsas DN，di Giovanni G，et al.CPVT：Arrhythmogenesis，Therapeutic Management，and Future Perspectives.A Brief Review of the Literature[J].Front Cardiovasc Med，2019，6：92.doi：10.3389/fcvm.2019.00092. PMID：31380394；PMCID：PMC6644488.

[2]Kushnir A，Wajsberg B，Marks AR.Ryanodine receptor dysfunction in human disorders[J]. BiochimBiophys Acta Mol Cell Res，2018，1865（11 Pt B）：1687-1697.doi：10.1016/ j.bbamcr.2018.07.011.Epub 2018 Jul 21.PMID：30040966.

[3]Priori SG，Wilde AA，Horie M，et al.Executive summary：HRS/EHRA/APHRS expert consensus statement on the diagnosis and management of patients with inherited primary

arrhythmia syndromes[J].JArrhythm，2014，30：29-47.

[4]Fowler ED，ZissimopoulosS.Molecular，Subcellular，and Arrhythmogenic Mechanisms in Genetic RyR2 Disease[J].Biomolecules，2022，12（8）：1030.doi：10.3390/biom12081030. PMID：35892340；PMCID：PMC9394283.

病例24 反复晕厥、心肌肥厚

一、病历摘要

（一）病史简介

一般情况：患者女性，72岁，因"间断心悸、胸痛近2年，加重伴意识丧失2个月"入院。

现病史：患者于2年前开始间断出现心悸、胸闷，持续数分钟后自行缓解，与活动无关。

当地医院完善ECG提示左室肥厚（病例24图1）。发作心悸时ECG提示心房颤动（房颤），心室率约150bpm，查肌钙蛋白I（cTnI）正常，N-末端利钠肽原（NT-proBNP）9120ng/L。超声心动图：对称性肥厚型心肌病，左室流出道梗阻。冠状动脉造影＋左室造影：左冠优势型；RCA发育细小、近中段完全闭塞；LAD中段狭窄75%；LCX近段狭窄30%~40%；心腔中部至流出道部分明显狭窄，室间隔中部及左室游离壁增厚，左心室-主动脉压力阶差70mmHg。诊断为冠状动脉粥样硬化性心脏病、肥厚型梗阻性心肌病，予铝镁匹林、美托洛尔、阿托伐他汀、厄贝沙坦等治疗，心悸、胸闷稍好转。2个月前心悸、胸闷再发，一周发作数次。曾心悸后出现意识丧失4次，步行、静坐、平卧均发作，表现为突然跌倒，摔伤头部，伴大小便失禁，2~10分钟后清醒。步行10余步气短，夜间可平卧。外院复查cTnI正常，NT-proBNP 16206pg/ml。心电图示房颤（病例24图2）及室性心动过速（病例24图3），Holter示窦性心律为主，可见短阵房性心动过速、房颤，房颤终止时可见窦性停搏，最长RR间期4.33秒（病例24图4）。加用利尿剂后患者心悸、气短症状不缓解，收入我院心内科。

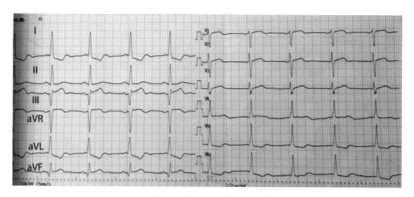

病例24图1　入院心电图

注：窦性心律，电轴左偏，左室高电压，Ⅰ、aVL、V$_4$~V$_6$继发性ST-T改变。

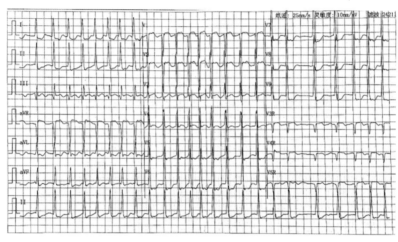

病例24图2　外院心电图

注：心房颤动，伴有快速心室率。

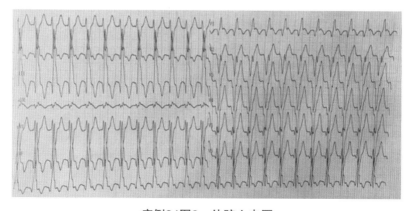

病例24图3　外院心电图

注：宽QRS波心动过速，电轴右偏，V$_1$导联QRS波呈qR形，V$_6$导联S波/R波＞1，提示为室性心动过速。

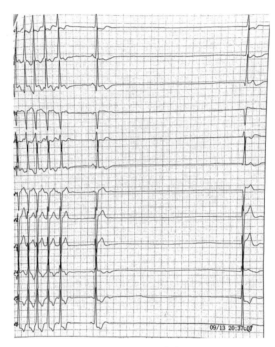

病例24图4　外院动态心电图

注：房颤时为快速心室率，房颤终止出现1次窦性心律，随后出现窦性停搏伴有交界性逸搏。RR间期最长约4.3秒。

既往史：高血压病10年余，最高BP 220/160mmHg，服药控制收缩压在130～140mmHg。陈旧性脑梗死史，下肢动脉栓塞史。

个人史：无殊。

家族史：否认家族心律失常、晕厥或猝死病史。

（二）体格检查

HR 58次/分，BP 114/48mmHg，SpO_2 97%，BMI 22.5kg/m²。听诊心律齐，胸骨左缘第三肋间为著的全收缩期喷射性杂音4级。神经系统查体：记忆力、计算力下降，可疑右侧视野缺损。

（三）辅助检查

1. 实验室检查

全血细胞分析：白细胞6.35 × 10⁹/L，血红蛋白98g/L，血小板193 × 10⁹/L。

生化：谷丙转氨酶9U/L，白蛋白43g/L，总胆红素10.3 μmol/L，肌酐 82 μmol/L，K 3.5mmol/L，Na 144mmol/L。

心肌标志物：cTnI 0.213 μg/L，肌酸激酶同工酶3.1 μg/L。

NT-proBNP 8221pg/ml。

血脂：总胆固醇3.73mmol/L，低密度脂蛋白胆固醇2.06mmol/L，高密度脂蛋白胆固醇1.11mmol/L，三酰甘油0.59mmol/L。

糖化血红蛋白5.7%。

高敏C反应蛋白8.98mg/L。

血清蛋白电泳、免疫固定电泳未见游离轻链或M蛋白。

铁蛋白13ng/ml（14～307ng/ml），血清铁31μg/dl（50～170ng/ml），总铁结合力506μg/dl（250～450）。

抗磷脂抗抗体、狼疮抗凝物、ANCA、ANAs、补体、免疫球蛋白无阳性发现。

α半乳糖苷酶（－）。

2．心电图及影像学检查（病例24图5、图6）

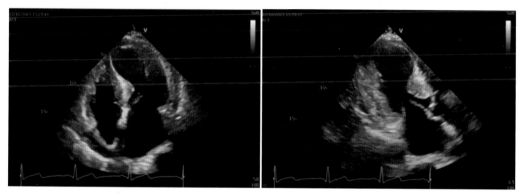

病例24图5　我院超声心动图

注：室间隔基部厚25mm、左室后壁15mm，二尖瓣前叶收缩期前向运动（systolic anterior motion，SAM 征）（＋），室间隔中远段无运动，左房 54mm×62mm，左室流出道峰值速度 4.53m/s、最大压差 82mmHg，肺动脉收缩压 45mmHg，双平面法 LVEF 50%。

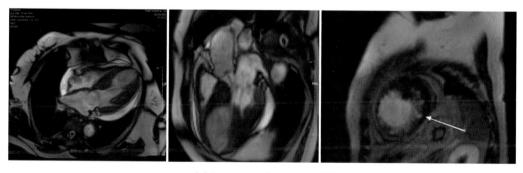

病例24图6　我院心脏核磁

注：左室心肌不均匀增厚，局部变薄，增厚心肌多发延迟强化，可符合肥厚型心肌病（梗阻性）表现；增厚心肌内多发斑片状高信号，考虑脂肪沉积或局部水肿可能（白色箭头）；二尖瓣 SAM 征；左室射血功能减低（LVEF ＝ 51.2%）；二尖瓣、主动脉瓣关闭不全；心包积液（中量）。

二、诊治经过

入院后考虑肥厚型梗阻性心肌病诊断明确，并发了阵发性房颤和持续性室速。鉴于患者病程中出现心悸终止时发生一过性意识丧失，考虑为房颤终止时RR长间歇导致可能性大，其胸闷症状考虑和左室流出道梗阻相关，其反复发作的心悸与晕厥，考虑和房颤、室速、窦性停搏以及左室流出道梗阻均有关系。

药物治疗方面，给予利伐沙班20mg qd抗凝预防卒中，给予胺碘酮维持窦性心律，预防房颤和室速的发作，并且给予小剂量酒石酸美托洛尔（12.5mg q12h）减轻梗阻，改善胸闷症状。

在器械治疗方面，患者存在心脏性猝死二级预防适应证，予植入型心律转复除颤器（implantable cardioverter defibrillator，ICD）治疗，并且加用胺碘酮预防室速发作；同时考虑到患者存在窦性停搏，具有心动过缓起搏治疗适应证，因此选择双腔ICD。植入双腔ICD之后，通过设置较短的AV间期（100ms）鼓励右室心尖部起搏。术后患者左室流出道梗阻显著改善（左室流出道最大压差82mmHg→32mmHg），症状明显缓解。

术后6个月门诊随诊，患者日常活动轻微乏力，未再出现明显心悸、胸闷，无头晕、意识丧失，ICD未放电，复查NT-proBNP 2479pg/ml，超声心动图未见明显左室流出道梗阻，Vmax 1.4m/s。

三、病例讨论

患者为老年女性，主要临床表现为胸闷、心悸，以及反复一过性意识丧失。超声心动图及心脏核磁提示肥厚型梗阻性心肌病，心电图提示多种心律失常，包括心房颤动、室性心动过速以及房颤终止时发生的RR长间歇。

在诊断与鉴别诊断方面，患者为老年女性，心脏超声及心脏核磁提示左室非对称性显著肥厚，以室间隔肥厚为著（≥15mm），有典型二尖瓣前叶SAM征，虽然长期高血压，但是左室高负荷难以解释非对称性肥厚，因此考虑肥厚型心肌病诊断基本明确，结合左室流出道最大压差≥30mmHg，诊断为肥厚型梗阻性心肌病。其他非编码肌小节蛋白基因突变导致的心肌肥厚，例如Fabry病、Danon病、Friedreich共济失调、心脏淀粉样变性等均无支持证据。

心房颤动是肥厚型心肌病常见的并发症，肥厚型心肌病并发房颤的患者，缺血性卒中风险显著升高。最新ESC房颤指南把存在肥厚型心肌病作为CHA_2DS_2-VASc评分里面的"C"，因此此例患者血栓栓塞风险评分为6分（肥厚型心肌病、高血压、

≥65岁、陈旧脑梗死及下肢动脉栓塞史、女性），为抗凝的Ⅰ类适应证。而美国肥厚型心肌病指南更加强调抗凝，认为无论CHA_2DS_2-VASc评分多少，发生房颤的肥厚型心肌病患者均应该抗凝（Ⅰ类推荐）。因此本例患者给予利伐沙班抗凝。

对于肥厚型梗阻性心肌病的患者，若左室流出道梗阻造成了症状，2020年美国肥厚型心肌病指南建议使用非血管扩张性β受体阻滞剂，并滴定至有效剂量或最大可耐受剂量。本例患者在植入双腔ICD保证不发生心动过缓之前，给予了小剂量$β_1$受体选择性美托洛尔进行治疗。

肥厚型心肌病患者若曾经出现心搏骤停或持续性室速，指南推荐植入ICD进行心脏性猝死的二级预防，本例患者曾经发作持续性室速，有植入ICD的Ⅰ类适应证。由于患者有明确房颤转复时的窦性停搏以及左室流出道梗阻，为了心房起搏以及尝试房室顺序心尖部起搏减轻梗阻，植入双腔ICD是合理的选择。

本例患者存在严重的左室流出道梗阻，治疗前左室流出道最大压差82mmHg。通常认为，若峰值压差≥50mmHg，且药物治疗无效，需要考虑进行间隔心肌减薄术（septal reduction therapy）。对于肥厚型梗阻性心肌病除了一般药物治疗（β受体阻滞剂、非二氢吡啶类钙离子拮抗剂例如维拉帕米、地尔硫卓等），并避免使用强心药物，避免过度利尿降低血容量，避免扩张外周血管导致后负荷降低以外，目前有6种手段可以降低左室流出道压差。

1. 传统的外科手术进行室间隔肌切除　对于最优药物治疗无效的肥厚型梗阻性心肌病患者，若适合手术操作，在有经验的中心可以进行外科手术（Ⅰ类推荐）。

2. 室间隔酒精消融术　若患者高龄、合并症多、外科手术风险高或外科手术有禁忌，可以考虑（Ⅰ类推荐）。

3. 超声引导下经皮室间隔射频消融　该术式是中国原创的治疗肥厚型梗阻性心肌病的方法。在早期的探索研究中，通过左室心尖插入射频消融针，对室间隔心肌进行射频消融，15例肥厚型梗阻性心肌病患者的流出道梗阻在6个月后显著改善（左室流出道最大压差中位数88mmHg→11mmHg，$P=0.001$），而且心功能显著改善。近期一项更大样本（n=200）的研究中，上述效果进一步得到了确认［左室流出道最大压差（$79±53$）mmHg→（$14±24$）mmHg，$P<0.001$］。

4. 室间隔心内膜射频消融术　一项早期研究纳入19例肥厚型梗阻性心肌病患者，接受左室间隔或右室间隔心内膜射频消融，左室流出道压差下降60%，心功能显著改善（NYHA $3.0±0.0$→$1.6±0.7$，$P=0.0001$），但21%的患者因为房室传导阻滞需要植入永久起搏器。

5. 新型的选择性心肌肌球蛋白抑制剂（如Mavacamten）　该药物可以与心

肌肌球蛋白可逆性结合，减少过度活化的肌球蛋白-肌动蛋白横桥数量，减轻心肌过度收缩。Mavacamten在一项随机双盲安慰剂对照的临床试验里面，251例肥厚型梗阻性心肌病（左室流出道最大压差≥50mmHg且NYHA Ⅱ～Ⅲ级）患者，随机分为Mavacamten治疗组和安慰剂对照组，主要终点是峰值耗氧（pVO₂）升高≥1.5mL/（kg·min）且NYHA分级改善≥1级或pVO₂升高≥3.0ml/（kg·min）且NYHA分级无恶化，经过30周随访，治疗组主要终点比例显著升高（37% vs 17%，$P=0.0005$）。

6. 右室心尖部起搏　右室心尖部起搏时，在收缩期右室游离壁及室间隔提前收缩，使得左室收缩时，左室游离壁与室间隔不同步，从而可以减轻流出道梗阻并可能改善临床心脏功能。根据目前的证据，右室心尖部起搏改善左室流出道梗阻在2021欧洲心脏病学会（ESC）心脏起搏与再同步化治疗指南中是Ⅱb类推荐；但如果合并有心动过缓起搏治疗适应证或ICD适应证的患者（最常见于>65岁的患者），选择双腔起搏器或双腔ICD达到同时进行心尖部起搏的目的在2020AHA/ACC HCM诊断及治疗指南中为Ⅱa类推荐。

本例患者高龄，合并高血压病、陈旧性脑梗死及下肢动脉栓塞，经心外科评估外科行室间隔肌切除手术风险较高，患者对外科手术顾虑较大，而且患者具有明确植入ICD和心脏起搏器适应证，因此选择植入双腔ICD并房室顺序起搏，以降低左室流出道压力、预防心脏性猝死和窦性停搏。经过短期随访，效果显著。若在长期随访中，患者服用胺碘酮仍无法有效减少房颤发作，可考虑房颤消融治疗。

四、病例点评

本例患者的诊治是一例比较典型的肥厚型梗阻性心肌病的诊治经过。肥厚型梗阻性心肌病并不少见，由于左室流出道梗阻，可引起胸闷、胸痛、气短等严重症状，若合并严重的心律失常，则会进一步加重病情。针对左室流出道梗阻的特异性治疗是近年来研究的热点，除了传统的外科手术和酒精消融，从药物（如选择性心肌肌球蛋白抑制剂）到介入（如经皮室间隔射频消融）都有很大的进展，如何选择个体化最优方案，是对临床医生的挑战。本例患者同时具有ICD植入以及心动过缓起搏治疗适应证，选择双腔ICD并且鼓励右室心尖部起搏以减轻左室流出道梗阻，取得了良好的短期效果，其远期效果和患者预后，仍有待长期的随访观察监测。

（病例提供：杨德彦　中国医学科学院北京协和医院）

（病例点评：陈太波　中国医学科学院北京协和医院）

参考文献

[1]Ommen SR，Mital S，Burke MA，et al.2020 AHA/ACC Guideline for the Diagnosis and Treatment of Patients With Hypertrophic Cardiomyopathy：Executive Summary：A Report of the American College of Cardiology/American Heart Association Joint Committee on Clinical Practice Guidelines[J]. Circulation，2020，142（25）：e533-e557.doi：10.1161/CIR.0000000000000938.

[2]Hindricks G，Potpara T，Dagres N，et al.2020 ESC Guidelines for the diagnosis and management of atrial fibrillation developed in collaboration with the European Association for Cardio-Thoracic Surgery（EACTS）：The Task Force for the diagnosis and management of atrial fibrillation of the European Society of Cardiology（ESC）Developed with the special contribution of the European Heart Rhythm Association（EHRA）of the ESC[J]. Eur Heart J，2021，42（5）：373-498.doi：10.1093/eurheartj/ehaa612.

[3]Glikson M，Nielsen JC，Kronborg MB，et al.2021 ESC Guidelines on cardiac pacing and cardiac resynchronization therapy[J].Eur Heart J，2021，42（35）：3427-3520.doi：10.1093/eurheartj/ehab364.

[4]Liu L，Li J，Zuo L，Zhang J，et al.Percutaneous Intramyocardial Septal Radiofrequency Ablation for Hypertrophic Obstructive Cardiomyopathy[J].J Am Coll Cardiol，2018，72（16）：1898-1909.doi：10.1016/j.jacc.2018.07.080.

[5]Zhou M，Ta S，Hahn RT，et al.Percutaneous Intramyocardial Septal Radiofrequency Ablation in Patients With Drµg-Refractory Hypertrophic Obstructive Cardiomyopathy[J].JAMACardiol，2022，7（5）：529-538.doi：10.1001/jamacardio.2022.0259.

[6]Lawrenz T，Borchert B，Leuner C，et al.Endocardial radiofrequency ablation for hypertrophic obstructive cardiomyopathy：acute results and 6 months' follow-up in 19 patients[J].J Am Coll Cardiol，2011，57（5）：572-576.doi：10.1016/j.jacc.2010.07.055.

[7]Olivotto I，Oreziak A，Barriales-Villa R，et al.Mavacamten for treatment of symptomatic obstructive hypertrophic cardiomyopathy（EXPLORER-HCM）：a randomised，double-blind，placebo-controlled，phase 3 trial[J].Lancet，2020，396（10253）：759-769.doi：10.1016/S0140-6736（20）31792-X.

病例25　Andersen Tawil综合征

一、病历摘要

（一）病史简介

一般情况：患者女性，19岁，主因"发作性肢体无力10年，心悸4年"于2017年1月16日入院。

现病史：2007年患者剧烈运动后出现双下肢无力，可平路行走，不可跑步、蹲起，上肢力量可，否认肢体麻木、走路不稳等，否认晨清暮重现象，当地医院查血钾正常低限，肌酸激酶（CK）升高（不详），症状持续1周自行缓解，未继续诊治。

2010年患者再次出现类似症状1次，持续1周自行缓解。此后患者反复运动后出现四肢无力、无法站立，上臂抬举困难，无发热、饮水呛咳、吞咽困难、视物模糊等不适。遂就诊当地医院查体：双下肢肌力Ⅲ+级，余神经系统（-）；血钾正常，CK 221U/L。诊断为周期性麻痹，予对症补钾、营养神经治疗无效，持续10日后症状自行缓解。

此后患者反复发作周期性麻痹，常于剧烈运动后出现，半个月至2个月发作1次，常出现于月经开始前10天，持续约10天于月经开始时自行缓解。期间多次发作期查血钾3.9mmol/L左右，仅一次血钾2.9mmol/L；外院发作时肌电图正常，诊断为"正常血钾型周期性麻痹"，予乙酰唑胺、氯化钾治疗无效。

2013年患者运动、情绪激动后突发胸闷、心悸、头晕，不适持续5min可自行好转，3~5日发作1次。就诊当地医院：ECG（病例25图1）提示室早二联律，监测血钾3.65mmol/L，诊断为"病毒性心肌炎"，未特殊诊治。此后四肢无力发作时感持续胸闷、心悸，四肢无力改善后不适可缓解，心悸时监测心率呈快慢波动、心律不齐，自测HR波动于50~130bpm。

2015年1月因反复症状发作就诊当地医院复查ECG：窦性心动过速，HR 101bpm；心肌酶、甲状腺功能检查正常。

2016年10月患者两次发作心悸、头晕伴呼吸困难，后随肢体无力症状缓解自行好转。发作间期就诊我院门诊，查CK 615U/L↑，甲功、血尿卟啉正常，乳酸运动试验未见乳酸长时间显著升高；未明确诊断。

2017年患者下两层楼后出现发作性肢体无力，同时伴心悸，就诊外院查血K

3.9mmol/L，血糖、血Mg（－）；ECG示多源性室性期前收缩室早/室早二联律，休息后心律可自行恢复。

症状反复发作（期间血钾多＞4.0mmol/L），多于运动、情绪激动、体位改变时发作，每日1～4次，持续时间数10秒至30分钟。2017年1月16日为进一步诊治收入病房（入室心电图见病例25图2）。

既往史： 既往体健，否认慢性疾病史，对参麦注射液过敏，表现为呼吸困难、意识丧失。

个人史： 母亲孕产期无特殊。患者自幼生长发育与同龄人相比无殊，否认疫区、毒物、放射线接触史，否认烟酒嗜好。月经规律，未婚未育。

家族史： 母亲13岁起诊断为室性早搏二联律，28岁因全身无力诊断为低钾周期性麻痹，补钾治疗1年后四肢无力未再发作，室性早搏同前。2017年2月10日行心电图检查提示室早二联律，单源性室早，QTc 578ms（病例25图5）。表舅患"心脏病、低钾血症"（具体不详）。一表姐因QT间期延长于我院基因检测结果回报：SCNQ1基因异常，符合LQT1；其后因反复晕厥、室速于阜外医院行ICD植入。

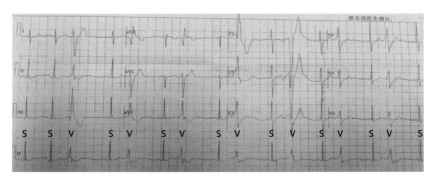

病例25图1　2013年7月6日外院ECG

注：室早二联律，QTc 413ms

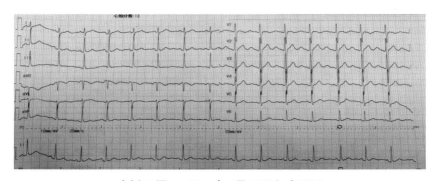

病例25图2　2017年1月16日入室ECG

注：窦性心律，QTc 451ms，胸前导联可见明显U波，QUc 651ms

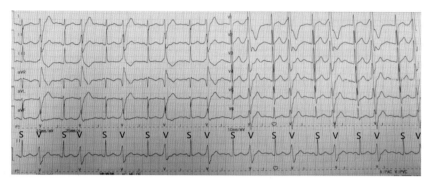

病例25图3　2017年2月7日心悸发作ECG

注：室早二联律，QTc 424ms。

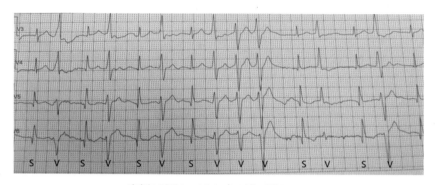

病例25图4　2017年2月8日Holter

注：频发室早、短阵室速。

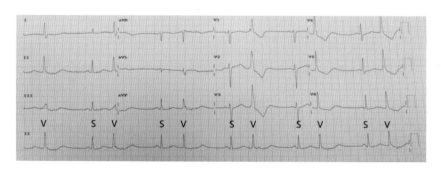

病例25图5　患者母亲ECG

注：室早二联律，QTc 578ms

（二）体格检查

体温36.4℃，脉搏71次/分，呼吸次/分，血压110/70mmHg SpO₂98%。双肺呼吸音清，未及干湿啰音；心律不齐，呈早搏二联律，无短绌脉；全腹软，未及压痛、反跳痛；左下肢肌力Ⅳ级，右下肢肌力Ⅴ-级，双上肢肌力Ⅴ级；四肢肌张力正常，病理征（-）。余神经查体（-）；颈蹼，第五趾侧弯。

（三）辅助检查

1. 常规检查血、尿、便常规（－）；肝肾功：K 4.1mmol/L，血Mg正常范围，余（－）；凝血、HBsAg、HCV-Ab、HIV-Ab、RPR均（－）；血沉、ANA18项、抗ENA（4项+7项）、ANCA3项（－）；肿瘤标志物（－）；Hu、Yo、Ri（－）。

2. 内分泌检查空腹胰岛素17.90μIU/ml↑，糖化血红蛋白、甲状腺功能、甲状旁腺功能、24h尿儿茶酚胺、血总皮质醇、ACTH、小剂量地塞米松抑制试验均（－），24h尿K 27mmol，醛固酮25.76ng/dl，血管紧张素Ⅱ 275.03pg/ml↑，肾素2.26μg/（ml·h）；性激素：硫酸脱氢表雄酮DS 338.5μg/dl↑，余均正常范围。内分泌会诊：发作性无力难以用内分泌疾病典型表现解释，考虑可能为先天性疾病综合征；RAAS系统检查结果支持继发性醛固酮增多症，可能与晨起血容量相对不足相关，不能解释患者病情。

3. 影像学检查CXR、腹部Bus、子宫＋双附件Bus均（－）。

4. 神经系统检查肌电图：未见神经源性损害或肌源性损害。运动诱发试验：患者反复运动的右手小拇展肌出现无力症状，余肢体肌力正常，其他神经查体阴性。

5. 心脏检查ECHO：LVEF 69%，心脏结构与功能未见异常。Holter（2次）：提示窦性心律，室早、室早二联律、短阵室速；24h总心搏数121520～125354次，HR 48～151（平均84～87）bpm，室性心搏总数273～4221次，1小时最多室早80～2168次，可见室速2阵共6次（病例25图4）。运动平板试验：运动后室早消失，未诱发出室速/室颤。

二、诊治经过

患者入院后积极予对症补钾及营养神经治疗。期间运动后再次诱发肢体无力及心悸症状发作（发作心电图见病例25图3），经神经内科、儿科、内分泌科及心内科专业组查房讨论，综合评估考虑Andersen Tawil综合征，之后完善基因监测证实KCNJ2基因错义突变（其母亲为杂合突变）而确诊Andersen Tawil综合征。治疗方面：综合考虑患者室性心律起源位置不一，且病程中无晕厥或明显室速发作，暂不考虑射频消融或ICD植入；遂予加用β受体阻滞剂治疗后出院随诊。出院后规律口服康忻2.5mg～5mg/d，同时补钾治疗（监测血钾4～4.2mmol/L），患者仍有间断劳累后肢体无力症状发作，持续约1周好转。2017年12月、2018年1月分别发作2次晕厥，随诊建议患者植入ICD，但患者及家属存在顾虑，暂继续药物治疗，先后尝试予美西律、氟卡尼治疗，监测Holter提示室早2000～4000次/日，仍有间断肢体无力及心悸发作，未再发作晕厥。

三、病例讨论

患者青年女性，儿童期起病，慢性病程，临床表现呈缓慢进展趋势，表现为发作频率逐渐加快、发作期时间延长，主要诱发因素有剧烈运动，与月经周期呈相关性，发作期多次查血K基本正常。临床表现突出表现为发作性肢体无力伴心悸，心悸发作心电图明确提示室性期前收缩收缩。针对这两方面临床表现做进一步分析：

1. 发作性肢体无力

（1）定位方面：患者发作间期查体阴性；发作期有四肢无力，以近端受累为主，腱反射对称引出，病理征阴性，感觉系统正常，肌电图未见明显异常，故考虑定位于肌细胞膜离子通道的可能性大。

（2）定性方面：患者儿童起病，发作性症状10年，表现为发作性肢体无力，发作频率逐渐加快，发作期时间逐渐延长，结合运动诱发试验阳性，考虑周期性麻痹诊断基本明确；结合患者发作期血钾水平，考虑正常血钾型周期性麻痹。

（3）鉴别诊断方面：①继发性周期性麻痹：如甲亢或内分泌疾病、肾小管酸中毒、药物等引起的低钾血症所致的周期性麻痹，入院后已筛查相关内分泌检查予以除外；②癫痫：如Todd麻痹可出现发作性肢体无力，但常出现双下肢无力，或四肢无力的表现少见，不像皮层受累表现，因此不予考虑；③TIA：患者症状不符合血管分布区，且发作期症状持续时间太长，2周到1个月，不符合TIA表现；④其他如线粒体肌病、重症肌无力等，虽然可以出现肌无力症状波动，但不会有发作间期症状体征完全正常，而发作期肢体肌力明显下降的表现，与患者不符，且筛查肌电图、乳酸运动试验均未见明显异常，不支持。

2. 室性期前收缩常见于合并心脏结构/功能异常的器质性心脏病患者，包括心肌病、心肌炎、结构性心脏病，但患者超声心动图、心肌酶均未器质性心脏病证据，暂不考虑。其次可见于电解质/代谢紊乱患者，该患者入院后及发作期筛查相关内分泌及电解质均未见明显异常，不支持。除外上述继发因素后，需考虑遗传性心律失常、特发性室性期前收缩可能。

综上所述，系统诊断及鉴别诊断考虑患者正常血钾型周期性麻痹＋室性心律失常，结合儿童期起病、外貌有先天性疾病的表现（如手脚小、颈蹼、第5足趾侧弯等）、阳性家族史（母亲周期性麻痹＋室性心律失常，表姐LQT1综合征），高度提示患者遗传性离子通道病可能性大，最终行基因检测明确KCNJ2基因错义突变（并在其母亲基因检测复核确认），明确诊断Andersen-Tawil综合征。

Andersen-Tawil综合征（ATS）是一种罕见的常染色体显性遗传性疾病。1971年

Andersen 报道1例以反复发作性肌肉无力、室性期前收缩和面部发育异常为临床特征的患者，提出具有上述三联征的患者可能为一种特殊综合征。1994年Tawil回顾性分析了10例具有上述特征的患者，首次将其命名为Andersen综合征。鉴于Tawil分析总结该病的主要特征并制定了其诊断标准，故又将其命名为ATS。目前报道KCNJ2基因突变是唯一相关的致病原因；80%~90%的ATS患者发现KCNJ2基因突变，突变有30多种。该基因突变导致内向整流钾电流减少，使细胞动作电位复极化减慢，动作电位持续时间和静息膜电位去极化延长，从而导致心律失常和周期性麻痹ATS。

ATS各系统表现及治疗汇总如下：①周期性麻痹：可发生于高血钾、低血钾和正常血钾时；通常周期性麻痹的发作频率及严重程度随着年龄增长而有所下降，高碳水化合物饮食和剧烈运动休息时可诱发麻痹发生，口服钾制剂症状可缓解；肌力通常正常或者轻度减低。可应用碳酸酐酶抑制剂乙酰唑胺和双氯非那胺治疗周期性麻痹；不能耐受碳酸酐酶抑制剂的患者，可应用保钾利尿剂；低钾血症的患者适当补钾可改善周期性麻痹症状；②心脏表现：功能性损害最常见，表现从无症状的室性心律失常到猝死；室性心律失常被认为是ATS患者心脏受累的特征性改变之一，文献报道约88%患者发生室性心律失常，其中非持续性约占65%，双向性室性心动过速约占32%（特征性的表现），10%发生心脏骤停；与其他LQT综合征相比，发生恶性室性心律失常概率较低。心电图特征可表现为QU间期延长（见于50%患者）或者特异性T-U波形，KCNJ2突变所致者归为LQT综合征7型。有些患者可以因为室性心律失常发生心肌病变或者DCM。针对室性心律失常的治疗方面主要是β受体阻滞剂、氟卡尼等，若合并恶性室性心律失常需考虑ICD治疗。结合既往文献回顾，ATS患者总体预后相对较好；③面部和（或）骨骼发育畸形：为ATS表型之一，通常较为轻微；面部畸形可表现为眼距过宽、眼裂短小、低位耳、阔鼻、薄上唇、高颚弓、上颌骨或下颌骨发育不全，轻度面部不对称及三角相；常见的骨骼异常有身材矮小、小头、脊柱侧弯、小手、小脚、先天性第5指（趾）侧弯、第2/3脚趾轻度并趾、单掌褶（断掌）、关节松弛等。

四、病例点评

该例患者童年起病，临床表现为常见的周期性麻痹＋室性期前收缩，但在看似不相关常见疾病背后，通过多学科协作（儿科、神经内科、心内科），不放过任何蛛丝马迹（面容及肢体的表现异常、深挖家族史），最终通过基因检测确诊为罕见病Andersen-Tawil综合征，从而为患者的治疗及预后提供了更好的指导，并使得未来针对相应基因突变位点的特异性治疗成为可能。该例患者的诊治经过充分体现在罕见病的诊疗中，除了基因检测的合理应用，临床基本技能（病史采集）和多学科协作也具有重大意义。

（病例提供：钱　浩　高鹏中国医学科学院北京协和医院）

（病例点评：陈太波　中国医学科学院北京协和医院）

参考文献

[1]Pérez-Riera AR，Barbosa-Barros R，Samesina N，et al.Andersen-Tawil Syndrome：A Comprehensive Review[J].Cardiol Rev，2021，29（4）：165-177.

[2]Gupta A，Iyadurai S，Roggenbuck J，et al.Marked reduction in paralytic attacks in a patient with Andersen-Tawil syndrome switched from acetazolamide to dichlorphenamide[J].NeuromusculDisord，2021，31（7）：656-659.

[3]Maffè S，Paffoni P，Bergamasco L，et al.Therapeutic management of ventricular arrhythmias in Andersen-Tawil syndrome[J].JElectrocardiol，2020，58：37-42.

[4]Delannoy E，Sacher F，Maury P，et al.Cardiac characteristics and long-term outcome in Andersen-Tawil syndrome patients related to KCNJ2 mutation[J].Europace，2013，15（12）：1805-1811.

第五章

血栓出血性疾病

病例26 获得性血管性血友病综合征

一、病历摘要

（一）病史简介

一般情况：患者女性，74岁，因"黑便1周"入院。

现病史：患者于2021年7月9日无明显诱因开始排黑色成形大便，每日1次，伴头晕、乏力，无发热、恶心、呕吐、腹痛、腹泻、呕血、便血等不适。患者头晕、乏力逐渐加重，7月16日就诊我院急诊。自患病以来，患者精神偏弱，纳差，睡眠尚可，小便正常，大便如前所述，体重无明显变化。

既往史：风湿性心脏病、主动脉瓣及二尖瓣狭窄20余年。2000年行主动脉瓣及二尖瓣机械瓣置换术，手术过程顺利，无严重出血，之后规律口服华法林抗凝，本次起病后已停用。高血压病史10余年，规律服用降压药物，血压控制良好。

个人史：无殊。

家族史：无出血家族史。

（二）体格检查

体温36.5℃，脉搏73次/分，呼吸20次/分，血压127/62mmHg。神志清晰，查体合作，睑结膜、口唇苍白，双肺呼吸音清，未闻及干湿啰音，心前区可见长度10cm左右手术切口瘢痕，心前区无隆起及凹陷，心界正常，心律齐，心率73次/分，各瓣膜听诊区未闻及病理性杂音。腹软，无压痛、反跳痛，肠鸣音3次/分。四肢无水肿。

（三）辅助检查

血常规＋网织红细胞分析：血红蛋白49g/L，平均红细胞体积85.8fl，平均红细胞血红蛋白24.0pg，白细胞计数6.8×10^9/L，血小板计数218×10^9/L，网织红细胞百分比4.42%。

肝肾功：白蛋白33g/L，谷丙氨酸转移酶11U/L，肌酐87μmol/L，尿素5.47mmol/L。

凝血：凝血酶原时间12.4s，国际标准化比值1.12，活化部分凝血活酶时间23.3s。

经胸超声心动图：主动脉瓣及二尖瓣人工机械瓣叶回声良好，启闭正常，瓣环未见松动，瓣周未见裂隙；主动脉瓣峰值速度3.1m/s，主动脉瓣平均压差22mmHg，二尖瓣峰值速度1.8m/s，二尖瓣平均压差5mmHg；主动脉瓣多普勒速度指数（doppler velocity index，DVI）0.38，加速时间（acceleration time，AT）85ms，有效瓣口面积（effective orifice area indexed，EOAI）1cm²/m²；左室射血分数75%。

胃镜：慢性浅表性胃炎。

结肠镜：结肠及回肠末端未见明显异常。

胶囊内镜：小肠黏膜下可见迂曲、扩张的静脉，符合血管发育异常表现。

二、诊治经过

由于患者主动脉瓣跨瓣压力增高，存在小肠血管发育异常，考虑血管性血友病综合征（von Willebrand disease，VWD）可能。进一步完善血管性血友病因子（von Willebrand factor，VWF）相关检查，提示患者VWF抗原（VWF：Ag）水平正常，为96.6U/dl（参考范围＞50U/dl），然而其VWF活性（VWF：Act）水平减低，为47.7U/dl（参考范围＞50U/dl）。VWF：Act与VWF：Ag比值为0.49。琼脂糖凝胶电泳显示高分子量和中等分子量的VWF降低（病例25图1）。

根据上述检查，VWD诊断明确。由于患者无出血家族史，且既往行外科手术无严重出血表现，考虑为获得性血管性血友病综合征（acquired von Willebrand syndrome，AVWS），继发于主动脉瓣跨瓣压增高可能。之后为其完善了一系列检查以排除可能导致AVWS的其他潜在疾病：外周血细胞形态学分析未发现异常细胞，血清蛋白电泳未见M蛋白，无血液系统肿瘤提示；抗核抗体呈低滴度阳性（1：80），但抗双链DNA抗体及抗可提取核抗原抗体均为阴性，不支持自身免疫性疾病；血清三碘甲状腺原氨酸、甲状腺素和促甲状腺激素水平均正常，亦不符合甲状腺功能减退症。

对于AVWS患者中重度的活动性出血，处理原则是恢复循环中的VWF，但当时国内尚无VWF浓缩物及重组VWF可用。鉴于患者人工机械瓣膜置换术后，使用去氨加压素（DDAVP）、重组活化凝血因子Ⅶ以及抗纤溶治疗导致血栓形成的风险极高，亦未应用。遂予患者支持治疗，积极输注红细胞，当患者的贫血得到改善后，消化道出血自发停止。血红蛋白恢复至118g/L时复查超声心动图，其主动脉瓣峰值速度和跨瓣压差均恢复至正常范围（分别为2.4m/s和12mmHg）。复查VWF：Act亦恢复至正常水平（146.3U/dl）。

患者出血停止2周后重新启用华法林，国际标准化比值维持在1.5~2.0。病情稳定后出院，定期门诊随诊，末次随诊为2023年3月29日，未再出现显著消化道出血，血红蛋白水平一直在100g/L以上。

三、病例讨论

VWF是血液凝固过程中的关键蛋白质，而VWD是由VWF数量或质量异常引起的出血性疾病。由VWF基因突变引起的遗传性VWD是最常见的遗传性出血性疾病，与此同时AVWS则非常罕见，与多种影响VWF水平和活性的疾病有关。

VWF是一种大型糖蛋白，由内皮细胞和巨核细胞合成和释放，可同时与胶原纤维和血小板结合，当血管内皮细胞损伤后，大量血小板以VWF为中介，黏附在暴露出的胶原纤维上，形成血栓，得以止血。此外，VWF还可结合并作为凝血因子Ⅷ的载体，保护其不被降解。VWF可以被切割成一系列分子量不同的多聚体，其活性很大程度上依赖于分子量大小，高分子量多聚体是止血功能最活跃的形式。VWF多聚体结构对血流剪切力十分敏感，在高剪切力条件下，多聚体结构逐渐展开并伸长，更容易被其裂解蛋白酶ADAMTS13裂解，变为分子量较小且活性较低的多聚体。心脏瓣膜疾病患者的跨瓣压力可明显升高，导致局部剪切力增高，进而发生VWF的裂解。

最广为人知的与心脏瓣膜疾病相关的AVWS是Heyde综合征，1958年由Heyde等人发现，是一种在主动脉狭窄时由血管畸形引起的胃肠道出血。除主动脉瓣狭窄外，主动脉或二尖瓣反流以及人工瓣膜故障也已被报道与AVWS有关。本例患者为首个功能正常的瓣膜诱发AVWS的病例。胶囊内镜检查提示患者有小肠血管畸形，同时患者持续服用抗凝药物，本身极易发生消化道出血，在出血和贫血的状态下，其机械主动脉瓣的跨瓣压由于高心输出状态而明显增加，高剪切力导致高分子量VWF多聚体遭到破坏，发生AVWS，进而加重出血和贫血，形成恶性循环。而当患者的血红蛋白被纠正到正常范围，其跨瓣压力恢复正常，高分子量VWF多聚体也随之恢复，消化道出血停止。

VWD可分为6种不同类型：1型和3型为VWF的数量下降（分别为部分/完全缺失）；2型又包括4个亚型：①2A型：高分子量VWF减少（常合并中分子量VWF减少）；②2B型：VWF黏附度高，导致从循环中清除；③2M型：VWF与血小板结合能力降低；④2N型：VWF与因子Ⅷ结合能力降低。高剪切力诱发的AVWS患者循环中的高分子量VWF减少，具有2A型的临床表现及实验室检查的特征。进行筛查时，首先检测VWF：Ag和VWF：Act，分别是VWF的定量和活性测定。当患者的VWF：Ag或VWF：Act<50U/dl可诊断VWD。而两者比值降低（<0.7）则用于识别高分子量VWF的减少。本例患者的VWF：Act为47.7U/dl，VWF：Act/Ag为0.49，符合2A型VWD特点。琼脂糖凝胶电泳分析进一步证实了患者高分子量和中分子量VWF减少（病例26图1）。

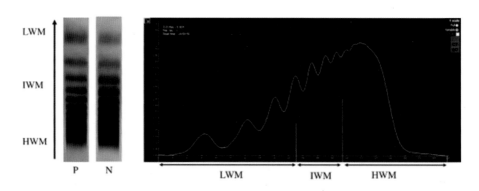

病例26图1　琼脂糖凝胶电泳分析von Willebrand因子多聚体

注：患者（patient，P）的高分子量（high molecular weight，HMW）和中分子量（intermediate molecular weight，IMW）von Willebrand 因子水平下降。

在本例患者之前，尚没有正常的人工瓣膜患者发生AVWS的报道。需注意的是，结构和功能正常的人工瓣膜也具有轻度狭窄的特征，而高心输出量状态会进一步升高跨瓣压力。美国超声心动图学会的人工主动脉瓣狭窄算法可用于该情况的评估，当DVI>0.3，AT<100ms，同时EOAI>0.8cm^2/m^{2}时，支持高心输出量状态诱发的跨瓣压力升高，而非瓣膜本身故障，与本例患者相符。

其他通过降低VWF从而诱发AVWS的机制包括合成减少、吸附作用增加、抗体介导的破坏。相关疾病包括淋巴增生性疾病、骨髓增生性肿瘤、自身免疫性疾病和甲状腺功能减退症。该患者没有相关疾病的临床表现，实验室检查亦未发现支持证据。

AVWS的治疗尚无统一标准，与遗传性VWD相比，其处理更为复杂，需同时考虑急性出血的治疗、基础疾病的处理、是否需要长期预防性治疗、基础疾病需抗血栓时的矛盾等。急性出血的处理方法可参考遗传性VWD相关指南，建议应用提升循环VWF水平的药物或予替代治疗。DDAVP可刺激血管内皮细胞释放VWF，适用于轻中度出血患者，同时尽量避免用于血栓形成高风险的患者。替代治疗包括血源性或重组VWF制剂，2023年1月重组血管性血友病因子Vonvendi获得中国国家药品监督管理局药品审评中心受理，拟用于VWD成人患者的按需治疗和出血事件控制，以及围手术期出血管理。其他治疗包括应用抗纤溶药物及重组活化凝血因子Ⅶ，但同时会增加血栓风险。本例患者人工瓣膜结构与功能正常，纠正贫血后跨瓣压力下降，高分子量VWF水平恢复正常，消化道出血自发停止，遂未考虑二次瓣膜置换，亦未予特殊治疗。

总之，若机械瓣膜患者出现消化道出血，即使其瓣膜功能正常，也应考虑AVWS的可能，对患者的潜在病因治疗至关重要。

四、病例点评

AVWS属于出血凝血障碍性疾病，由继发性的VWF结构或功能障碍导致，常见的继发性病因包括淋巴增殖性疾病、心血管疾病、髓系增生性疾病、其他肿瘤性疾病和自身免疫性疾病。其中心血管疾病继发的AVWS与血流动力学异常有关，其病因是高分子量的VWF多聚体缺失。主动脉瓣狭窄时主动脉瓣峰值流速增快，跨瓣压差升高，局部剪切力升高，导致VWF多聚体裂解增加，诱发小肠异常发育血管出血，而失血性贫血引起的高心输血量会导致主动脉瓣跨瓣压差进一步升高，VWF多聚体的裂解增多，加重消化道出血，两者相互促进而形成恶性循环。约79%主动脉瓣狭窄患者可能存在AVWS，此外，血流动力学异常相关的AVWS也可见于其他瓣膜性心脏病、多种先天性心脏病、肺动脉高压、肥厚型梗阻性心肌病，以及接受左室辅助装置治疗，或接受体外膜肺氧和系统治疗的患者。

该患者消化道出血来诊，入院后完善检查提示主动脉瓣峰值流速增快，跨瓣压差升高，合并小肠黏膜血管发育异常，及时进行了血管性血友病因子的检查，最终证实为获得性血管性血友病综合征。经过对症输血改善贫血后，主动脉瓣峰值流速及跨瓣压差恢复正常，高分子量VWF多聚体也随之恢复，消化道出血停止。该患者人工瓣膜结构和功能正常，但笔者仍然敏锐地从患者升高的主动脉瓣跨瓣压差入手，层层递进、剥丝抽茧，又通过治疗反应再次印证了主动脉瓣流速升高与消化道出血的相关性，患者得以针对潜在病因治疗，恢复抗凝治疗后胃肠道出血情况仍稳定，最终痊愈出院。

胃肠道出血、血管发育异常、主动脉瓣狭窄，当这些表现汇集到同一个患者身上时，笔者敏锐地联想到了获得性血管性血友病综合征，而该病常常在临床上表现为不明原因的消化道出血，病因易被忽视。使用抗凝药物的老年患者发生出血事件，明确出血病因对患者后续治疗乃至预后至关重要，对患者所有细微的症状、异常体征和检查结果细细揣摩，见微知著，才能提高少见病甚至罕见病的诊断能力。

（病例提供：杨杏林　刘震宇　中国医学科学院北京协和医院）

（病例点评：祖凌云　北京大学第三医院）

参考文献

[1]Yang X，Zhang J，Lai Y，et al.Acquired von Willebrand Syndrome Secondary to Normally Functioning Mechanical Aortic Valve and High-Output Cardiac State[J].J.J Cardiovasc Dev Dis，2022，9.

[2]Zoghbi WA，Chambers JB，Dumesnil JG，et al.Recommendations for evaluation of prosthetic valves with echocardiography and doppler ultrasound：a report From the American Society of Echocardiography's Guidelines and Standards Committee and the Task Force on Prosthetic Valves，developed in conjunction with the American College of Cardiology Cardiovascular Imaging Committee，Cardiac Imaging Committee of the American Heart Association，the European Association of Echocardiography，a registered branch of the European Society of Cardiology，the Japanese Society of Echocardiography and the Canadian Society of Echocardiography，endorsed by the American College of Cardiology Foundation，American Heart Association，European Association of Echocardiography，a registered branch of the European Society of Cardiology，the Japanese Society of Echocardiography，and Canadian Society of Echocardiography[J].J Am Soc Echocardiogr，2009，22，975-1014；quiz 82-84.

[3]中华医学会血液学分会血栓与止血学组.血管性血友病诊断与治疗中国指南（2022年版）[J].中华血液学杂志，2022，43：6.

[4]杨乔，赵彧墨，吴东.血流动力学异常相关的获得性血管性血友病综合征：高分子量vWF多聚体的作用[J].中华医学杂志，2018，98（34）：2773-2775.

病例27　血小板减少伴左室内血栓形成

一、病历摘要

（一）病史简介

一般情况：患者女性，68岁，因"胸痛3小时"入院。

现病史：患者就诊3小时前睡眠中突发左胸痛，非撕裂样疼痛，向肩背部、下颌放射，伴憋气，无咳嗽、咳痰，无发热、头晕、头痛、意识障碍等，胸痛持续不缓解，于2019年3月7日早6：07就诊我院急诊。就诊时心率61次/分，血压153/93mmHg，血氧饱和度98%。心电图为窦性心律，心率68次/分，$V_1 \sim V_6$ ST段抬高0.2~0.3mV；予阿司匹林300mg，替格瑞洛180mg负荷，7：10冠状动脉造影示前降支（LAD）、右冠状动脉（RCA）双支病变，LAD中段完全闭塞，局部可见血栓影，抽吸出红色血栓，血栓抽吸后出现室颤、无复流，遂行心肺复苏＋电除颤×15次、气管插管、机械通气，加用肾上腺素、多巴胺及胺碘酮抗心律失常，血压维持80/60mmHg，置入主动脉内球囊反搏，反搏比1：1，平均动脉压维持80~90mmHg，并予替罗非班泵入，经微导管冠脉远端推注硝普钠治疗，复苏成功后于LAD植入支架1枚，术后收入心内科监护病房。

既往史：高血压病史10年，血压最高160/90mmHg，平素服用络活喜5mg qd降压治疗，血压控制130/80mmHg左右。发现血脂升高10年，未治疗。25年前曾因心悸外院诊断心房颤动，自行转复，后未再心悸发作。

个人史：否认过敏史，否认烟酒嗜好。

家族史：一兄长40岁时诊断冠心病。

（二）体格检查

平车入室，体温36℃，心率72次/分，反搏压90~100mmHg，血氧饱和度100%（气管插管、机械通气，VC模式，潮气量500ml，呼吸频率20次/分，分钟通气量10L，吸入氧浓度50%）。镇静状态，RASS 0分，双侧瞳孔等大同圆，直径3mm，对光反射存在，双肺呼吸音清，未闻及干湿啰音，心律不齐，可闻及早搏，未闻及病理性杂音，腹软，压之无痛苦表情，四肢无水肿，Babinski征阴性。

（三）辅助检查

1. 急诊检验检查

血气分析：PH 7.36，二氧化碳分压44mmHg，氧分压34mmHg，碳酸氢根24.2mmol/L，乳酸3.0mmol/L。

血常规：白细胞5.13×10^9/L，中性粒细胞% 68.8%，血红蛋白149g/L，血小板229×10^9/L。

心肌酶谱及N末端利钠肽原（NT-proBNP）：肌酸激酶70U/L，肌酸激酶同工酶2.2μg/L，肌钙蛋白I 0.581μg/L，NT-proBNP 70pg/ml。

肝肾功能及电解质：丙氨酸氨基转移酶24U/L，白蛋白47g/L，总胆红素12.8μmol/L，直接胆红素2.8μmol/L，肌酐61μmol/L，尿素氮4.17mmol/L，钾

3.5mmol/L，钠141mmol/L。

凝血及D-二聚体：凝血酶原时间11.6s，活化部分凝血活酶时间25.1s，纤维蛋白原2.72g/L，D-二聚体0.25mg/L。

急诊心电图：见病例27图1。

冠状动脉造影：见病例27图2。

2．入院后检验检查

入院后复查血气分析：PH 7.28，二氧化碳分压 48mmHg，氧分压 155mmHg，碳酸氢根 22.6mmol/L，乳酸17.3mmol/L。

血常规监测：见病例27图3。

超声心动图：见病例27图4。

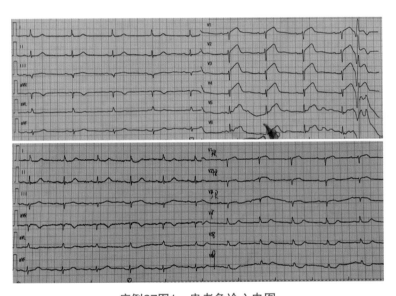

病例27图1　患者急诊心电图

注：$V_1 \sim V_6$ ST段抬高$0.2 \sim 0.3$mV。

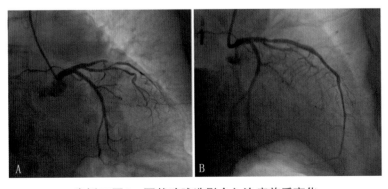

病例27图2　冠状动脉造影介入治疗前后变化

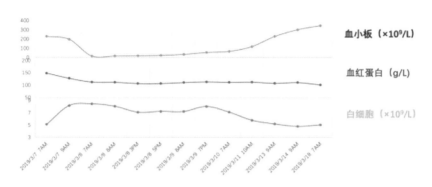

病例27图3 患者入院后血常规监测结果

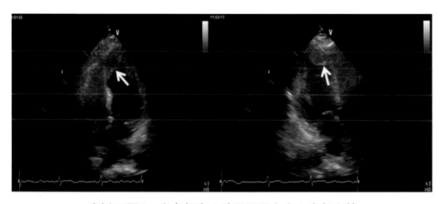

病例27图4 患者超声心动图可见左室心尖部血栓

二、诊治经过

结合患者症状、体征、辅助检查，入院诊断考虑为：①冠状动脉粥样硬化性心脏病、双支病变（累及LAD、RCA）、急性ST段抬高型心肌梗死（广泛前壁）、Killip分级Ⅰ级、心室颤动、心肺复苏＋电除颤术后；②高血压病（2级 很高危）；③高脂血症；④阵发性心房颤动。入CCU后予导尿、放置胃管、深静脉置管，去甲肾上腺素泵入升压，继续替罗非班0.1μg/（kg·min）泵入6小时后停用，予阿司匹林0.1g qd口服、替格瑞洛90mg bid口服，克赛6000U q12h皮下注射抗凝，术后6小时患者GCS评分恢复至G4VTM6，拔除气管插管，拔管后患者无胸闷、憋气、神清，时间、空间、人物定向力可，当日减停血管活性药物，BP 100～120/60～80mmHg，HR 60～70bpm。监测肌钙蛋白11小时达峰，峰值704.765μg/L。NT-proBNP最高3239pg/ml。患者胃管引流可见少量血性胃内容物，术后24小时血常规血小板min 16×10⁹/L，余两系正常，血涂片：血小板数量减少，可见大血小板，未见破碎红细胞；DIC全套：D-Dimer 3.53mg/L，FDP 7.7μg/ml，凝血酶原时间、部分凝血活酶时间、纤维蛋白原正常；HIT抗体（－）；血沉10mm/h；考虑GP Ⅱb/Ⅲa抑制剂相关血小板减少，患者术后6h已停用替罗非班，因出血风险高，停用依诺肝素抗凝，暂停抗血小板药物，后监测血小板16×10^9/L→56×10^9/L（3月9日），3月9日恢复阿司匹林0.1g qd＋替格瑞洛90mg bid双联抗血小板，患者无新发出血。3月13日监测凝血D-Dimer升高至12.88mg/L，行超声心动图示室间隔中下段及心尖无运动，左室心尖部附壁血栓形成（2.5cm×1.6cm），LVEF（单平面法）53%。3月13日调整抗栓方案为阿司匹林0.1g qd＋硫酸氢氯吡格雷（波立维）75mg qd＋依诺肝素6000U q12h＋华法林3mg qd治疗，INR＞1.5后停用依诺肝素，目标INR 2～2.5。患者无新发出血表现。住院期间加用培哚普利2mg qd抗心室重构，因患者干咳明显，更换为氯沙坦钾25mg qd，患者室内活动无胸闷、胸痛等不适，BP 120/60mmHg，HR 58bpm，2019年3月20日出院。

随访：出院后门诊定期随访，术后3个月超声心动图提示左室内血栓消失，左室射血分数50%，遂停用华法林，继续抗血小板及抗心室重构治疗，患者未再发胸闷、胸痛等不适主诉，临床心功能Ⅰ级（NYHA）。

三、病例讨论

患者为老年女性，先后确诊急性ST段抬高型心肌梗死（广泛前壁）、血小板糖蛋白Ⅱb/Ⅲa抑制剂相关血小板减少、左心室内血栓形成。患者症状发作3小时就诊我院，冠状动脉造影提示LAD中段闭塞。根据患者心电图、冠状动脉造影，考虑LAD为犯罪病变，中段可见血栓影，TIMI血流0级，行血栓抽吸，但血栓抽吸后立即出现心室颤动，考虑为心肌缺血再灌注损伤中的再灌注心律失常。既往研究显示，4%～5%因急性ST段抬高型心肌梗死行直接冠脉介入治疗（PCI）的患者可能出现再灌注心律失常。影响再灌注心律失常的主要因素包括：①心肌缺血时间：缺血时间过短、心肌损伤不明显，缺血时间过长、心肌电活动消失，均不易发生再灌注心律失常；②心肌缺血范围：多支血管病变患者的再灌注心律失常发生率高于单支血管病变患者。缺血范围大、再灌注速度快、流量大，是再灌注室颤的易发因素。③侧支循环情况、有无梗死前心绞痛：犯罪病变急性完全闭塞，无侧支循环形成，是再灌注室颤的独立危险因素，梗死前心绞痛通过缺血预适应机制，减少再灌注心律失常发生；④电解质紊乱、酸碱平衡异常亦可能导致缺血再灌注心律失常风险增加。该患者心肌缺血时间3小时，为前降支急性闭塞，无明显侧支循环形成，为再灌注心律失常高危人群。再灌注损伤的病理生理机制复杂，细胞内钙超载、氧自由基增多以及白细胞、血小板及补体等炎症细胞或炎症因子激活均参与了缺血再灌注损伤。

虽然研究再灌注损伤的病理生理学有助于寻找潜在的治疗策略，但目前尚无确切有效的可改善临床结局的治疗方法。血小板活化参与了急性心梗时的微血管损伤和再灌注损伤，血小板糖蛋白Ⅱb/Ⅲa抑制剂（GPI）是强效的血小板活性抑制剂，虽目前指南推荐对于已口服阿司匹林及P2Y12抑制剂后行直接PCI的患者不常规加用GPI，但仍有研究显示，PCI过程中冠脉复流缓慢或无复流、有较大血栓、术中补救处理远端栓塞、冠状动脉夹层或血流动力学不稳定、出现再灌注损伤等患者可能从GPI应用中获益。因此，基于该患者冠脉血栓负荷重、血栓抽吸后冠脉无复流，且出现再灌注心律失常后出现血流动力学不稳定等原因，PCI术中加用GPI，术后加用依诺肝素强化抗凝。

该患者入院当日出现血小板明显减低，分析原因如下：①假性血小板减低：乙二胺四乙酸（EDTA）是血常规化验中最常用的抗凝剂，但在0.1%～0.2%的正常人群中，EDTA可诱导产生针对血小板糖蛋白Ⅱb/Ⅲa的自身抗体，导致血小板出现体外聚集显像。聚集的血小板团可能会被自动计数仪计误认为白细胞，可通过改用枸橼酸盐抗凝剂复查血常规或查血涂片进一步除外，但需注意，在出现EDTA诱导假性血小板减低的人群中，20%可出现枸橼酸诱导血小板减低；②弥散性血管内凝血（DIC）：患者病程中曾出现室颤、心源性休克，除血小板减少外，D-二聚体及纤维蛋白原降解产物均升高，需警惕休克诱发急性DIC可能。但患者凝血酶原时间、活化部分凝血活酶时间及纤维蛋白原均正常，考虑可能性小；③主动脉内球囊反博（IABP）相关血小板减低：多项研究显示，IABP可以通过机械性破坏血小板、影响血小板活化聚集等方式引起血小板减低，但IABP相关血小板减低多发生在IABP植入术后3～4日，且血小板多为轻中度下降。该患者血小板下降出现较早，且下降幅度大，考虑非IABP相关；④血栓性血小板减少性紫癜（TTP）：曾有个案报道，阿司匹林、P2Y12抑制剂等抗血小板药物可诱发TTP，然而抗血小板药物诱发TTP多需用药数日甚至数周后才出现临床表现。TTP的本质为微血管病性溶血性贫血，血涂片可见破碎红细胞，通常存在血清间接胆红素升高、网织红细胞计数升高等溶血性贫血的其他特征，考虑与该患者临床表现不符；⑤药物介导免疫性血小板减少症：肝素、GPI均可诱发血小板减低。肝素诱导的血小板减少症（HIT）又可分为Ⅰ型和Ⅱ型，两种类型在形成机制、发生时间、临床处理和结局等方面均显著不同。HIT Ⅰ型的机制可能为肝素对血小板的直接作用，引起非免疫性的血小板聚集。通常发生在使用肝素后的1～2天，发生率为10%～20%，血小板计数可轻度降低，一般不低于$100 \times 10^9/L$，且不会导致血栓或出血事件，在不停用肝素类药物的情况下可自行恢复，不需要停药或特殊处理。HIT Ⅱ型为免疫介导，血小板释放的血小板第4因子

（PF4）是天然的肝素灭活剂，PF4与肝素结合形成PF4-肝素复合物可刺激免疫细胞产生应答，释放抗PF4-H抗体（即HIT抗体）。HIT抗体能与血小板表面特异性受体结合，引起血小板持续活化形成微血栓，并释放血小板微粒，激活凝血途径，使凝血酶大量生成，最终形成纤维蛋白血栓。因此，HIT Ⅱ型的主要特征是血小板计数显著降低、伴/不伴有严重血栓栓塞，其中血栓形成及栓塞并发症是导致HIT患者死亡和病残的主要原因。尽管现有治疗已经明显改善了临床结局，但因HIT导致患者截肢及死亡的比例仍高达20%～30%，但HIT Ⅱ型多发生于首次接触肝素类药物后5～10天，该患者血小板减低发生较早，HIT抗体阴性，考虑HIT可能性小。GPI（如阿昔单抗、替罗非班和依替巴肽）可在用药后数分钟至数小时内通过免疫介导迅速导致血小板下降，发病时间一般不超过用药后24小时，血小板减低发病率为1%～4%，病情往往很严重，血小板可降至低于10×10^9/L，可能出现危及生命的大出血。绝大多数患者在停药后1～6天血小板恢复正常，但该类患者再次应用GPI后仍出现急性严重血小板减低。因此，对于应用GPI的患者，用药2～4小时后可考虑检测血小板，若有明显下降，应停用GPI。结合该患者临床表现、用药史，考虑GPI诱导血小板减低诊断明确。

该患者停用GPI后血小板恢复，但监测D-二聚体进行性升高，超声心动图提示左心室血栓（LVT）。LVT最常见于大面积前壁ST段抬高型心肌梗死（STEMI）伴前壁心尖部室壁瘤的患者。随着早期再灌注治疗的普及，LVT的发生率有所降低，但前壁STEMI、前降支近端闭塞、大面积心肌梗死（左室射血分数<30%）、未及时再血管化治疗仍为LVT的高危因素。经胸超声心动图（TTE）因其特异性高（95%～98%），且无创、易行，是目前最常用的LVT筛查方法。然而，TTE敏感性较低，研究显示在急性心梗后24小时、48～72小时、1周和2周，通过TTE检出LVT的比例分别为27%、57%、75%和96%，因此，对于LVT高危患者，必要时需重复TTE，或行超声声学造影、心肌核磁等检查，以免漏诊LVT。虽多部指南推荐急性心肌梗死后LVT患者需接受抗凝治疗（Ⅱa类推荐，C级证据），但抗凝治疗的最佳药物及疗程尚不明确。已有多个队列研究显示发现直接口服抗凝药对于LVT的疗效优于华法林，并且出血风险更低，然而，尚无随机研究比较华法林与直接口服抗凝药在治疗LVT中的作用。指南推荐急性心梗后LVT患者抗凝治疗3～6个月（Ⅱa类推荐，C级证据），但相关推荐缺乏高质量循证医学证据的支持。该患者急性心梗3个月后复查超声提示左室血栓已消失，因患者存在高龄、女性、同时服用抗血小板药物等多个出血高危因素，故停用华法林，继续双联抗血小板及抗心室重构治疗。

四、病例点评

该病例初看为一个急性ST段抬高型心肌梗死的"单纯病例"，但治疗过程中首先出现严重再灌注心律失常、血流动力学不稳定，为治疗再灌注损伤加用GPI，后又出现GPI诱导的血小板减少症。停用GPI后血小板恢复，本以为警报解除，但又出现左心室血栓。经积极抗凝治疗，患者左室血栓消失，最终获得很好临床结局。从该病例中可以看出，对于单纯病例不能掉以轻心，密切观察与监测才能达到早期诊断和早期治疗的目的。

替罗非班是GPⅡb/Ⅲa受体拮抗剂，可抑制血小板的活化，广泛应用于急性冠状动脉综合征和经皮冠状动脉介入治疗中，血小板减少是该药物使用常见的不良反应，有0.1%~0.5%的患者在初次接触替罗非班时会出现血小板减少症和出血症状，多在用药后数小时至1天出现，在停用抗血小板药物及补充血小板治疗后1周内恢复正常，大多数不危及生命，但重度血小板降低可能导致肺泡出血等严重并发症。

该患者因急性心肌梗死、血栓负荷重，在PCI术后使用替格瑞洛抗血小板治疗，术后24小时复查血常规提示血小板断崖式降至16×10^9/L，考虑为GPⅡb/Ⅲa受体拮抗剂相关的血小板减低，停用所有抗栓药物后血小板恢复正常，随后又出现心腔内血栓，引起一系列蝴蝶效应。替罗非班相关的血小板减低通常在用药数小时至1天出现，提示我们在使用替罗非班后数小时即应该动态监测血小板情况，若监测血小板有下降趋势，则立即停用替罗非班，在无抗栓绝对禁忌情况下保留其他抗栓药物，或可避免后续心腔内血栓形成。

（病例提供：黎婧怡　中国医学科学院北京协和医院）
（病例点评：祖凌云　北京大学第三医院）

参考文献

[1]Mehta RH，Starr AZ，Lopes RD，et al.Incidence of and outcomes associated with ventricular tachycardia or fibrillation in patients undergoing primary percutaneous coronary intervention[J]. JAMA，2009，301（17）：1779-1789.

[2]Mehta RH，Harjai KJ，Grines L，et al.Sustained ventricular tachycardia or fibrillation in the cardiac catheterization laboratory among patients receiving primary percutaneous coronary intervention：incidence，predictors，and outcomes[J].J Am Coll Cardiol，2004，43（10）：

1765-1772.

[3]Gheeraert PJ，De Buyzere ML，Taeymans YM，et al.Risk factors for primary ventricular fibrillation during acute myocardial infarction：a systematic review and meta-analysis[J].Eur Heart J，2006，27（21）：2499-2510.

[4]Ibanez B，James S，Agewall S，et al.2017 ESC Guidelines for the management of acute myocardial infarction in patients presenting with ST-segment elevation[J].RevEspCardiol（Engl Ed），2017，70（12）：1082.

[5]Tomicic M，Vuk T，Gulan-HarcetJ.Anticoagulant-induced pseudothrombocytopenia in blood donors[J].Transfus Med，2015，25（1）：47-48.

[6]Sheng Z，Zhao H，Yan H，et al.Intra-aortic balloon pumping and thrombocytopenia in patients with acute coronary syndrome：Incidence，risk factors，and prognosis[J].Herz，2018，43（6）：555-564.

[7]Hu Y，Yuan M，Lu X.Thrombocytopenia induced by both aspirin and clopidogrel in the same patient[J].Int J Clin PharmacolTher，2013，51（3）：228-231.

[8]中国医师协会心血管内科医师分会血栓防治专业委员会，《中华医学杂志》编辑委员会.肝素诱导的血小板减少症中国专家共识（2017）[J].中华医学杂志，2018，98（6）：10.

[9]Merlini PA，Rossi M，Menozzi A，et al.Thrombocytopenia caused by abciximab or tirofiban and its association with clinical outcome in patients undergoing coronary stenting[J].Circulation，2004，109（18）：2203-2206.

[10]Said SM，Hahn J，Schleyer E，et al.Glycoprotein IIb/IIIa inhibitor-induced thrombocytopenia：diagnosis and treatment[J].Clin Res Cardiol，2007，96（2）：61-69.

[11]Levine GN，McEvoy JW，Fang JC，et al.Management of Patients at Risk for and With Left Ventricular Thrombus：A Scientific Statement From the American Heart Association[J].Circulation，2022，146（15）：e205-e223.

[12]Kupper AJ，Verheμgt FW，Peels CH，et al.Left ventricular thrombus incidence and behavior studied by serial two-dimensional echocardiography in acute anterior myocardial infarction：left ventricular wall motion，systemic embolism and oral anticoagulation[J].J Am Coll Cardiol，1989，13（7）：1514-1520.

[13]Kleindorfer DO，Towfighi A，Chaturvedi S，et al.2021 Guideline for the Prevention of Stroke in Patients With Stroke and Transient Ischemic Attack：A Guideline From the American Heart Association/American Stroke Association[J].Stroke，2021，52（7）：e364-e467.

[14]Jones DA，Wright P，Alizadeh MA，et al.The use of novel oral anticoagulants compared to vitamin K antagonists（warfarin）in patients with left ventricular thrombus after acute myocardial infarction[J].Eur Heart J Cardiovasc Pharmacother，2021，7（5）：398-404.

[15]Shokr M，Ahmed A，Abubakar H，et al.Use of direct oral anticoagulants in the treatment of left ventricular thrombi：A tertiary center experience and review of the literature[J].Clin Case Rep，2019，7（1）：135-142.

[16]陈智勇，闫小亮.替罗非班引起的血小板减少症相关分析[J].中国动脉硬化杂志，2022，30（7）：633-639.

病例28　肝素诱导的血小板减少症致多发动脉血栓栓塞

一、病历摘要

（一）病史简介

一般情况：患者男性，78岁，主因"间断胸闷1年，加重9小时"于2008年6月5日就诊于我院。

现病史：患者1年前出现不典型胸痛，未诊治。9小时前无明显诱因突发胸闷，伴出汗，先后含服速效救心丸、硝酸甘油及丹参滴丸，持续8小时症状无缓解。1小时前来我院急诊，ECG示Ⅱ、Ⅲ、aVF导联ST段抬高（病例27图1）。心肌损伤标志物升高。诊断为急性下壁、右室心肌梗死。拟行急诊PCI。术前常规给予300mg阿司匹林及300mg氯吡格雷顿服；经动脉鞘给予5000U普通肝素。冠脉造影结果：左主干（LM）未见异常；右冠脉（RCA）中段完全闭塞，可见大量血栓影（病例27图2）；前降支（LAD）、左回旋支（LCX）狭窄分别为70%和60%，于RCA病变处成功植入一枚药物洗脱支架。因患者血栓负荷大，术中给予负荷量替罗非班，静脉注射维持量至术后12小时。术后收入CCU，继续急性心肌梗死二级预防治疗。

既往史：脑梗死病史1年，高脂血症病史1年。近期自测血压升高，最高150/80mmHg，未诊治。

个人史：否认糖尿病、肝炎、结核病史，否认手术、外伤及输血史，否认药物、食物过敏史，否认烟酒嗜好。

家族史：父母均因脑血管病去世，其2子女均患糖尿病。

（二）体格检查

体温36℃，脉搏65次/分，呼吸16次/分，血压125/60mmHg。神志清楚，皮肤黏膜无瘀点、瘀斑，双肺呼吸音清，未闻及干湿啰音。叩诊心界不大，心律齐，心音有力，$A_2>P_2$，各瓣膜听诊区未闻及杂音及附加心音。腹部查体未见异常。双下肢无水肿。四肢肌力及肌张力未见异常，双侧Babinski's征未引出。

（三）辅助检查

1. ECG示Ⅱ、Ⅲ、aVF、V_{3R}~V_{4R}、V_4~V_6导联ST段抬高，与T波相连形成单向曲线；Ⅰ、aVL，V_1~V_3导联ST段压低，T波倒置（病例28图1）。

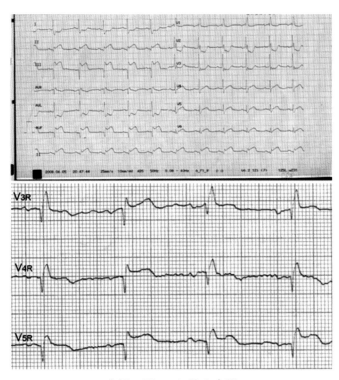

病例28图1　入院心电图

2. 心肌损伤标志物CK-MB 43U/L，TNT 0.42ng/ml。

3. 急诊冠脉造影（病例28图2）　显示右冠脉中段完全闭塞。

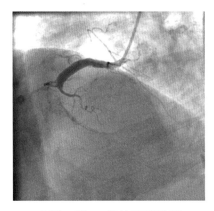

病例28图2　急诊冠脉造影

4. 术前血常规血小板计数59×10^9/L。

二、诊治经过

结合患者症状、体征、辅助检查，入院诊断为冠心病急性下壁、右室心肌梗死心脏不大、窦性心律、心功能Ⅰ级（Killips'分级）、冠脉支架植入术后、血小板减少原因待查、陈旧性脑梗死、高脂血症。

急诊冠脉PCI术后患者收入CCU。入院后每日口服100mg阿司匹林及75mg氯吡格雷，皮下注射达肝素［抗Xa 100U/（kg·d）］，同时给予急性心肌梗死常规药物治疗。静脉留置针内间断注射肝素抗凝。因患者入院前血小板偏低，同时应用抗血小板药物和抗凝药物，每日严密监测血小板计数（病例28表1）。

病例28表1　血小板计数

日期	6/6	7/6	8/6	9/6	13/6	20/6	22/6	24/6	27/6	28/6	29/6	30/6
PLT（$\times 10^9$）	55	43	45	47	47	14	26	24	34	32	20	17

术后第7天，患者再次发作胸痛。心电图提示下壁、右室相关导联ST段抬高，心肌酶再次升高。复查造影可见右冠脉支架近段完全闭塞，因患者当日血小板计数仅为47×10^9/L，胸痛症状逐渐缓解，未行介入治疗。入院第15天，患者突发意识障碍，伴失语和右侧肢体偏瘫。神经系统检查提示双侧瞳孔对光反射灵敏、对称、调节反射正常，双眼球无震颤，双侧Babinski's征阳性，考虑急性脑血管病。急查头颅核磁，结果显示左颞叶梗死（病例28图3）。积极给予静脉滴注甘露醇脱水、醒脑药物等治疗。

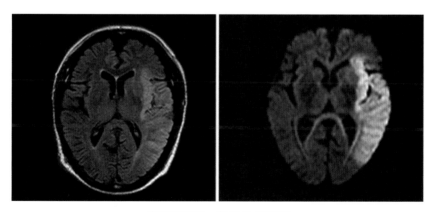

病例28图3　急诊头颅核磁

为明确患者反复发生血栓事件的原因，我们进行了一系列实验室检查。血小板计数最低降至1.4×10^9/L；血小板相关抗体（PA IgG、PA IgA，和PA IgM）阴性；凝血功能和弥散性血管内凝血系列检查，除纤维蛋白原降解产物升高外（160μg/ml，正常参考值0~5μg/ml），纤维蛋白原、D二聚体和血浆鱼精蛋白副凝固实验均正常；全血电阻抗法提示血小板聚集功能正常；骨髓细胞形态学仅见单纯血小板减少。患者为心肌梗死急性期，应用肝素期间血小板进行性下降，未发生出血事件，而反复出现冠脉支架血栓、脑梗死，结合上述检查结果，我们考虑患者可能发生了罕见的肝素诱导的血小板减少症（Heparin-induced thrombocytopenia，HIT）。为明确诊断，实验室采用抗血小板-4因子复合物抗体ELISA试剂盒，以阳性血清和阴性血清为对照，检测HIT特异性的血小板4因子-肝素复合物抗体（OD读数值410nm）。结果为1.30，远高于阳性参考值（≥0.40），提示该患者HIT特异性PF4-H抗体阳性。结合临床表现，诊断HIT明确。立即停止皮下注射低分子肝素，停用阿司匹和氯吡格雷等抗血小板药物。每日检测血小板计数和凝血功能，同时积极采取各项治疗措施。因患者家属不同意试用替代抗凝药物，遂静脉给予丙种球蛋白和甲基泼尼松龙。患者症状无明显缓解，入院第25天，再发大面积脑梗死，抢救无效死亡。

三、病例讨论

患者老年男性，应用肝素期间血小板进行性下降，而反复发生血栓事件，包括冠脉支架内血栓形成和脑梗死。实验室检测证实HIT特异性的PF4-H抗体阳性。临床表现及实验室结果均支持HIT诊断。

HIT由肝素相关的免疫反应所致，主要与应用高分子量肝素（普通肝素）有关，其特点为实验室检查表现为血小板减少，可较基线值减少50%及以上，临床伴发病理性血栓形成，动脉血栓栓塞发生率极高。肝素进入体内与血小板α颗粒分泌的"肝素结合阳离子蛋白"——PF4（血小板4因子）结合，形成肝素-PF4复合物，然后结合于血小板和内皮细胞表面。部分患者应用肝素后体内可产生特异性抗体IgG，该抗体与肝素-PF4复合物结合，形成抗体-肝素-PF4的3分子复合物。该复合物再与血小板表面的FcγⅡa受体交联，激活血小板，产生促凝物质，这是HIT伴发血栓并发症的可能机制。HIT病因主要是静脉应用普通肝素。此外，留置针肝素抗凝，使用肝素化导管以及皮下注射小剂量肝素，均可引起该病。低分子肝素和肝素类似物亦可导致HIT，但发生率低于普通肝素。本例患者接受不同类型肝素治疗，包括冠脉介入手术期间动脉内注射肝素，术后皮下注射低分子肝素，间断静脉留置针内肝素冲管抗凝，可能是发生HIT的主要原因。

HIT临床上主要分为两型，共同表现为血小板减少，但临床严重程度和致病机制不同。Ⅰ型为轻型、早发性HIT，发病机制可能是肝素对血小板的直接作用，引起非免疫性的血小板聚集。通常无症状，表现为一过性血小板减少（常低于正常值的50%），血小板计数在继续应用肝素期间可自行恢复，发生率为15%。Ⅱ型HIT为迟发性，通常发生在应用肝素后的4~14天，为血小板4因子-肝素复合物促发的自身免疫反应，通常能检出IgG抗体。表现为血小板急剧减少（常低于60×10⁹/L），停用肝素后不能自行恢复，同时伴发严重的血栓栓塞并发症，动脉和（或）静脉血栓形成的概率是30%~40%。本例患者明确诊断为急性心肌梗死，在接受普通肝素和低分子肝素抗凝治疗期间，血小板急剧下降；相继发生再次梗死（发生在第一周，发生在血小板急剧下降之前，是否与HIT相关？见后讨论）和卒中，冠脉造影证实支架内血栓形成，头颅核磁证实脑梗死。上述病例特点均符合Ⅱ型HIT临床表现。

HIT的诊断主要根据临床表现。肝素治疗后血小板下降至基线水平的50%以下，且不足以用"肝素抵抗"或独立的血栓事件来解释，就应疑诊HIT。实验室检查包括功能性检测和非功能性检测方法。前者包括血清素C释放试验（C-serotonin release assay，SRA）、肝素诱导的血小板激活实验（Heparin-induced Platelet-activation test，HIPA）、血小板聚集试验（platelet aggregation test，PAT），但假阴性率较高。非功能性检测方法主要指抗血小板4因子-肝素复合物特异性抗体的酶联免疫吸附试验，该方法敏感性较高，但特异度较低。近年，也有研究采用流式细胞学技术来筛选HIT。然而，上述检测方法均处于实验室研究阶段，尚未进行临床推广。如果高度怀疑HIT，我们应该充分考虑患者的临床状况，结合实验室检查结果，得出正确判断。

然而，由于HIT发生率低，检测方法未普及，HIT易被低估，诊断延迟。对于HIT，如能及早发现和干预，死亡率会大大降低10%~30%。研究推荐，应用肝素后第一周，查1~2次血小板计数，能早期监测HIT，积极预防血栓事件。

一旦高度怀疑HIT，首先应该停用所有途径的肝素，包括肝素冲洗静脉留置针；除非已经排除抗体交叉反应，也不推荐应用低分子肝素。凝血酶抑制剂的化学结构与肝素不同，与HIT特异性抗体间无交叉反应，推荐用于替代肝素抗凝治疗。常用的药物包括达那肝素、凝血酶原、重组水蛭素和阿加曲班。

四、病例点评

作为最常用的抗凝剂，肝素在临床上主要用于预防和治疗血栓栓塞性疾病。因其具备多重生物活性，亦广泛应用于心肌梗死、心血管手术、心脏导管检查、体外循环和血液透析等治疗领域。肝素最常见的不良反应为不同程度的自发出血，表现为各种黏膜出血、关节腔积血和伤口出血等。然而，极少部分患者在接受肝素治疗后血小板急剧下降，临床发生血栓栓塞事件，而非出血，此时应重点考虑是否发生HIT。HIT是药物诱导的血小板减少症，是肝素相关的免疫调节异常导致的致命性疾病。

HIT的发病原因：各种剂型的肝素，包括普通肝素、低分子肝素和肝素类似物均可诱发血小板减少症。实验研究表明，普通肝素更易与血小板发生免疫作用，因此HIT的发生率高于低分子肝素。

HIT的发生机制：由肝素相关的免疫介导所致，主要与应用普通肝素有关。肝素进入体内，在部分患者中产生特异性抗体IgG，该抗体与肝素–PF4复合物结合，形成抗体–肝素–PF4的3分子复合物。该复合物激活血小板，产生大量促凝物质，从而发生血栓栓塞事件。

HIT的临床表现：实验室检查特点为血小板减少，根据血小板减少持续的时间和严重程度，分为短暂性血小板减少（Ⅰ型）和持久性血小板减少（Ⅱ型）。前者与肝素对血小板的诱导聚集作用有关，可以导致血小板发生暂时性的聚集和血小板黏附性升高，发生早，通常无症状，表现为一过性血小板减少，血小板计数不低于50×10^9/L，在继续应用肝素期间可自行恢复。Ⅱ型HIT为抗体–肝素–PF4复合物免疫介导所致，血小板急剧减少，停用肝素后不能自行恢复，同时伴发严重的血栓栓塞并发症。

HIT的诊断：应用肝素后血小板减少，临床表现为血栓栓塞，而非出血事件，结合实验室检查特异性抗体–肝素–PF4复合物阳性，即可诊断。其他药物所致的血小板减少症一般没有血栓并发症，可以作为鉴别。

HIT的治疗原则：如果血小板数目不低于50×10^9/L，且无明显临床症状，可在严密监测下继续应用肝素，血小板数目一般可自行恢复。当血小板数目<50×10^9/L或者发生血栓栓塞，应立即停用肝素，并予凝血酶抑制剂进行替代治疗。若发生严重的血小板减少伴随血栓形成，可进行血浆置换。需要注意以下两点：为避免抗体交叉反应，不应换用低分子肝素；输注血小板无效，可能加重血栓形成，引起类似血栓性血小板减少性紫癜的症状。

HIT的临床特征是在应用肝素的情况下，血小板进行下下降，临床仍反复出现血栓栓塞事件。因HIT发生率低，临床表现特殊，且检测方法尚未普及，易导致诊断延迟，甚至误诊、漏诊。需提高警惕，及时处理。

本例治疗遗憾：在高度怀疑HIT后，虽及时停用了皮下注射的低分子肝素，却忽略了经静脉留置针常规的肝素抗凝液进入患者体内的肝素用量；在明确诊断后，不易获得可供使用的替代抗凝药物，未能及时给予肝素外的有效抗凝药物进行替代治疗。

（病例提供：李　蕾　祖凌云　北京大学第三医院）

（病例点评：于　雪　北京医院）

参考文献

[1]Hogan M，Berger JS.VascMed.Heparin-induced thrombocytopenia（HIT）: Review of incidence, diagnosis and management. Vasc Med. 2020, 25(2):160-173.doi: 10.1177/1358863X19898253.

[2]Gruel Y，De Maistre E，Pouplard C，et al.Diagnosis and management of heparin-induced thrombocytopenia[J].Anaesth Crit Care Pain Med，2020，39（2）：291-310.doi：10.1016/j.accpm.2020.03.012.

[3]Hvas AM，Favaloro EJ，HellfritzschM.Heparin-induced thrombocytopenia：pathophysiology，diagnosis and treatment[J].Expert Rev Hematol，2021，14（4）：335-346.doi：10.1080/17474086.2021.1905512.

[4]Arepally GM，Cines DB.Pathogenesis of heparin-induced thrombocytopenia[J].Transl Res，2020，225：131-140.doi：10.1016/j.trsl.2020.04.014.

[5]Watson H，Davidson S，Keeling D.Haemostasis and Thrombosis Task Force of the British Committee for Standards in Haematology. Guidelines on the diagnosis and management of heparin-induced thrombocytopenia：second edition[J].Br J Haematol，2012，159（5）：528-540.doi：10.1111/bjh.12059.

[6]Mongirdienė A，Liuizė A，KašauskasA.Novel Knowledge about Molecular Mechanisms of HeparinInduced Thrombocytopenia Type II and Treatment Targets[J]. Int J Mol Sci，2023，24（9）：8217.doi：10.3390/ijms24098217.

[7]Warkentin TE.Laboratory diagnosis of heparin-induced thrombocytopenia.Int J Lab Hematol，2019，41 Suppl1：15-25. doi：10.1111/ijlh.12993.

[8]Nilius H，Kaufmann J，Cuker A，et al.Comparative effectiveness and safety of anticoagulants for the treatment of heparin-induced thrombocytopenia[J].Am J Hematol，2021，96（7）：805-815.doi：10.1002/ajh.26194.

病例29　嗜酸性肉芽肿性多血管炎合并瓣膜血栓

一、病历摘要

（一）病史简介

一般情况：患者女性，47岁，因"反复咳嗽、喘憋2年，胸痛10天，意识障碍2天"入院。

现病史：患者于2020年11月出现咳嗽、咳黄痰、流黄涕，伴喘憋，否认发热，当地医院考虑"支气管哮喘"，予信必可都宝1吸 2次/日、布地奈德鼻剂2喷 1次/日后症状缓解。此后每半年发作一次，多由冷空气或刺激性气味诱发，药物吸入可缓解。2022年4月起出现咳嗽、喘憋，持续时间及程度较前加重，咳黄痰、流黄涕，信必可都宝＋布地奈德喷鼻剂疗效不佳，加用泼尼松15～20mg 1次/日、奥马珠单抗（剂量不详）1次/月治疗后可好转，停药后反复。2022年10月17日患者出现左膝、左踝关节肿痛，NRS评分7～8分，伴皮温升高、活动受限，止痛治疗效果不佳。同期左下腹出现片状紫红色斑丘疹伴触痛，持续约1周消退。10月28日无明显诱因出现咳嗽、咳痰伴喘憋，关节肿痛加重，当地医院诊断为"肺部感染、支气管哮喘"，予左氧氟沙星抗感染及对症平喘治疗，症状无缓解，且逐渐出现持续性心前区闷痛，NRS评分8分。2022年11月6日患者出现不认识人、反应迟钝、不会使用手机，伴左下肢麻木、无力，独立行走困难。自起病以来，患者食欲、睡眠、精神差，大小便如常，自觉体重减轻（未测）。

既往史：抑郁症5年，曾口服丙戊酸钠、米氮平等治疗1年，已停药。诊断桥本氏病1年，未治疗。诊断重度骨质疏松半年，口服骨化三醇、钙片治疗。否认高血压、糖尿病、冠心病等慢性病史。

个人史：否认乙肝、结核、伤寒等传染病史。

家族史：否认家族相关遗传病史。

（二）体格检查

体温36.6℃，脉搏112次/分，呼吸20次/分，血压116/82mmHg。神志清，对答切题，双侧瞳孔等大等圆，对光反射灵敏，眼动充分，无眼震、复视，双侧额纹对称，右侧鼻唇沟较左侧略浅，伸舌居中，双面部针刺觉对称存在。双肺呼吸音粗，可闻及哮鸣音，心律齐，心率112次/分，各瓣膜听诊区未闻及病理性杂音，腹软，无压痛、反跳痛、肌紧张，四肢未及水肿，左肘关节压痛，左膝关节、踝关节压痛伴麻木，左踝关节背伸受限，四肢肌力5级，肌张力不高，腱反射对称存在，病理征阴性，左下肢针刺觉减退，双侧指鼻、轮替稳准，左下肢跟膝胫试验欠稳准，颈部无抵抗。

（三）辅助检查

1. 外院检查血常规：白细胞计数12.75×10⁹/L，中性粒细胞计数6.85×10⁹/L，嗜酸性粒细胞计数3.84×10⁹/L，血红蛋白122g/L，血小板计数388×10⁹/L。尿常规：尿蛋白±，尿潜血2+。肝肾功能：大致正常。心脏损伤标志物：肌钙蛋白I、肌酸激酶、肌酸激酶同工酶、肌红蛋白、B型利钠肽正常。总免疫球蛋白E 1490U/ml。超声心动图：左室射血分数72%，心脏结构与功能未见明显异常。胸部CT：双肺多发斑片及磨玻璃样密度增高影。头颅CT：双侧筛窦、蝶窦黏膜增厚，副鼻窦炎。左膝、左踝X线：未见明显异常。

2. 入院后检查

心血管系统：心脏损伤标志物：超敏肌钙蛋白I（hs-cTnI）48996μg/L，肌酸激酶1022U/L，肌酸激酶同工酶104.0U/L，N末端利钠肽原（NT-proBNP）7833pg/ml。心电图：窦性心动过速，心率111次/分。

免疫系统：ANA（+）均质型1：80，余抗核抗体谱、ANCA、抗磷脂抗体阴性，总免疫球蛋白E 3476.0KU/L。

血液系统：血常规：白细胞计数26.97×10⁹/L，中性粒细胞计数9.86×10⁹/L，嗜酸性粒细胞计数13.76×10⁹/L，血红蛋白111g/L，血小板计数221×10⁹/L。血清蛋白电泳、外周血FIP1L1/PDGFRα阴性。骨髓涂片：粒红比3.86：1，嗜酸性粒细胞各阶段比例增高，占34.5%。浆细胞比例稍高，占1.5%。骨髓BCR-ABL融合基因重排未见异常。骨髓活检：造血组织中粒/红系比例升高，嗜酸性粒细胞增多。

神经系统：脑脊液常规：白细胞总数0。脑脊液生化：葡萄糖5.4mmol/L，氯化物128mmol/L，蛋白0.28g/L。脑脊液细胞学未见明显异常。脑脊液细菌涂片、真菌涂片、奴卡菌涂片、隐球菌抗原、墨汁染色、抗酸染色、Xpert、结核/非结核分枝杆菌核酸阴性。肌电图：上下肢周围神经源性损害。

影像学检查：胸腹盆CT：双肺多发斑片影及磨玻璃影，以双肺上叶及右肺中叶为著，双肺多发微、小结节；两肺门及纵隔多发增大淋巴结；脑血管管壁增强MRI未见明显异常。经颅多普勒超声＋微栓子监测未见明显异常。

入院后2021年11月9日、11月25日超声心动图、11月9日、12月1日心肌核磁、⁶⁸Ga-DOTATATE PET、FAPI PET心脏核素显像、头MRI＋MRA检查结果如病例29图1

至图4，患者嗜酸性粒细胞、hs-cTnI及NT-proBNP监测结果如病例29图5至图7。

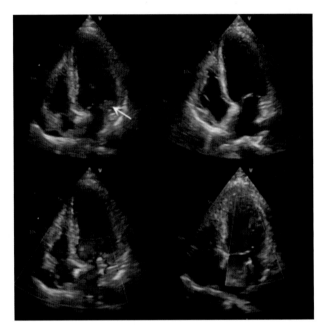

病例29图1　患者超声心动图

注：11月9日（左：左室射血分数41%，二尖瓣后叶心室侧可见1.4cm×1.2cm等回声肿块，瓣膜血栓可能），11月25日（右：左室射血分数47%，未见明确附壁血栓形成）。

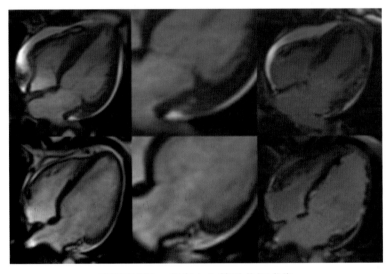

病例29图2　患者心血管磁共振成像

注：11月9日（上：左心室运动功能明显减低，室间隔及左室弥漫多发心内膜延迟强化及心内膜下为主心肌延迟强化，可符合心内膜心肌纤维化改变，结合病史考虑Loffler心内膜炎不除外；左室及乳头肌多发附壁低信号影，考虑以血栓形成为主，二尖瓣后叶靠近根部心室侧可见小片低信号影，血栓？），12月1日（下：心腔血栓及延迟强化明显好转）。

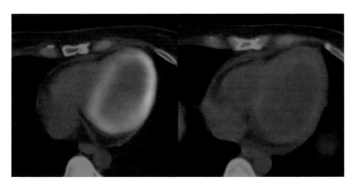

病例29图3　患者心脏核素显像

注：^{68}Ga-DOTATATE PET（左：弥漫巨噬细胞浸润，SUVmax 1.9），FAPI PET（右：成纤维细胞活化明显，SUVmax 5.2）。

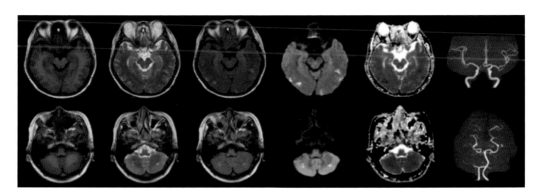

病例29图4　患者头MRI＋MRA：11月9日

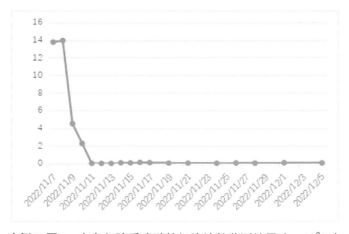

病例29图5　患者入院后嗜酸粒细胞计数监测结果（×10^9/L）

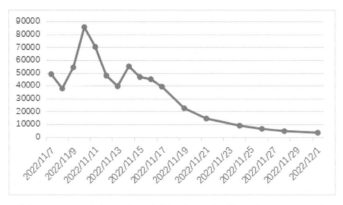

病例29图6　患者入院后高敏肌钙蛋白I监测结果（μg/L）

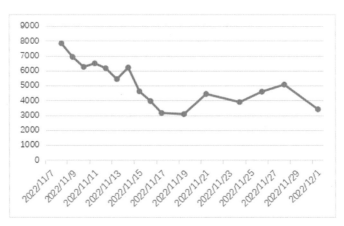

病例29图7　患者入院后NT-ProBNP监测结果（pg/mL）

二、诊治经过

结合患者症状、体征、辅助检查，入院诊断考虑为：①嗜酸粒细胞增多症，心肌受累、神经系统受累可能；②支气管哮喘；③肺部感染；④抑郁症；⑤桥本氏病；⑥重度骨质疏松。入院后继续甲泼尼龙60mg 1次/日静脉输液抗感染治疗，风湿免疫科会诊考虑嗜酸粒细胞增多原因未明，血液系统相关检查暂无阳性结果回报，嗜酸性肉芽肿性多血管炎可能性大，存在心脏及神经系统受累，有激素冲击指征。2022年11月10日至11月12日予甲泼尼龙1000mg 1次/日静脉输液×3日激素冲击治疗，续贯甲泼尼龙80mg 1次/日 静脉输液×7日→泼尼松60mg 1次/日 口服抗炎治疗，并加用环磷酰胺0.6g 1次/周静脉注射治疗；心脏方面：予倍他乐克6.25mg bid控制心率，心内科会诊予低分子肝素6000U每12小时1次皮下注射→利伐沙班20mg 1次/日抗凝治疗；神经系统方面：神经内科会诊考虑急性脑梗死，予阿司匹林0.1g 1次/日，丁苯酞

25mg 2次/日、阿托伐他汀40mg 1次/日；患者左下肢麻木疼痛，左踝关节背伸受限，考虑合并左腓总神经麻痹，予加用叶酸、甲钴胺、复方维生素B片营养神经，普瑞巴林150mg 2次/日止痛治疗，并请康复科指导康复锻炼。肺部感染方面，予莫西沙星400mg 1次/日静脉输液抗感染治疗×1周。

经积极抗炎、免疫抑制、抗血栓、抗感染治疗，患者胸痛缓解，喘憋、关节痛好转，肢体麻木无加重，血嗜酸粒细胞、心肌酶、NT-proBNP明显降低，左室射血分数改善、二尖瓣血栓缩小、二尖瓣反流减少，于2022年12月7日出院，因当地医院无静脉输注环磷酰胺条件，出院后改为环磷酰胺100mg 1次/2日治疗，出院后继续门诊随访。

三、病例讨论

患者系中年女性，临床表现为反复咳嗽、咳痰、喘憋，外院曾诊断支气管哮喘，吸入激素、支气管扩张剂、抗IgE靶向治疗有效，后症状加重、控制困难，并逐渐出现多系统受累征象，包括皮肤、关节、耳鼻喉、心脏、神经系统等，化验见外周血嗜酸粒细胞升高突出，影像学示心脏射血分数减低、瓣膜血栓形成、颅内多发梗死灶。诊断方面，患者外周血嗜酸粒细胞≥1500/μl，伴有嗜酸性粒细胞增多所致器官功能障碍，其中嗜酸粒细胞增多的病因包含药物过敏、血管炎、感染、恶性肿瘤等。目前嗜酸性肉芽肿性多血管炎（eosinophilic granulomatosis with polyangiitis，EGPA）的诊断标准主要参考1990年美国风湿病学会提出的分类标准，包括临床表现、实验室检查、影像学检查及病理活检等。6条分类标准包括：①哮喘样症状（或喘息发作）；②嗜酸粒细胞增多（≥10%或绝对值≥1.5×10^9/L）；③单发或多发性神经病变；④非固定性肺浸润；⑤鼻窦炎；⑥血管外嗜酸粒细胞浸润。符合4条或以上者可诊断EGPA。根据患者临床表现及实验室检查结果，考虑EGPA诊断明确，存在心脏、神经系统等多系统受累。

EGPA的治疗取决于疾病的严重程度、受累器官、病情活动等因素，诱导缓解方案主要包括激素和（或）免疫抑制剂（如环磷酰胺）。2018年嗜酸性肉芽肿性多血管炎诊治规范多学科专家共识中提到，有危及生命的脏器受累时建议应用甲泼尼龙冲击治疗（500~1000mg/d，静脉输液，连续3日）。对有严重器官受累表现的患者，建议的激素剂量为泼尼松1mg/（kg·d）或等效剂量的其他糖皮质激素。对危及生命和（或）five-factor score（FFS评分）≥1分或有严重器官受累的患者应采用激素联合免疫抑制剂进行诱导缓解治疗。

脑梗死病因方面，患者颅内多发梗死灶，且不能用单一血管供血解释，需要考虑栓塞机制，栓塞机制通常包含心源性栓塞、动脉-动脉栓塞、反常栓塞。患者超声心动图、心血管核磁可见明确瓣膜血栓，需首先考虑心源性栓塞。2021年AHA/ASA指南提出，对于窦性心律合并缺血性脑卒中或短暂性脑缺血发作并存在自体瓣膜病变或心脏生物瓣的患者，推荐抗血小板治疗。对于有左心室附壁血栓的合并缺血性脑卒中或短暂性脑缺血发作患者，应进行抗凝治疗。

根据一篇2010年发表的系统综述对EGPA中动脉和静脉血栓形成事件的估计，动脉血栓事件的患病率为3.1%～18.7%，静脉血栓形成的患病率为5.8%～30%，而关于EGPA患者心腔内血栓形成尚缺乏相关数据，在Pubmed数据库中仅检索到15例相关病例报道，其中左室血栓10例，右室血栓1例，双心室血栓4例，多数都存在于心室心尖部，截至目前尚无EGPA患者瓣膜血栓的报道。研究表明，嗜酸性粒细胞可能在血栓形成中发挥重要作用，尤其是在嗜酸性粒增多症中，其机制包括组织因子表达增强和产生血栓前纤维蛋白结构等。而近年来包括超声心动图、心肌核磁等无创影像学技术的发展也对系统性疾病心脏受累以及心腔内血栓的评估提供了更多细节。

患者出院后继续应用激素、环磷酰胺、抗血栓、营养神经治疗，门诊随诊规律激素减量，症状稳定，坚持康复治疗。EGPA患者需规律门诊随诊，关注症状变化，监测血嗜酸粒细胞水平，并定期进行受累脏器评估，如有复发提示需及时就诊调整激素及免疫抑制治疗方案。

四、病例点评

EGPA是一种少见的系统性坏死性小血管炎，以严重的哮喘及血液和组织中嗜酸性粒细胞浸润为特征，常表现为多器官受累，包括肺、心脏、神经系统、消化系统、肾脏、皮肤等。EGPA的预后取决于能否在疾病早期及时诊断和治疗。据统计，EGPA的5年生存率为68%～100%，10年生存率约为79.4%，严重心脏受累和中枢神经系统受累是EGPA患者死亡的主要原因之一，其中合并心脏受累的患者病死率达50%，EGPA心脏受累患病率15%～62%，可表现为心包炎、心律失常、嗜酸性心肌炎、嗜酸性心内膜炎和心力衰竭，但仅有26%患者有症状，容易漏诊，早期诊断和治疗对患者预后和生活质量至关重要。

本例患者以反复咳嗽、憋喘，伴胸痛及意识障碍来诊，合并哮喘控制不佳、嗜酸性粒细胞显著升高、心内膜炎、瓣膜血栓、脑梗死等临床特点，诊断为EGPA合并肺、心血管、中枢神经系统等多系统受累。该病可通过一元论解释患者所有临床表现，经积极抗炎、免疫抑制、抗栓、抗感染治疗后，患者症状稳定。

从该病例我们可以学到，临床上不乏多系统累及的疾病，成为专科医生的第一步是成为内科医生，临床医生只有在充分掌握医学专业知识的基础上，跳出管状思维，培养良好临床逻辑思维，才能更好地对疾病进行诊断和治疗。

（病例提供：郭天晨　陈　未　中国医学科学院北京协和医院）

（病例点评：祖凌云　北京大学第三医院）

参考文献

[1]Masi AT，Hunder GG，Lie JT，et al.The American College of Rheumatology 1990 criteria for the classification of Churg-Strauss syndrome（allergic granulomatosis and angIItis）[J].Arthritis Rheum，1990，33（8）：1094-100.doi：10.1002/art.1780330806.PMID：2202307.

[2]嗜酸性肉芽肿性多血管炎诊治规范多学科专家共识编写组.嗜酸性肉芽肿性多血管炎诊治规范多学科专家共识[J].中华结核和呼吸杂志，2018，31（7）：514-521.doi：10.3760/cma.j.issn.1001-0939.2018.07.002.

[3]Guillevin L，Pagnoux C，Seror R，et al. The Five-Factor Score revisited：assessment of prognoses of systemic necrotizing vasculitides based on the French Vasculitis Study Group （FVSG）cohort[J]. Medicine（Baltimore）2011；90：19.

[4]Ames PR，Margaglione M，Mackie S，et al.Eosinophilia and thrombophilia in churgstrauss syndrome：a clinical and pathogenetic overview[J].Clin Appl ThrombHemost，2010，16（6）：628-36.doi：10.1177/1076029609348647.Epub 2009.PMID：19833618.

[5]Cugno M，Marzano AV，Lorini M，et al.Enhanced tissue factor expression by blood eosinophils from patients with hypereosinophilia：a possible link with thrombosis[J].PLoS One，2014，9（11）：e111862.doi：10.1371/journal.pone.0111862.PMID：25375118；PMCID：PMC4222944.

[6]Mastalerz L，Celińska-Löwenhoff M，Krawiec P，et al.Unfavorably Altered Fibrin Clot Properties in Patients with Eosinophilic Granulomatosis with PolyangIItis（Churg-Strauss Syndrome）：Association with Thrombin Generation and Eosinophilia[J].PLoS One，2015，10（11）：e0142167.doi：10.1371/journal.pone.0142167.PMID：26540111；PMCID：PMC4634855.

[7]乔鹏燕，杨艳丽，刘素苗，等.嗜酸性肉芽肿性多血管炎心脏受累16例临床分析[J].中华风湿病学杂志，2020，24（5）：322-327.DOI：10.3760/cma.j.cn141217-20191028-00368.

病例30 遗传性出血性毛细血管扩张症致肺动脉高压

一、病历摘要

（一）病史简介

一般情况： 患者女性，农务工作者，78岁，主因"进行性呼吸困难13年，加重20余天"于2023年01月16日入院。

现病史： 13年前，患者因消化道出血于外院住院治疗，出院后自觉活动耐量下降，负重行走1千米即出现呼吸困难，夜间可平卧入睡，无夜间阵发性呼吸困难，无纳差、尿量减少、双下肢水肿等症状，未诊治。11年前，患者就诊于外院，考虑"心力衰竭？"，予呋塞米及地高辛口服对症治疗，但患者活动耐量仍进行性下降。10年前，患者丧失劳动力，轻微活动即可出现呼吸困难，长期卧床，夜间不能平卧入睡，偶有夜间阵发性呼吸困难（1～2次/月），未再诊治。20天前，患者新冠病毒感染后呼吸困难进一步加重，每晚均有阵发性呼吸困难，伴纳差、尿量减少（每日200～300ml）、双下肢水肿；外院血常规提示中度贫血（Hb 80g/L）。胸部CT提示双肺炎症、肺动脉增宽，查N末端利钠肽原（NT-proBNP）升高（具体不详），考虑为"急性心力衰竭"，继续予患者口服利尿治疗，上述症状无缓解。5天前转诊至我院住院治疗。患者自发病来，精神一般，食欲略差，睡眠欠佳，大便正常，尿量减少，体重近20天略有增加。

既往史： 反复鼻出血40余年。高血压6年，血压最高150/50mmHg，目前服用酒石酸美托洛尔12.5mg qd治疗，血压控制可。持续性房颤9年，目前服用地高辛0.125mg qd治疗。

个人史： 否认烟酒嗜好。适龄结婚，育有3女，大女儿反复鼻出血，其余女儿体健。

家族史： 患者外祖母、母亲及一妹妹均有发作性鼻出血。

（二）体格检查

体温36.8℃，脉搏61次/分，呼吸20次/分，血压132/50mmHg，SpO_2 98%。急性病容，限制性高枕卧位，查体欠配合。消瘦，心脏恶病质状态。口唇发绀不明显，无杵状指。口腔黏膜及肢端皮肤可见毛细血管扩张（病例30图1）。颈静脉充盈，肝颈回流征阳性。双肺呼吸音粗，双肺底可闻及少量吸气末湿啰音，未及胸膜摩擦音；心尖搏动增强，心前区各瓣膜听诊区均可触及震颤，心浊音界向双侧扩大，心音低钝，律绝对不齐，S1强弱不等，心率75次/分，P2亢进，心前区各瓣膜听诊区均可闻及收缩期吹风样杂音，5/6级，以三尖瓣听诊区为著，未闻及额外心音及心包摩擦音。腹凹陷，无压痛及反跳痛，肝脏右侧锁骨中线肋下3cm，质软，无触痛，脾肋下未及，肠鸣音正常，4次/分。双下肢自膝以下可凹性水肿。

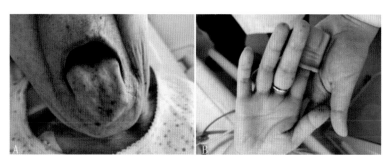

病例30图1　入院查体患者存在口腔黏膜及肢端毛细血管扩张

注：A.口腔黏膜毛细血管扩张；B.肢端皮肤毛细血管扩张。

（三）辅助检查

血常规：白细胞3.19×10^9/L↓，血红蛋白83g/L↓，血小板182×10^9/L，中性粒细胞百分数74.2%。

尿常规：潜血2+，蛋白+/-。便潜血阴性。

肝功：白蛋白34.9g/L↓，其余正常。

肾功：血肌酐正常，血钙2.19mmol/L↓。

NT-proBNP 1788pg/ml↑。

凝血、D-Dimer、血脂、电解质、肌钙蛋白T结果大致正常。

吸氧2L/min条件下动脉血气分析：pH 7.49，pCO_2 44.7mmHg，pO_2 110mmHg，SaO_2 100%，乳酸1.0mmol/L。

心电图：房颤律，心率66次/分。

Holter：异位心律——心房颤动，偶发室早（25次/24h），室早二联律。

24小时动态血压监测：全天平均血压124/54mmHg，收缩压及舒张压超限时间负荷均<25%。

超声心动图：全心扩大，三尖瓣反流（重度），肺动脉高压（重度）PASP：115mmHg，二尖瓣反流（轻度），肺动脉瓣增厚伴前向血流速度增高（PPG 20mmHg），LVEF 67%，右室收缩功能正常。

二、诊治经过

结合症状、体征及辅助检查结果，考虑诊断：①肺动脉高压；②慢性心力衰竭急性加重；③心律失常——心房颤动；④中度贫血。入院后嘱患者休息、鼻导管吸氧，因肺动脉压力极高存在猝死风险，予患者持续心电监护。药物治疗上，积极予患者静脉利尿治疗，维持每日出入量负平衡。因患者房颤心室率偏慢且无射血分数下降的心力衰竭证据，予患者停用地高辛及β受体阻滞剂治疗；患者房颤抗凝指征明确，但因反复发作鼻出血，入院未予患者抗凝治疗。应用上述治疗后，患者呼吸困难症状明显好转，可平卧入睡，未再出现夜间阵发性呼吸困难，肺内啰音基本消失，双下肢水肿明显减轻。监测患者HR 50~60次/分，BP 100~110/50~60mmHg，SpO_2 98%~100%。

患者以右心衰表现为主，呼吸困难症状难以单纯用心力衰竭解释，考虑肺动脉高压参与患者呼吸困症状。患者一般状态改善后复查超声心动图，肺动脉压力无明显下降，故行右心导管检查以明确诊断并指导后续病因筛查，检查结果见病例30表1。

病例30表1 右心导管检查结果

压力报告		
	血氧饱和度（%）	平均动脉压（mmHg）
上腔静脉	71.6	8
下腔静脉	90.3	7
右房	85.1	8
右室	89.3	24
肺总动脉	87.4	38
右肺动脉		36
肺毛细血管楔压		13
周围动脉	100	89

心功能及分流情况报告			
氧消耗量（ml/min）	198.84	左向右分流量（L/min）	11.18
混合静脉血氧含量（左向右分流）	8.70	右向左分流量（L/min）	NA
混合静脉血氧含量（无分流）	NA	肺血管阻力（wood units）	1.0
体循环血流量（L/min）	9.72	肺总阻力（wood units）	1.5
肺循环血流量（L/min）	24.35	系统血管阻力（wood units）	8.3
心指数（CI）	6.51		

结合右心导管结果，考虑患者肺动脉高压诊断明确，为容量型肺动脉高压。为明确患者肺动脉高压WHO临床分类，进一步完善筛查。检查结果提示患者肿瘤标志物、自身免疫标志物、感染标志物均未见异常；完善CTPA未见肺栓塞证据。患者肺动脉高压病因诊断陷入僵局。回顾患者病史，患者家族多为成员均存在情况类似的反复鼻出血病史，入院查体患者存在明显的口腔黏膜及肢端毛细血管扩张，结合《2022年ESC/ERS肺动脉高压诊治指南》，需警惕有无遗传性出血性毛细血管扩张症（hereditary hemorrhagic telangiectasia，HHT）可能。

追问患者病史：40余年前，患者务农劳作中首次出现鼻出血，自行压迫5分钟止血。后间断鼻出血，多于体力劳动或劳累后出现，出血频率不定，可于压迫后终止或自行终止。20余年前，当地某医院就诊，考虑"鼻部血管脆性增加"，行电凝治疗，但效果不佳。13年前，因呕血、黑便、消化道大出血，行消化内径检查仅见慢性浅表性胃炎，考虑"胃中恒径动脉破裂出血"可能；行腹部MRI提示肝内多发血管瘤、布加综合征？

结合病史及临床表现，本患者存在：①自发性及复发性鼻出血；②口鼻及肢端毛细血管扩张；③内脏病变（消化道出血、肝内多发血管畸形等）；④家族聚集性表现，故HHT临床诊断成立，建议患者进一步行致病基因检测，患者拒绝。

进一步完善HHT受累情况评估：①皮肤黏膜：依据查体结果，存在受累；②颅内血管：患者无发作性头痛及癫痫发作，无肢体感觉或活动异常，考虑颅内受累可能性不大，因患者状态不能耐受，未进一步行颅脑MRA检查；③消化系统：既往曾消化道出血且外院腹部MR提示肝内多发血管瘤，考虑存在受累，在院期间进一步完善腹盆腔增强CT，提示肝内多发血管畸形（病例30图2），考虑存在肝动脉-门脉瘘、肝静脉-门脉瘘及肝动脉-肝静脉瘘，消化系统受累明确；④肺血管：CTPA未见

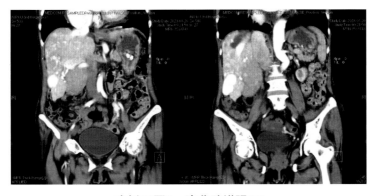

病例30图2　腹盆腔增强CT

注：肝内多发血管畸形，考虑存在肝动脉—门脉瘘、肝静脉—门脉瘘及肝动脉—肝静脉瘘。

肺血管畸形，暂无受累证据。请介入血管外科及呼吸科会诊，考虑患者诊断明确，HHT动静脉畸形相关的左向右分流为导致患者容量型肺动脉高压的直接原因。内科治疗上，暂无特效药物，全部抗肺动脉高压药物均可尝试，但预期效果不佳。外科治疗上，可考虑行肝动脉栓塞，但手术风险较高。

与家属沟通病情，家属拒绝尝试抗肺动脉高压药物治疗，拒绝肝动脉栓塞术，患者一般状态改善后签字离院。

三、病例讨论

患者老年女性，以呼吸困难为主要表现来诊，首先应进行呼吸困难的病因分析：①慢性心力衰竭急性加重：患者存在高血压、持续性心房颤动等心力衰竭常见病因，存在左心衰及右心衰的症状及体征，心脏存在杂音，NT-proBNP轻度升高，考虑存在；但患者以右心衰的症状及体征更为突出，超声心动图提示三尖瓣病变但原发性三尖瓣病变少见，故患者心力衰竭诊断可成立，但患者病情及呼吸困难症状难以单纯用心力衰竭解释；②肺动脉高压：患者右心衰症状及体征明显，查体P2亢进，入院超声心动图提示肺动脉压重度升高，考虑肺动脉高压诊断基本明确；③急性肺栓塞：患者老年女性，长期卧床，入院查体双下肢水肿、P2亢进，应警惕；但患者无胸痛、咯血，且双下肢水肿为对称性，入院外氧合良好，D-Dimer不高，证据不足。综上所述，入院时考虑患者症状为心力衰竭及肺动脉高压共同导致。予患者强化静脉利尿治疗后，患者主观呼吸困难症状明显改善。

患者经超声心动图计算获得的肺动脉压力极高，呼吸困难症状改善后复查超声心动图发现患者肺动脉压力无明显下降，为进一步明确诊断并指导后续治疗，予患者进行了右心导管检查。结合右心导管结果（病例30表2）：①患者肺毛细血管楔压<15mmHg而平均肺动脉压>20mmHg，故肺动脉高压诊断明确；②患者肺血管阻力为1.0 WOOD（正常<2.0 WOOD），故患者并非阻力型肺动脉高压（WHO肺动脉高压临床分类中Ⅰ类可基本除外）；③患者体循环血量、肺循环血量均显著升高，CI升高，为容量型肺动脉高压。同时肺动脉血流量明显高于体循环血流量，提示存在体肺循环分流；④分段取血提示下腔静脉血氧饱和度异常升高，提示分流主要来自于下腔静脉水平。

WHO将肺动脉高压按临床情况分为五类（病例30表2），结合右心导管结果进一步分析患者的潜在病因：①患者无明确的肿瘤、自身免疫病及特殊感染证据，相关化验结果回报未见异常，右心导管肺血管阻力不高，故Ⅰ类肺动脉高压证据不足；②患者来诊时存在心力衰竭表现，结合超声心动图结果考虑为射血分数保留的心力衰竭，经利尿后症状明显改善，但复查超声心动图肺动脉压力未见明显下降，行右心导管检查时肺毛细血管楔压不高但肺平均动脉压仍呈增高状态，故Ⅱ类肺动脉高压证据不足；③患者无基础肺部疾病病史，故Ⅲ类肺动脉高压证据不足；④患者无急性肺栓塞证据，进一步行CTPA检查，亦未见慢性血栓栓塞性肺动脉高压证据，故Ⅳ型肺动脉高压证据不足。至此，患者肺动脉高压的病因诊断似乎陷入了僵局。

病例30表2　肺动脉高压的临床分类

分类	亚类
1.肺动脉性肺动脉高压（PAH）	1.1 特发性肺动脉高压（IPAH） 1.2 遗传性肺动脉高压（HPAH） 1.3 药物和毒物相关的肺动脉高压 1.4 疾病相关的肺动脉高压 　1.4.1 结缔组织病 　1.4.2HIV 感染 　1.4.3 门脉高压 　1.4.4 先天性心脏病 　1.4.5 血吸虫病 1.5 对钙通道阻滞剂长期有效的肺动脉高压 1.6 具有明显肺静脉/肺毛细血管受累的肺动脉高压 1.7 新生儿持续性肺动脉高压
2.左心疾病所致的肺动脉高压	2.1 心力衰竭 　2.1.1 射血分数保留的心力衰竭 　2.1.2 射血分数降低的心力衰竭 2.2 瓣膜性心脏病 2.3 导致毛细血管后肺动脉高压的先天性/获得性心血管病
3.肺部疾病和（或）低氧所致的肺动脉高压	3.1 阻塞性肺疾病 3.2 限制性肺疾病 3.3 其他阻塞性和限制性并存的肺疾病 3.4 非肺部疾病导致的低氧血症 3.5 肺发育障碍性疾病
4.慢性血栓栓塞性肺动脉高压和（或）其他肺动脉阻塞性病变所致肺动脉高压	4.1 慢性血栓栓塞性肺动脉高压 4.2 其他肺动脉阻塞性疾病
5.未明和（或）多因素所致肺动脉高压	5.1 血液系统疾病 5.2 系统性疾病 5.3 代谢性疾病 5.4 慢性肾脏病行/未行血液透析治疗 5.5 肺肿瘤血栓性微血管病 5.6 纤维性纵隔炎

再次回顾患者病史，家族性鼻出血及患者存在毛细血管扩张体征引起了我们的重视。结合追问病史所获得信息，本患者存在HHT临床诊断标准中全部四条表现，虽无致病基因检测结果，但仍可临床诊断为HHT。HHT为一常染色体显性遗传病，多由*ENG*基因或*ALK1*基因发生致病性突变引起。主要临床表现为皮肤黏膜及内脏的毛细血管扩张及动静脉畸形形成，可导致多部位顽固性复发性出血及严重的肺动脉高压。通过后续评估，本患者存在HHT的皮肤黏膜受累及消化道受累，其中肝内存在多发动静脉畸形，存在动静脉分流，可以解释右心导管结果中肺循环血流量显著增加及分流主要来自于下腔静脉水平的结果。

指南对于HHT导致的容量型肺动脉高压治疗上无明确建议，钙离子通道拮抗剂、内皮素受体拮抗剂等药物均可尝试，但预期效果不佳；目前有文献报道可尝试将血管内皮生长因子抑制剂（贝伐珠单抗）用于存在肝脏受累的HHT患者的治疗，但国内该药物价格较高且属于超适应证用药。外科治疗方面，HHT肝脏受累的首选治疗方案为肝移植，可选方案为肝动脉栓塞，但肝动脉栓塞仅能解决肝动脉相关的分流，存在栓塞治疗效果不佳可能。

四、病例点评

遗传性出血性毛细血管扩张症（hereditary hemorrhagic telangiectasia，HHT）又称为Osler-Weber-Rendu综合征，是一种常染色体显性遗传性血管病，估计患病率为1/5000。HHT常见的临床表现是自发性反复鼻出血，累及约95%的患者，所以很多患者首诊在耳鼻喉科。约1/3的HHT患者有反复消化道出血，小肠是主要累及部位。鼻出血和消化道出血常导致缺铁性贫血。皮肤和黏膜毛细血管扩张在大多数患者中出现较晚，好发于唇、舌、颊黏膜和指尖，一般无临床意义。HHT也会累及肺部、肝脏及脑部。HHT肺部受累包括肺动静脉畸形、肺动脉高压伴心力衰竭等。肝脏受累往往无症状，只有少部分患者会发展为有症状性肝病，严重时可出现门静脉高压。中枢神经系统受累的患者可表现为癫痫、短暂性脑缺血发作、脑卒中或脊髓出血。国际共识HTT诊断标准（Curaçao诊断标准）：①反复自发性鼻出血；②典型部位的多发性皮肤黏膜毛细血管扩张；③内脏受累，如消化道毛细血管扩张，肺、脑或肝的动静脉畸形；④一级亲属患有HHT。符合3～4项可确诊，符合2项为可疑，符合0～1项可排除。需注意的是，由于部分HHT患者基因筛查结果为阴性，所以基因突变阳性并不是诊断的必要条件，应警惕在基因突变检测阴性的个体中存在HHT。

此患者为一例比较典型的HHT，存在HHT临床诊断标准中全部四条表现，除中枢神经系统外，多系统受累，较突出的表现是重度肺动脉高压（pulmonary arterial hypertension，PAH），预后不良。HHT相关肺高血压相对比较罕见，在所有HHT中所占的比例不到1%。可以根据病理生理及血流动力学分为两种完全不同的PAH类型，一类和肝动静脉瘘密切相关，继发于高心输出量，在临床相对多见，表现为左房压升高而肺血管阻力不高；另一类型相对少见，表现为肺动脉高压升高，左房压正常，心输出量正常或减低同时伴有PVR显著升高。此患者更符合第一类PAH。此患者肝动静脉瘘引起的慢性高血流冲击可以引发PAH，同时肝动静脉瘘伴高心输出量的患者由于左心房增大易并发心房颤动。HHT相关PAH患者一旦出现房颤，左心房收缩功能受损进一步影响心室充盈，恶化血流动力学。HHT患者由于反复出血易并发严重贫血，贫血加剧机体氧耗也会并加重心衰症状。最终肺动脉压力增高，容量和压力超负荷引起右心室张力增高，进一步会引发右室增大、收缩功能减退、继发性三尖瓣关闭不全导致右心衰。

目前尚无治疗HTT的有效方法，临床治疗仍以支持性治疗和缓解症状为主。HHT患者的出血多为难治性，可采用电烧灼、光凝、血管内栓塞等方法进行治疗，但疗效有限，复发率高。随着对HTT中血管畸形发病机制研究的进一步深入，目前新研发药物如贝伐珠单抗（一种抗血管内皮生长因子单克隆抗体）、沙利度胺（一种抗血管生成和免疫调节剂）已应用于临床，黏膜下注射给药已证明具有最大疗效和最小不良反应，贝伐珠单抗可有效纠正血管生成缺陷。HTT是一种发病率高而病死率较低的疾病。相信随着对HHT的深入了解，HHT相关新的治疗靶点也越来越被重视，也必将并推动了此类患者的临床诊治进展。

（病例提供：杨林承　祖凌云　北京大学第三医院）
（病例点评：于　雪　北京医院祖凌云北京大学第三医院）

参考文献

[1]Humbert M，Kovacs G，Hoeper MM，et al；ESC/ERS Scientific Document Group.2022 ESC/ERS Guidelines for the diagnosis and treatment of pulmonary hypertension[J].Eur Heart J，2022，43（38）：3618-3731.

[2]Vázquez C，Gonzalez ML，Ferraris A，et al.Bevacizumab for treating Hereditary Hemorrhagic Telangiectasia patients with severe hepatic involvement or refractory anemia[J].PLoS One，2020，15（2）：e0228486.

[3]中华医学会呼吸病学分会，肺栓塞与肺血管病学组，中国医师协会呼吸医师分会，等.中国肺动脉高压诊断与治疗指南（2021版）[J].中华医学杂志，2021，101（1）：11-51.

第六章

遗传性心血管疾病

病例31　非典型转甲状腺素蛋白心脏淀粉样变

一、病历摘要

（一）病史简介

一般情况：患者男性，55岁，因"双下肢水肿伴活动后气短3年余，加重4个月"入院。

现病史：患者2018年无诱因出现双下肢可凹性水肿，伴活动耐量下降，步行2000米出现气短，无胸闷、心悸、黑矇、胸痛、夜间不可平卧等，无血尿、泡沫尿、少尿等，就诊当地医院，查肝肾功未见明显异常（具体不详），利尿后气短、水肿可短期缓解。2021年10月患者再次出现活动耐量下降，步行100米即出现喘憋，伴双下肢水肿，自服利尿剂效果不佳，同时出现双手手指麻木感、腹胀。2021年12月就诊外院查血常规正常；血生化：谷丙转氨酶、肌酐水平正常，总胆红素/直接胆红素32.5μmol/L/17μmol/L，谷氨酰转肽酶208U/L，碱性磷酸酶正常；B型钠尿肽295.40pmol/L，肌钙蛋白I 0.071ng/ml；超声心动图提示双房增大，心肌肥厚（室间隔与左室壁对称性肥厚，约13mm）；冠脉CTA提示左冠钝缘支、右冠近段中度狭窄，左冠前降支近中段及右冠中段轻-中度狭窄，诊断"冠状动脉粥样硬化性心脏病，心功能不全"，予呋塞米、螺内酯、贝那普利、比索洛尔、阿司匹林、阿托伐他汀治疗，水肿、腹胀略好转，余症状无明显缓解。2022年2月患者就诊于我院，查心电图提示房颤律，HR 76bpm，肢导低电压，$V_1 \sim V_4$ R波进展不良（病例31图1A）；超声心动图提示双房增大（左53mm×64mm×48mm，右61mm×45mm），中-重度二、三尖瓣关闭不全，左、右室室壁增厚伴回声增强（左室后壁19mm、室间隔16mm、右室游离壁8mm），左、右室室壁运动幅度弥漫性减低，左、右室收缩功能减低（LVEF 36%、TAPSE 16mm），左室舒张功能重度减低（E/e' 28），下腔静脉增宽（吸气变化率＜50%）（病例31图1B）。临床诊断为全心衰，病因考虑浸润性心肌病，心脏淀粉样变性可能性大，为进一步治疗收入院。病来精神一般，食欲可，夜间平卧入睡，大便正常，小便量少，近4个月加强利尿后体重下降10kg。

既往史： 外院诊断高尿酸血症1年，未诊治。否认高血压、糖尿病等慢性病史。

个人史： 吸烟30年，1包/天，已戒2个月。否认肝炎、结核等传染病史，否认重大手术、外伤及输血史，否认药物、食物过敏史。

家族史： 父亲50岁左右死于心脏病（具体不详）。

（二）体格检查

体温36.3℃，脉搏65次/分，呼吸17次/分，血压120/84mmHg，BMI 25.2。神志清晰。全身皮肤色素沉着，眼睑无水肿。舌体胖大。双侧甲状腺无肿大。胸廓正常，双肺呼吸音清，未闻及干湿啰音及胸膜摩擦音。心界正常，心率77次/分，心律绝对不齐，脉搏短绌，各瓣膜听诊区未闻及病理性杂音。腹软，无压痛、反跳痛，肠鸣音3次/分，肝脾肋下、剑下均未及，肝区叩痛（＋），Murphy征（－），腹部移动性浊音（－）。双下肢胫前皮肤可凹性水肿，双侧足背动脉搏动正常。双手桡侧浅感觉减退，下肢远端浅感觉减退，上下肢深感觉正常，双侧Babinski征（－）。

（三）辅助检查

入院后完善以下化验和检查：

血常规：白细胞5.01×10^9/L，中性粒细胞%71.6%，血小板140×10^9/L，血红蛋白139g/L。

血生化：谷丙转氨酶25U/L，谷草转氨酶32U/L，碱性磷酸酶132U/L，谷氨酰转肽酶298U/L↑，总胆红素23.9μmol/L，直接胆红素13.0μmol/L，肌酐89μmol/L，尿素氮7.74mmol/L，尿酸484μmol/L，钾4.7mmol/L，白蛋白39g/L，低密度脂蛋白胆固醇1.92mmol/L。

粪便潜血（＋）、尿常规正常。

凝血功能：凝血酶原时间14.2s，活化部分凝血活酶时间25.9s，D-二聚体0.78mg/L；凝血因子X活性56.9%（参考值77%～131%）。

心脏标志物：N末端B型钠尿肽原3462pg/ml，肌酸激酶同工酶1.8U/L，肌钙蛋白I 0.030μg/L。

铁四项：铁蛋白67μg/dl，总铁蛋白结合力258μg/dl，转铁蛋白饱和度26.0%，铁蛋白242ng/ml。

α-半乳糖苷酶47.5nmol/（h·mg）pro，正常范围内。

血管紧张素转化酶：43U/L（参考值12～68U/L）。

免疫球蛋白3项：免疫球蛋白G 20.11g/L，免疫球蛋白A 3.08g/L，免疫球蛋白M 0.83g/L。

血清蛋白电泳，血清免疫固定电泳（－）。

血游离轻链：sFLC-κ 38.1mg/L，sFLC-λ 33.5mg/L，sFLC-κ/λ 1.137（参考值0.26~1.65）。

尿免疫固定电泳3项（－）。

垂体前叶功能：ACTH、血总皮质醇、性激素5项、甲功（－）。

动态心电图：持续房颤律，心室率47~124bpm，平均心室率70bpm。

心脏磁共振成像：左、右心房增大。心房、心室壁弥漫增厚，心房、心室弥漫延迟强化，心内膜下为著；多发浆膜腔积液。可符合浸润性心肌病表现，心脏淀粉样变可能（病例31图2A）。

心肌^{99m}Tc-PYP核素平面及断层显像：1，3小时心肌均未见明显放射性摄取增高（病例31图2B）。

腹部超声：肝剑下3.0cm，肋下（－），肝实质回声尚均，其余未见异常。

肌电图：双侧正中神经损伤，可符合腕管综合征。

眼底检查：未见高血压视网膜病变。

心肌活检病理：光镜下可见心肌间粉染物沉积，Lambda（－），Kappa（＋），醇化刚果红（＋），刚果红（＋）；偏振光下可见典型的苹果绿双折射；电镜下可见淀粉原纤维；免疫电镜Lambda（－），Kappa（－），转甲状腺素蛋白（TTR）（+++）。（病例31图3）

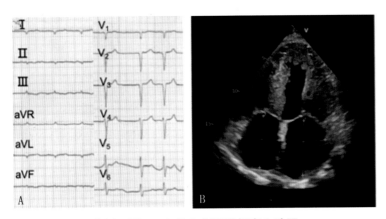

病例31图1　患者心电图及超声心动图

注：A.心电图显示为心房颤动律，QRS波存在前壁"假梗死"模式（心前区导联的Q波和R波进展不良）和肢体导联的低电压QRS复合波；B.四腔心的超声心动图显示两个心房增大和双心室心肌肥大。

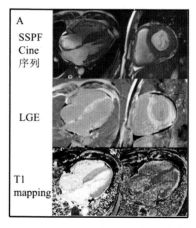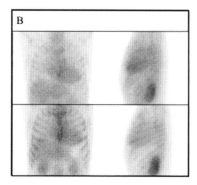

病例31图2　患者心脏磁共振成像（CMR）及⁹⁹Tcm-PYP核素显像

注：A. 心脏磁共振成像。第一排：Cine-SSFP序列，四腔心（左）和短轴（右），可见左、右心房增大，心房、心室壁弥漫增厚，心包积液；第二排：延迟钆增强（LGE）图像，可见心房、心室弥漫延迟强化，心内膜下为著；第三排：T₁ mapping（左）和细胞外体积（ECV）（右），提示非常高的天然 T_1 值（1526ms）和ECV值（63%）；B.⁹⁹Tcᵐ-PYP核素显像显示无明显心肌摄取。

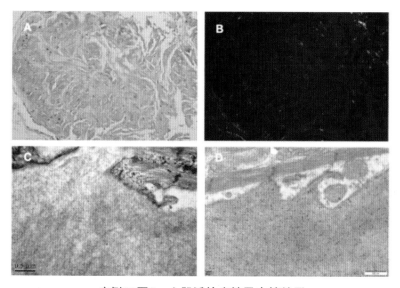

病例31图3　心肌活检光镜及电镜结果

注：A. 光镜：苏木素—伊红染色的组织学显示心肌内间质明显存在无定形和嗜酸性沉积物（比例尺 $50\mu m$）；B. 偏振光显微镜：典型的苹果绿双折射（比例尺 $50\mu m$）；C. 电镜：可见淀粉原纤维（比例尺 500nm）；D. 免疫电镜：TTR 抗体染色呈阳性（比例尺 500nm）。

心肌组织经激光显微切割和（或）质谱分析鉴定沉积物为TTR物质。

基因检测：TTR基因罕见突变c.334G＞A（p.Glu 112Lys）。

主要临床诊断：突变型转甲状腺素蛋白心脏淀粉样变（mATTR-CM），持续性

房颤，心功能Ⅲ级（NYHA），冠状动脉粥样硬化性心脏病，肝功能异常，腕管综合征

二、诊治经过

患者为中年男性，慢性病程，主要临床表现为进行性加重的活动后气短伴双下肢水肿，结合心电图、超声心动图、血B型钠尿肽水平，考虑全心衰诊断明确。

心衰的病因鉴别方面，从心电图和超声心动图入手，患者存在双心室室壁均匀增厚，心室各壁收缩幅度弥漫性减弱，舒张功能受限尤为突出，且无明显的心包积液，但心电图表现为肢体导联低电压和心前区导联R波进展不良，高度提示为浸润性心肌病，尤其是心肌细胞外浸润性疾病。通过临床表现及化验，初步除外了血色病等可导致类似心肌肥厚表型的疾病，首先考虑心脏淀粉样变。淀粉样变多为系统性疾病，心脏受累临床可表现为心律失常、心力衰竭等；肝脏受累表现为体积增大、胆管酶、胆红素升高；肾脏受累表现为尿蛋白阳性、肌酐升高等；也可以出现神经系统受累。该患者除了心脏表现之外，还存在舌体胖大、以胆管酶升高为主的肝功异常、腕管综合征等，均不除外为淀粉样变的其他器官受累表现。

该患者初步筛查除外了最常见的轻链型心肌淀粉样变，诊断ATTR-CM特异性的^{99m}Tc-PYP核素显像为阴性表现，最终通过心肌活检病理结合激光显微切割和（或）质谱技术，以及基因检测对该患者进行了准确的诊断和分型。

治疗方面，入院后给予呋塞米20mg bid＋螺内酯20mg bid强化利尿，同时宣教低盐饮食、限制入量、量出为入，在院期间患者体重逐渐减轻约4kg，活动耐量改善，可连续步行1000米，夜间可平卧。房颤方面给予达比加群110mg bid抗凝治疗。确诊ATTR-CM后，给予患者氯苯唑酸61mg qd治疗原发病。

服用氯苯唑酸满10个月时随诊患者，心功能和体重稳定，按需应用利尿剂，复查N末端利钠肽原3602pg/ml。

三、病例讨论

淀粉样变是由不同因素产生的变性蛋白质分子折叠形成淀粉样纤维，沉积至全身多个组织和器官导致相应器官结构和功能损伤的一组系统性疾病。心脏为受累器官之一，表现为浸润性心肌病、心力衰竭及心律失常，称为心脏淀粉样变（cardiac amyloidosis，CA）。30余种异常蛋白质可导致淀粉样变，其中最多见的是轻链和转甲状腺素蛋白。以往被广泛认识的心脏淀粉样变主要为AL型心脏淀粉样变（AL-CA），AL-CA主要由浆细胞异常增殖分泌单克隆免疫球蛋白所致，诊断需以下条

件：①典型器官受累的表现；②异常克隆性浆细胞分泌的免疫球蛋白轻链（M蛋白）证据；③组织活检刚果红染色阳性；④沉积的淀粉样物质经鉴定为免疫球蛋白轻链，同时除外继发于多发性骨髓瘤、华氏巨球蛋白血症等疾病。若在临床中遇到高度怀疑CA的患者，但外周血检测不到单克隆免疫球蛋白时，需考虑ATTR型心脏淀粉样变（ATTR-CA）。ATTR型目前可通过无创^{99}Tcm-PYP核素显像与AL型鉴别，如果蛋白电泳未发现M蛋白且^{99}Tcm-PYP核素心肌显像分级为2～3级，则诊断ATTR型淀粉样变的敏感度及特异性达100%。本患者血、尿免疫固定电泳及血清蛋白电泳阴性，血游离轻链轻度升高，但比值处于正常范围内，考虑无M蛋白证据；但^{99}Tcm-PYP核素显像为阴性，虽影像学检查高度提示心肌淀粉样变，但无法通过无创手段确诊淀粉样变及鉴别淀粉样变类型。因此，对于此患者后续进行了心肌活检，心肌活检光镜下心肌间见粉染物沉积，Lambda（－），Kappa（＋），醇化刚果红（＋），刚果红（＋），高锰酸钾化刚果红（－）；电镜下可见淀粉纤维，免疫电镜抗TTR抗体阳性；同时激光显微切割质谱也证实心肌组织里沉积物为转甲状腺素蛋白ATTR，得以确诊。一旦诊断ATTR型淀粉样变，可通过基因检测鉴别突变型（mutated ATTR）及野生型（wild type ATTR），该患者通过基因检测发现基因突变Glu112Lys，考虑为突变型ATTR型心肌淀粉样变。

转甲状腺素蛋白心脏淀粉样变是因TTR淀粉样物质沉积于心肌细胞间质所致。TTR由肝脏合成，形成四聚体后成为在血中转运甲状腺素和视黄醇结合蛋白-维生素A复合物的生理蛋白，当不稳定TTR四聚体异常解离并错误折叠后可形成淀粉样物质沉积于心肌细胞间质。根据TTR基因类型可分为野生型及突变型，突变型主要由位于18号染色体的TTR基因突变而成，呈常染色体显性遗传模式，以Val30Met突变最为常见，其次为Val122Ⅱe。

《转甲状腺素蛋白心脏淀粉样变诊断与治疗中国专家共识》中列出了9条"警示征"，特别是超声心动图显示有左室壁厚度≥12mm合并1条"警示征"的患者，需要启动下一步诊断检查（如血免疫固定电泳、心脏磁共振成像、核素检查等）。9条"警示征"包括：①65岁及以上射血分数≥40%的心力衰竭，左心室无扩大且左心室肥厚原因不明；②心电图无QRS高电压表现；③肌钙蛋白持续低水平升高；④老年人低压差、低流速的主动脉瓣狭窄，特别是合并右心室肥厚；⑤因低血压（特别是体位性低血压）不耐受血管紧张素系统抑制剂和（或）β受体阻滞剂；⑥多发周围神经病变，特别是伴有自主神经功能异常；⑦家族性周围神经病变；⑧老年人双侧腕管综合征和（或）腰椎管狭窄；⑨反复双眼白内障。对于本例心力衰竭患者，超声心动图提示左心室无扩大且心室肥厚原因不明，心电图呈现低电压表现，存在双侧腕管综合征等多项"警示征"，可考虑进入ATTR-CA的确诊流程，首先进行单克隆免疫球蛋白检测，对于单克隆免疫球蛋白检测无异常的患者，可采用^{99m}Tc-PYP核素显像进行确诊，无核素扫描条件或仍诊断不明时可行侵入性心内膜心肌组织活检进行确诊。^{99m}Tc-PYP核素显像阳性者可诊断ATTR-CA，阴性者基本除外。本例患者虽核素检查阴性，但由于其他影像学检查如心脏磁共振成像显示有弥漫性的以内膜下分布为主的延迟钆增强，T_1 mapping技术中native T1值及细胞外体积分数（extracellular volume fraction，ECV）显著增高，仍高度怀疑CA，故行心内膜心肌组织活检以明确是否为其他更少见的心肌淀粉样变类型。

核素显像对于ATTR-CA的诊断意义重大主要基于^{99m}Tc-DPD、^{99m}Tc-PYP、^{99m}Tc-HMDP等放射性核素显像用于诊断ATTR-CA敏感度和特异度均较高。推测主要机制可能为ATTR-CA较高水平的心肌微钙化，导致用于骨显像的^{99m}Tc磷酸盐衍生物可以与心脏组织中的TTR紧密结合有关，而其他淀粉样纤维无此结合特点。研究显示在临床疑诊ATTR-CA患者中进行^{99m}Tc-PYP核素显像，可在超声心动图或CMR出现异常之前就能识别出心肌病变。但放射性核素显像仍有一定的假阴性，据报道在一组具有Phe64Leu突变和早发性Val30Met突变的患者中，核素显像检测ATTR-CA的灵敏度较低。假阴性的原因暂不明确，推测可能与淀粉样纤维的组成不同导致了骨显像示踪剂的心肌亲和力不同有关。研究发现，导致ATTR-CM的淀粉样纤维可能有两种不同的成分组成：C末端片段和全长TTR的混合物（A型）和全长TTR（B型）。A型淀粉样纤维与示踪剂摄取显著相关。相比之下，在少数TTR突变患者中发现的B型原纤维，包括Phe64Leu和早发Val30Met，很少显示核素示踪剂滞留。本例患者的ATTR突变为少见突变，仅在一例患者中被报道，核素假阴性有可能与突变导致的特殊淀粉样纤维相关。

对于无创检查不能明确诊断但临床仍高度怀疑淀粉样变的患者推荐进行金标准诊断——心肌活检。刚果红染色是目前最常用的检测淀粉样变的病理学方法。淀粉样蛋白在苏木素-伊红染色下表现为心肌间质内的均匀粉染、无细胞结构的嗜酸性物质，并在偏振光下呈现苹果绿的双折射。淀粉样纤维在电镜下为随机排列的无分支纤维，直径为7.5～10.0nm，可以作为光镜的补充。随后应确定淀粉样纤维的前体蛋白类型，可通过免疫组织化学或激光显微切割和（或）质谱完成，其中免疫组织化学敏感度较低，而激光显微切割和（或）质谱技术可对淀粉样变进行准确的诊断和分型，是淀粉样纤维的前体蛋白分型新的金标准，本例患者虽光镜免疫组化显示Kappa（+），但通过质谱分析鉴定沉积蛋白为ATTR，考虑仍为ATTR-CA。

治疗方面，针对ATTR-CA的治疗分为对症治疗和病因治疗。对症治疗主要是针对心衰进行治疗，对于ATTR-CA患者，利尿剂可用于改善症状，其他用于射血分数降低的心衰的标准治疗药物，包括RAAS系统抑制剂/血管紧张素受体脑啡肽酶抑制剂、β受体阻滞剂等，均未被证实能改善ATTR-CA患者预后，反而可能会加重患者的低血压或心律失常发生率。ATTR-CA患者可发生快速性心律失常[房性和（或）室性）]和缓慢性心律失常（如房室传导阻滞），ATTR-CA患者如发生房颤/心房扑动，则无需考虑CHA$_2$DS$_2$-VASc评分，均应该进行抗凝治疗。对因治疗方面，我国目前有稳定TTR的药物——氯苯唑酸，是目前唯一有证据显示可改善ATTR-CA患者预后的药物，氯苯唑酸的3期临床研究（ATTR-ACT）显示其在30个月治疗期内显著降低了ATTR-CA患者的全因死亡和心血管相关住院率。2019年氯苯唑酸获美国食品药品监督管理局（FDA）批准用于治疗ATTR-CA，中国国家药品监督管理局也于2020年10月批准氯苯唑酸用于治疗ATTR-CA。本例患者已规律用药近1年，临床心功能稳定，后续治疗反应有待进一步随访评估。

四、病例点评

本例患者中年男性，临床表现为慢性起病逐渐进展的全心衰，心电图、超声心动图和心脏磁共振检查有比较典型的浸润性心肌病的表现，尤其是心脏淀粉样变。经初步鉴别除外了AL-CM，诊断指向ATTR-CM，但特异性的^{99m}Tc-PYP核素显像却为阴性表现，最终通过心肌活检结合淀粉样纤维的前体蛋白分型新的金标准：激光显微切割和（或）质谱技术，以及基因检测对该患者进行了准确的诊断和分型，为后续治疗及预后评估提供了可靠的依据。心脏淀粉样变确诊和治疗依赖于明确的淀粉样物质的发现及类型的判断，且与预后明确相关，临床一旦怀疑应积极推动诊断，使患者尽早得到治疗。该病例展现了ATTR-CM典型的临床进程和多器官受累的表现以及各项特异性辅助检查在诊断和鉴别诊断中的意义。诊断思路清晰，层层深入，直至最终揭示真实病因，充分体现出精准医疗为罕见疑难病患者带来的临床获益。

（病例提供：邓煜瑶　朱园园　田　庄　中国医学科学院北京协和医院）

（病例点评：于　雪　北京医院）

参考文献

[1]Bokhari S，Castaño A，Pozniakoff T，et al.^{99m}Tc-pyrophosphate scintigraphy for differentiating light-chain cardiac amyloidosis from the transthyretin-related familial and senile cardiac amyloidoses[J].Circ Cardiovasc Imaging. 2013；6：195-201.10.1161/CIRCIMAGING.112.000132

[2]Rapezzi C，Quarta CC，Riva L，et al.Transthyretin-related amyloidoses and the heart：a clinical overview[J].Nat Rev Cardiol，2010，7：398-408.10.1038/nrcardio.2010.67

[3]Musumeci MB，Cappelli F，Russo D，et al.Low Sensitivity of Bone Scintigraphy in Detecting Phe64Leu Mutation-Related Transthyretin Cardiac Amyloidosis[J].JACC Cardiovasc Imaging，2020，13：1314-1321.10.1016/j.jcmg.2019.10.015

[4]Saito F，Nakazato M，Akiyama H，et al.A case of late onset cardiac amyloidosis with a new transthyretin variant（lysine 92）[J].Hum Pathol，2001，32：237-239.

[5]Maurer MS，Schwartz JH，Gundapaneni B，et al.Tafamidis Treatment for Patients with Transthyretin Amyloid Cardiomyopathy[J].NEngl J Med，2018，379：1007-1016.10.1056/NEJMoa1805689

病例32　经桡动脉左心室心内膜心肌活检诊断线粒体心肌病

一、病历摘要

（一）病史简介

一般情况：患者男性，30岁，因"咳嗽、呼吸困难2个月，双下肢水肿1周"入院。

现病史：患者2个月前受凉后出现咳嗽、咳白黏痰，伴劳力性呼吸困难，上3层楼即出现，上述症状间断发作，1周前出现双下肢对称性水肿，于当地医院诊断为"呼吸道感染，心功能不全不除外"，予阿奇霉素、左氧氟沙星等治疗后，患者咳嗽、呼吸困难稍有好转，双下肢水肿无缓解。遂就诊我院急诊，查心电图提示窦性心律、左心室肥大、非特异性T波改变，胸片提示心脏扩大，血B型利钠肽（BNP）4075pg/ml，心肌酶正常，诊断为心功能不全，为进一步诊治收入我科。起病以来，精神、饮食及睡眠可，大小便正常，体重无明显变化。

既往史：既往体健。否认食物、药物过敏史。

个人史：生于河北固安县，否认疫区、疫水、毒物及放射性物质接触史，吸烟7年，平均10支/日。适龄结婚，育2子，爱人子女均体健。

家族史：否认家族相关遗传病史。

（二）体格检查

体温37.1℃，脉搏100次/分，呼吸18次/分，血压145/95mmHg。神志清楚，查体合作，双下肺少许湿啰音，心率100次/分钟，心律齐，A2＞P2，心脏各瓣膜听诊区未闻及杂音，腹软，肝、脾肋下未触及，双下肢轻度可凹性水肿。

（三）辅助检查

入院后完善相关检查。血常规：白细胞12.60×10^9/L，白细胞分类、血小板、血红蛋白正常；糖化血红蛋白7.6%；血生化：血糖7.5mmol/L（参考值3.9～6.1mmol/L），肌酐103μmol/L，尿素5.94mmol/L（参考值2.9～8.2mmol/L），肝功能和电解质正常；凝血功能未见异常；心肌标志物：肌钙蛋白I0.06ng/ml（参考值＜0.025ng/ml），肌红蛋白25.0ng/ml（参考值0～65.8ng/ml），肌酸激酶同工酶2.6ng/ml（参考值＜4.88ng/ml）；BNP 957.94pg/ml；尿常规：蛋白质0.5g/L；24小时尿蛋白定量0.15g/24h，24小时尿钠304mmol/24h，蛋白定量189.3mg/L；双侧肾动脉超声未见明显异常。

超声心动图：全心扩大，左房前后径48mm，右房左右径47mm，左室舒张末期前后径64mm，右室舒张末期前后径32mm，室间隔厚度9mm，左室后壁厚度9mm，左心室射血分数（LVEF）25%，左心室收缩功能弥漫性降低，二尖瓣三尖瓣反流（轻度）。

二、诊治经过

根据患者的症状、体征及辅助检查诊断为全心衰，扩张型心肌病可能。经过利尿剂、ACEI、β受体阻滞剂、醛固酮受体拮抗剂和控制血糖等治疗后，呼吸困难和下肢水肿消失。拟行心血管核磁共振检查（MRI），但患者幽闭恐惧症明显，在检查过程中面色苍白、汗流浃背不能耐受，因此检查终止。

为进一步明确全心衰病因诊断，遂行冠脉造影、左心室造影及心内膜心肌活检检查。冠状动脉造影及左心室造影：左主干、左前降支及左回旋支未见异常，右冠状动脉中段25%狭窄，锐缘支90%狭窄，右冠优势型，诊断为冠状动脉粥样硬化性心脏病、单支病变、右冠优势型；左心室造影提示左心室收缩功能明显减低，未见节段性室壁运动异常，LVEDP 20～25mmHg，LVEF 28.5%。同期经同一桡动脉途径行左心室心内膜心肌活检，从左心室间隔、前壁及侧壁共钳夹取出4块心内膜心肌组织。心肌组织病理检查提示：心肌细胞变性，"虫噬样"改变（电镜下可见大量线粒体异常积聚），心肌组织炎细胞浸润不明显，肌束间特别是血管周围可见纤维组织轻度增生，其中可见少量淀粉样物质沉积，Desmin（＋＋＋），CD3（－），CD20（－），CD163（＋），PTAH（＋），PAS（＋），D-PAS（－），刚果红（＋），Masson三色（＋），弹力（＋），网染（＋）；透射电镜显示，心肌细胞结构紊乱，部分间质浸润，大量线粒体异常积聚（病例32图1、图2）。考虑线粒体心肌病诊断成立。患者继续上述治疗，病情好转出院，随访至今无明显不适症状。入院、出院及出院后1个月的超声心动图和主要检查结果见病例32表1。

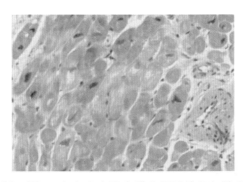

病例32图1　左心室心肌内膜心肌活检组织的光镜

注：心肌细胞空泡变性。

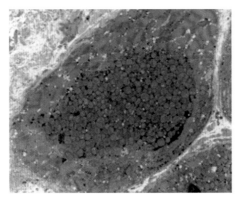

病例32图2　左心室心内膜心肌活检组织的电镜

注：大量线粒体积聚，虫噬样改变。

病例32表1　超声心动图和检查结果

	入院	出院	出院后 1 个月
左房内径（mm）	48	43	42
左室舒张末内径（mm）	64	70	66

续表

	入院	出院	出院后 1 个月
右房内径（mm）	47	38	38
右室舒张末内径（mm）	32	31	29
室间隔厚度（mm）	10	9	11
左室后壁厚度（mm）	10	9	10
左室射血分数（%）	25	29	29
NT-pro BNP（pg/mL）	2541	1474	1222
胸片		无	

NT-proBNP：N 末端 B 型利钠肽原

三、病例讨论

该患者是青年男性，因全心衰入院，超声心动图提示全心扩大，射血分数为25%。根据冠状动脉造影诊断为冠心病、单支病变，但冠状动脉病变（右冠状动脉中段25%狭窄，锐缘支90%狭窄）不能解释全心扩大和严重的心功能不全。左心室心内膜心肌活检显示，心肌组织炎细胞浸润不明显，不支持心肌炎的诊断，在电镜下可见大量线粒体异常积聚区。

线粒体疾病是一组由线粒体能量合成系统功能障碍引起的特定疾病。线粒体数量、结构或功能异常导致心肌能量代谢异常，称为线粒体心肌病（mitochondrial cardiomyopathy，MCM）。线粒体疾病的患病率为1/5000，其中新生儿线粒体异常的患病率约为1/7634。由于大量线粒体疾病尚未报道，且该疾病具有临床和遗传异质性，因此很难估计准确的发病率。有研究显示，最低的出生患病率为6.2/10万，由线粒体DNA（mtDNA）和核基因组致病突变引起的成人线粒体疾病患病率约为1/4300。Gorman报道称，mtDNA突变的发生率约为20/100 000，在该人群中，导致临床显著症状的成年人线粒体疾病的发生率为2.9/1000 000。导致线粒体心肌病的可能分子遗传机制是线粒体RNA基因点突变、调节区D环基因突变和线粒体DNA缺失。Anthony报道了tRNA突变，如3243A→G、4269A→G与MCM相关。随着线粒体DNA缺失、呼吸链功能退化和自由基介导的损伤的积累，线粒体功能逐渐降低。mtDNA突变率的增加或细胞内抗氧化剂浓度的降低将加速这一过程。MCM通常涉及多个器官，可导致心肌结构和功能异常，表现为肥厚型心肌病、扩张型心肌病、心律失常和左心室心肌功能不全。其他全身损伤表现为肌肉无力、肝肾功能障碍、糖尿病或甲状腺功能障碍。Lev提出，如果存在以下任何一种，考虑到MCM：①在肌肉、成纤维细胞或血小板中发现呼吸链酶；②线粒体DNA的突变或缺失；③心肌Gomori染色发现破碎红色肌纤维，或细胞色素C氧化酶染色减少；④电子显微镜下发现大量线粒体异常积聚；⑤线粒体疾病已在一级亲属中得到证实。Meyes从临床表现、组织学、酶学、功能、分子水平和代谢水平等方面提出了诊断线粒体心肌病的主要和次要标准（病例32表2）。

根据Lev提出的诊断标准，该患者在心肌病患者的心肌超微结构中，存在大量异常线粒体积聚，应考虑MCM。此外，该患者有肾脏损伤和糖尿病。根据Meyes提出的诊断标准，患者有多种全身性受累，如心肌、肾损伤和糖尿病。电镜下可见大量线粒体异常积聚，符合一个主要标准和一个次要标准，很可能是MCM。此患者拒绝在呼吸链酶学、功能学或分子学方面进行进一步的检查，为诊断带来了困难。心肌活检在线粒体心肌病的诊断中具有重要意义，获得心肌组织病理学和电镜结果对线粒体心肌病的诊断起着决定性作用。目前，尚无循证医学用于MCM的治疗。早期治疗原发性线粒体疾病的尝试主要是支持性治疗，如肉碱、肌酸、半胱氨酸和辅酶Q_{10}，其他治疗方法，如二氯乙酸、线粒体抗氧化剂、线粒体呼吸链抑制剂等也有一定疗效，但缺乏明确的证据支持。一项应用曲美他嗪治疗心肌病的荟萃分析，898例患者分为治疗组和对照组，并对入组患者心肺运动试验和超声心动图的结果进行分析，结果表明，治疗组的左心室射血分数LVEF明显改善（95%可信区间CI：5.46～7.84，$P<0.001$）、LVESD（95%置信区间CI：1.99至–0.08，$P=0.001$）和LVEDD（95%CI：–0.55～–0.26，P=0.023）明显降低，证明曲美他嗪对心肌病有一定的治疗作用，我们也在该患者应用了曲美他嗪的治疗。Wen等的实验结果表明，聚ADP核糖聚合酶1，PARP1，除了修复核DNA外，还通过维持线粒体疾病患者的mtDNA含量来维持线粒体的结构和左心室功能。这两项研究都为线粒体心肌病提供了新的治疗方法。经过一段时间的治疗，患者的症状得到缓解并出院，后续随访患者NYHA心功能好转。但并非所有患者都预后良好，Scaglia的研究入组了113名线粒体疾病的儿童，心肌受累的患者在16岁时的存活率仅为18%，无心肌受累的患者在18岁时存活率为95%。Holmgren的研究报道了患有线粒体疾病住院的婴儿和儿童，心肌受累患者的死亡率为71%，明显高于无心肌受累患者（26%）。线粒体疾病是否影响心肌成为影响患者预后的重要因素。对于线粒体疾病的患者来说，发现是否心肌受累对于其预后的判断尤为重要，本例患者心肌活检的意义之一也在于此。

病例32表2　线粒体疾病的诊断标准

	主要诊断标准	次要诊断标准
临床表现	线粒体综合征或以下任何 3 个系统的受累：神经系统、肌肉系统、心脏系统、肾脏系统、营养系统、肝脏系统、内分泌系统、血液系统、耳、眼、皮肤或畸形；疾病恶化；mtDNA 突变家族史；或排除替代诊断	RC 缺陷相关症状
组织学	骨骼肌中的破碎红色肌纤维＞2%	30～50 岁：有 1%～2% 的破碎红色肌纤维，＜30 岁：任何破碎红色肌纤维，＜16 岁：＞2% 的线粒体积聚；或电镜下任何广泛的组织学异常
酶学指标	＜50 岁：COX 阴性纤维为 2%，≥50 岁：COX 阴性纤维为＞5%，组织中任何 RC 复合物的活性＜20%，细胞系中任何 RC 复合体的活性＜30%，或≥2 个组织中相同 RC 复合物活性＜30%	基于抗体的 RC 复合物表达缺陷、组织中任何 RC 复合物 20%～30% 的活性、细胞系中任何 RC 复合体 30%～40% 的活性或≥2 个组织中相同 RC 复合物 30%～40% 活性
功能学指标	成纤维细胞 ATP 合成速率比平均值低 3 个 SD 单位	成纤维细胞 ATP 合成速率低于平均值 2～3 个 SD 单位，或成纤维细胞无法在葡萄糖被半乳糖取代的培养基上生长
分子学指标	具有无可争议的致病性的 nDNA 或 mtDNA 突变的鉴定	可能致病的 nDNA 或 mtDNA 突变的鉴定
代谢指标	–	RC 功能受损的一个或多个代谢指标

ATP（adenosine triphosphate）：三磷腺苷；COX（cytochrome oxidase）：细胞色素氧化酶；mtDNA（mitochondrial DNA）：线粒体 DNA；nDNA（nuclear DNA）：核 DNA；RC（respiratory chain）：呼吸链

* 确定性诊断：2 个主要标准，或 1 个主要标准加 2 个次要标准；很可能诊断：1 个主要加 1 个次要，或 3 个次要；可能诊断：1 个主要，或 2 个次要，其中 1 个必须是临床表现。

四、病例点评

心肌活检在本患者的病因诊断中起到重要作用，如果未行心肌活检，临床可能仅会诊断为"扩张型心肌病"，心肌病理的取得提示了一种新的可能病因——线粒体心肌病，开阔了我们的诊断思路。线粒体心肌病患者常合并多系统受累，本例患者有糖尿病和肾功能不全，但是相对常见的骨骼肌系统、神经系统异常却没有出现，遗憾本例患者未同意进一步相关酶学和基因测序的检查，如果有机会完善相关检查，将能够协助确认诊断评估预后。

此例患者选择了经桡动脉左心室心内膜心肌活检。心内膜心肌活检分为左心室和右心室心内膜心肌活组织检查（简称左心和右心活组织检查）。研究表明，左心活检并发症的发生率较右心活检为低，且左心活检获取的组织病理诊断率更高。此例患者在诊断心肌病之前需要进行冠状动脉造影（CAG），负责医师经同一桡动脉途径进行了冠脉造影、左心室造影及心肌活检，完成了心脏疾病的"一站式"检查，减轻了患者痛苦和经济负担。

（病例提供：蓝　明　方创森于　雪北京医院）

（病例点评：郭潇潇　中国医学科学院北京协和医院　于　雪　北京医院）

参考文献

[1]Gerald P，ChinneryPF.Diagnosis and treatment of mitochondrial myopathies[J].Annals of Medicine，2013，45（1）：4-16.

[2]Yilmaz A，kindermann I，Kindermann M，et al.Comparative Evaluation of Left and Right Ventricular Endomyocardial Biopsy [J].Circulation，2010，122（9）：900.

[3]Lightowlers RN，Taylor RW，TurnbullDM.Mutations causing mitochondrial disease：What is new and what challenges remain？[J].Science，2015，349（6255）：1494-1499.

[4]Gorman GS，Schaefer AM，Ng Y，et al.Prevalence of nuclear and mitochondrial DNA mutations related to adult mitochondrial disease[J].Annals of Neurology，2015，77（5）：753-759.

[5]AnthonyHVS.Mitochondrial diseases[J].The Lancet，2012，379（9828）：1825-1834.

[6]Lev D，Nissenkorn A，Leshinsky-Silver E，et al.Clinical Presentations of Mitochondrial Cardiomyopathies[J].Pediatric Cardiology，2004，25（5）：443-450.

[7]Fan Q，Niu Z，Ma L.Meta-Analysis of Trimetazidine Treatment for Cardiomyopathy[J].Bioscience Reports，2018，BSR20171583.

[8]Wen JJ，Yin YW，Garg NJ.PARP1 depletion improves mitochondrial and heart function in Chagas disease：Effects on POLG dependent mtDNA maintenance[J].Plos Pathogens，2018，14（5）：e1007065.

[9]Fernando S，Towbin JA，Craigen WJ，et al.Clinical spectrum，morbidity，and mortality in 113 pediatric patients with mitochondrial disease[J].Pediatrics，2004，114（4）：925-931.

[10]Holmgren D，Hlander H，Ericsson BO，et al.Cardiomyopathy in children with mitochondrial disease：clinical course and cardiological findings[J].European Heart Journal，2003，24（3）：280-288.

病例33 Becker型肌营养不良心肌受累

一、病历摘要

（一）基本信息

一般情况：患者男性，42岁，因"阵发性胸闷喘憋1年余，加重伴一过性意识丧失2周"入院。

现病史：患者2020年12月感冒后出现发作性胸闷、喘憋，伴咽部紧缩感，无黑朦、晕厥，持续数分钟后自行缓解，未予重视。2021年6月，上述症状再次发作，就诊当地医院诊断为"扩张型心肌病"，规律口服"沙库巴曲缬沙坦、螺内酯、托拉塞米、芪苈强心胶囊"等药物治疗。入院前2周睡前突发一过性意识丧失，伴肢体抽搐，无双眼上翻、大小便失禁等，家人立即给予胸外按压，约1分钟后苏醒，急诊就诊于当地医院，住院期间发生两次持续性室性心动过速，为求进一步诊治，就诊我院急诊后以"扩张型心肌病"收入院。

既往史：14年前（2008年，28岁）因下肢活动无力，就诊当地医院，肌肉活检病理检查提示肌源性病理损害，考虑肌营养不良（Becker型）可能性大。

个人史：少量饮酒史，无吸烟史，适龄结婚，育有2女，体健。

家族史：父母体健，有一哥哥诊断为进行性肌营养不良（Becker型可能性大）。

（二）体格检查

体温36.4℃，脉搏68次/分，呼吸17次/分，血压106/68mmHg，体质量指数BMI 24.5。神清，双肺呼吸音粗，未及明显干湿性啰音，心律不齐，可闻及早搏，二尖瓣听诊区可闻及3/6级收缩期杂音，腹平软，无压痛、反跳痛，肝脾肋下未触及，腰背部肌肉无力，蹲起费力，双侧腓肠肌肥大（病例33图1），双下肢无水肿。

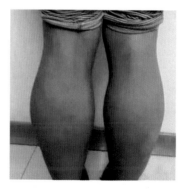

病例33图1 双侧腓肠肌肥大

（三）辅助检查

1. 实验室检查

血常规：白细胞计数7.77×10^9/L，红细胞计数4.54×10^{12}/L，血红蛋白148g/L，血小板计数251×10^9/L。

心肺五项：肌钙蛋白I 0.063ng/ml↑（参考值＜0.02ng/ml），肌红蛋白74.000ng/ml↑（参考值＜46.6ng/ml），肌酸激酶同工酶4.940ng/ml（参考值＜4.99ng/ml），D二聚体3.52mg/L FEU↑（参考值＜0.536mg/L），N末端利钠肽原（NT-proBNP）4095pg/ml↑（参考值＜300pg/ml）。

其他心脏生物标志物：B型利钠肽（BNP）1940pg/ml↑（参考值＜100pg/ml），高敏肌钙蛋白I 0.194ng/ml↑（参考值＜0.034ng/ml），高敏肌钙蛋白T 0.110ng/ml↑（参考值＜0.014ng/ml）。

2. 血生化

肝功能：总蛋白65.5g/L（参考值65～85g/L），白蛋白38.3g/L↓（参考值40～55g/L），谷丙转氨酶（ALT）273U/L↑（参考值9～60U/L），谷草转氨酶（AST）43U/L↑（参考值15～40U/L），碱性磷酸酶（ALP）57U/L（参考值45～125U/L），谷酰转肽酶（GGT）99U/L↑（参考值10～60U/L），总胆红素40.23μmol/L↑（参考值5.1～19μmol/L），直接胆红素22.48μmol/L↑（参考值0～6.8μmol/L）。

肾功能：血肌酐76.μmol/L（参考值57～111μmol/L），肾小球滤过率109.38ml/min，血尿素氮8.68mmol/L↑（参考值2.86～7.99mmol/L），血尿酸642.24μmol/L↑（参考值.8～416.5μmol/L）。

电解质及血糖：血钾4.17mmol/L（参考值3.5～5.3mmol/L），血钠137.75mmol/L（参考值137～147mmol/L），血糖3.76mmol/L（参考值3.58～6.05mmol/L）。

肌酶：肌酸激酶208U/L↑（参考值0～200U/L），肌酸激酶同工酶3.90ng/ml（参考值0～5ng/ml），乳酸脱氢酶251U/L↑（参考值0～250U/L）。

血脂：总胆固醇4.43mmol/L，三酰甘油0.65mmol/L，低密度脂蛋白胆固醇3.17mmol/L，高密度脂蛋白胆固醇0.90mmol/L，脂蛋白a 683.16mg/L↑（参考值100～300mg/L）。

3. 基因检测报告（病例33图2、图3、图4）：

患者本人基因检测结果提示：存在DMD基因的EX13缺失突变，基因相对含量明显降低（病例33图2）。

患者两个女儿基因检测结果提示：均携带DMD基因的EX13缺失突变（杂合子），基因相对含量较正常女性降低（病例33图3、病例33图4）。

	DMD	chrX:32613875-32613993	NM_004006.2:EX13 Del	EX13	半合	致病	扩张型心肌病 3B 型(OMIM:302045)/XL 杜氏肌营养不良(OMIM:310200)/XL 贝氏肌营养不良(OMIM:300376)/XL	
1								[1]

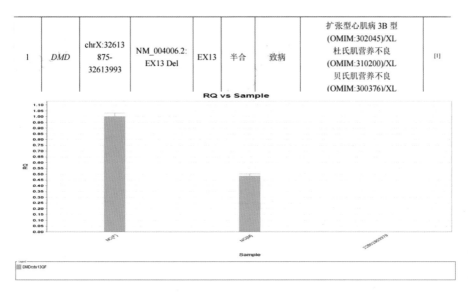

病例33图2 患者的基因检测报告及基因相对含量

验证位点信息						
基因	参考序列	核苷酸变化/突变名称	氨基酸变化	基因亚区	杂合性	染色体位置
DMD	NM_004006.2	EX13 DEL	-	EX13	半合子	chrX:32613875-32613993

验证结果				
验证位点	样本编号	姓名	验证结果*	检测方法
DMD ;NM_004006.2;EX13 DEL	22B02903379		半合子	qPCR 验证
	22B02903380		杂合	qPCR 验证

验证结果*:分为纯合、杂合、半合子或 N,其中 N 表示无此突变,其他异常结果以"-"表示并备注说明具体情况。

病例33图3 女儿1基因验证结果及基因相对含量

验证位点信息						
基因	转录本编号	核苷酸变化	氨基酸变化	基因亚区	基因型	染色体位置
DMD	NM_004006.2	EX13 Del	-	EX13	半合子	chrX:32613875-32613993

注: 1)EX 为外显子 exon 缩写,CDS 代表编码区;DEL 为 deletion 缩写,DUP 为 duplication 缩写,染色体具体位置中 chr 为染色体 chromosome 缩写,MT 为线粒体 mitochondrion 缩写。

2)验证位点信息来自先证者检测报告或客户提供的信息,部分数据可能为"-"(表示信息未知)。当验证位点位于性染色体上时,"染色体具体位置"至少精确到染色体号信息,且为必填项。

验证结果				
验证位点	样本编号	姓名	验证结果*	检测方法
DMD ;NM_004006.2;EX13 Del	22B02903379		半合子	qPCR 验证
	22B02903418		杂合	qPCR 验证

病例33图4 女儿2基因验证结果及基因相对含量

4.影像学检查

心电图(病例33图5):提示窦性心律,心率70次/分,电轴右偏,异常Q波(Ⅰ、aVL导联),ST-T改变(Ⅱ、Ⅲ、aVF导联),V1导联R/S≥1。

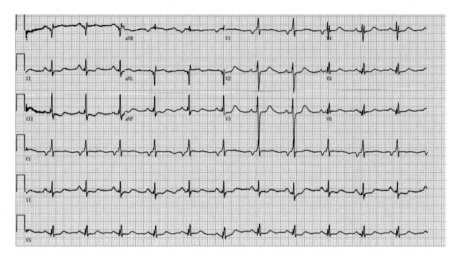

病例33图5　心电图

动态心电图：记录24小时，平均心率61次/分，最慢心率47次/分，最快心率75次/分，共记录心跳87 336次。窦性心律，偶发房性早搏（1次），频发室性期前收缩（824次），部分成对，短阵室性心动过速（1阵，4次）。

超声心动图：左心房前后径54mm，左心室舒张末期内径73mm，左心室收缩末期内径63mm，左心室短轴缩短率13%，左心室舒张末期容积281ml，左心室收缩末期容积201ml，左心室每搏量80ml，左心室射血分数27%，心输出量4.3L/min，室间隔厚度9mm，左心室后壁厚度7mm，右心室前后径31mm，TAPSE 16mm，组织多普勒测量E/e'=8.7。

节段性室壁运动异常（左心室下后壁明显变薄，回声增强，三层结构消失，运动幅度明显减低至消失），全心增大，二尖瓣中大量反流，三尖瓣少量反流，心功能减低，肺动脉高压（估测肺动脉平均压34mmHg）。

冠状动脉CTA：冠状动脉未见钙化灶，呈右优势型，各支冠状动脉主要节段未见狭窄性改变。全心增大，左心大为著，左心室心肌不均匀变薄，左心室前壁附壁血栓形成，考虑心肌受累疾患。双肺淤血，肺循环高压改变。

心血管磁共振检查：患者无法耐受心脏磁共振检查。

肌电图检查：描述：NCS：所检感觉、运动神经传导速度未见异常；F波：右正中神经、右胫神经未见异常；H发：右胫神经未见异常；EMG：所检肌肉肌源性损伤。结论：肌源性损害。

肌肉活检＋病理检查：骨骼肌（左侧肱二头肌）的主要病理改变是出现肌纤维肥大、萎缩、再生及肌内衣增生，符合肌营养不良样病理改变特点，出现肌纤维膜Dystrophin表达下降。

心内膜心肌活检＋病理检查：Dystrophin-N、C、R及α、β、γ-Sarcoglycan染色显示肌纤维膜普遍阴性表达。

二、诊治经过

患者入院后仍频繁发作室性期前收缩、阵发性室性心动过速，给予利多卡因静脉泵入及口服胺碘酮治疗，因血压低，给予多巴胺联合去甲肾上腺素静脉泵入维持血压治疗，在多巴胺剂量4μg/（kg·min）联合去甲肾上腺素0.04μg/（kg·min）情况下，血压仍低至70/50mmHg，并出现少尿，NT-proBNP升高至＞35000pg/ml↑，血肌酐升高至311μmol/L，动脉血乳酸2.3mmol/L，考虑存在心源性休克，于2022年7月31日植入主动脉内球囊反搏（IABP），在IABP辅助循环下，继续强化药物治疗，患者症状逐渐缓解，NT-proBNP水平逐渐降低至3091pg/ml，血肌酐下降至59μmol/L。

经心脏移植内外科专家委员会讨论，患者Becker型肌营养不良症诊断明确，虽经过标准药物治疗，心功能降低仍进行性加重，伴有恶性室性心律失常频繁发作，考虑目前为终末期心力衰竭，符合心脏移植或左心室辅助装置植入适应证，且无绝对禁忌证，与患者及其家属充分告知病情，要求心脏移植，于2022年8月22日通过中国医学科学院阜外医院伦理委员会讨论，一致同意患者进行心脏移植。经中国人体器官分配与共享计算机系统（COTRS）分配合适供体，于2022年8月25日行原位心脏移植术。

术后受体心脏病理检查苏木素—伊红（HE）染色（病例33图6）提示：心肌细胞肥大，间质纤维化；Masson染色（病例33图7）提示：心肌间质纤维化；免疫组化Dystrophin染色（病例33图8）提示：心肌细胞Dystrophin表达缺失。

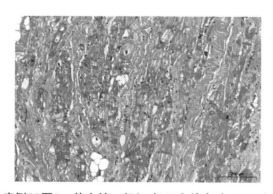

病例33图6　苏木精—伊红（HE）染色（200×）

注：提示心肌细胞肥大，间质纤维化。（中国医学科学院阜外医院病理科提供）

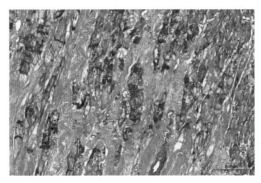

病例33图7　Masson染色（200×）

注：提示心肌间质纤维化。（中国医学科学院阜外医院病理科提供）

病例33图8　免疫组化Dystrophin染色（200×）

注：提示Dystrophin表达缺失。（中国医学科学院阜外医院病理科提供）

随访：2023年4月10日复查超声心动图：原位心脏移植术后，左房轻度增大，左、右心功能未见明显异常。

左心房前后径38mm，左心室舒张末期内径38mm，左心室收缩末期内径24mm，左心室短轴缩短率37%，左心室舒张末期容积62ml，左心室收缩末期容积20ml，左心室每搏量42ml，左心室射血分数67%，心输出量5.0L/min，室间隔厚度9mm，左心室后壁厚度8mm，右心室前后径23mm，TAPSE正常，E/e'=6.7。

三、病例讨论

1. 疾病特点　中年男性，慢性病程。既往有进行性肌营养不良病史及家族史，近1年逐渐出现心力衰竭症状，入院前2周发作晕厥一次。

实验室检测提示BNP及NT-proBNP明显升高，cTnI及cTnT轻度升高，CK轻度升高。基因检测提示患者及两个女儿均携带有*DMD*基因缺失突变。

心电图检查示下壁导联ST-T改变，侧壁导联异常Q波。动态心电图检查示频发室性期前收缩，阵发室性心动过速。超声心动图检查示全心增大，左心室收缩功能减低，节段性（左心室下后壁）室壁运动异常。冠状动脉增强CT检查未见冠状动脉狭窄。

肌电图检查提示肌源性损害。骨骼肌肌肉活检病理检查符合肌营养不良样病理改变特点，骨骼肌纤维膜Dystrophin表达下降。心内膜心肌活检病理检查示心肌纤维膜Dystrophin普遍阴性表达。心脏移植术后病理检查示心肌细胞Dystrophin表达缺失。

2. 诊疗思路分析

（1）患者既往有进行性肌营养不良病史及家族史，入院化验CK轻度升高，基因检测提示患者及2个女儿均携带有*DMD*基因缺失突变。患者的肌电图检查提示肌源性损害。骨骼肌肌肉活检病理检查提示符合肌营养不良样病理改变特点，骨骼肌纤维膜Dystrophin表达下降。心内膜心肌活检病理检查提示心肌纤维膜Dystrophin普遍阴性表达。心脏移植术后病理检查提示心肌细胞Dystrophin表达缺失。综上，考虑诊断进行性肌营养不良（Becker型肌营养不良症）明确。

（2）患者有心力衰竭症状，BNP和NT-proBNP均明显升高，超声心动图检查提示全心增大伴左心室收缩功能减低，符合扩张型心肌病、心力衰竭诊断标准。结合患者诊断Becker型肌营养不良症明确，故临床诊断Becker型肌营养不良症继发的扩张型心肌病。冠状动脉增强CT检查未见冠状动脉狭窄，除外缺血性心脏病。超声心动图检查提示节段性室壁运动异常，考虑与肌营养不良症心肌受累有关。患者入院查cTnI及cTnT轻度升高，考虑与心力衰竭发作引起的心肌损伤有关。

3. 多学科讨论

（1）心内科：患者为中年男性，临床表现为心力衰竭、心律失常、晕厥，结合心脏生物标志物检测及超声心动图检查结果，临床诊断扩张型心肌病、心力衰竭。结合患者有进行性肌营养不良病史，青年期发病（28岁），病情进展缓慢，肌酸激酶轻度升高，骨骼肌活检、心内膜心肌活检及移植术后心脏病理检查均提示心肌细胞Dystrophin表达减少或缺失。因此，诊断Becker型肌营养不良症继发的心肌病，目前考虑为终末期心力衰竭阶段。

（2）心外科：对于Becker型肌营养不良症继发的心肌病进展至终末期心力衰竭阶段时，常规药物治疗效果不佳，心脏移植或左心室辅助装置是其有效治疗方法。但是，患者存在远期骨骼肌衰退进展风险，因此，术后需要密切监测骨骼肌病变的进展情况。

（3）神经内科：患者有肌营养不良病史及家族史，结合肌酶、肌电图、肌肉活检病理检查结果，临床符合进行性肌营养不良（Becker型肌营养不良症）的诊断。

（4）病理科：患者移植术后心脏病理检查提示心肌细胞肥大伴间质纤维化，符合扩张型心肌病病理改变，结合Dystrophin免疫组化结果，符合肌营养不良心肌受累的病理改变。

4．疾病介绍

（1）概念：进行性肌营养不良（progressive muscular dystrophy，PMD）是一组异质性的遗传性肌肉疾病，是由于编码骨骼肌结构或功能蛋白的基因突变引起，其临床表现为进行性加重的肌无力、肌肉萎缩，无感觉功能障碍，可以伴有中枢神经系统、心脏、骨骼、呼吸肌、胃肠道受累等。其遗传方式主要包括X连锁隐性遗传、常染色体显性遗传和常染色体隐性遗传等。

（2）分型：根据发病年龄、起始部位、病肌分布、伴随症状及遗传方式等，PMD可以分为9种类型：①假肥大型肌营养不良（最常见）：主要包括Duchenne型肌营养不良（DMD）、Becker型肌营养不良（BMD）、X连锁扩张型心肌病及*DMD*基因变异女性携带者；②面肩肱型肌营养不良（facioscapulohumeral dystrophy，FSHD）；③肢带型肌营养不良（limb-girdle muscular dystrophy，LGMD）；④Emery-Dreifuss肌营养不良（EDMD）；⑤先天性肌营养不良（congenital muscular dystrophy，CMD）；⑥（6）强直性肌营养不良（myotonic dystrophy，DM）；⑦眼咽型肌营养不良（oculopharyngeal muscular dystrophy，OPMD）；⑧眼肌型肌营养不良（ocular dystrophy，OD）；⑨远端型肌营养不良（distal muscular dystrophy）等。

不同类型PMD的心脏受累表现不同，可以表现为扩张型心肌病、肥厚型心肌病或心房心肌病等（病例33表1）。

病例33表1　不同类型进行性肌营养不良的心脏受累表现

类型	心房心肌病	扩张型心肌病	肥厚型心肌病	限制型心肌病	左心室致密化不全	心脏传导系统受累
Duchenne 型肌营养不良		+	+		+	
Becker 型肌营养不良		+	+		+	
Emery-Dreifuss 肌营养不良 1 型（*EMD/STA*基因）	+	+				
Emery-Dreifuss 肌营养不良 2 型、3 型（*LMNA*基因）	+	+				+
Emery-Dreifuss 肌营养不良 6 型（*FHL1*基因）	+		+			

续表

类型	心房心肌病	扩张型心肌病	肥厚型心肌病	限制型心肌病	左心室致密化不全	心脏传导系统受累
面肩肱型肌营养不良			+			
肢带型肌营养不良 1B 型		+		+		
肢带型肌营养不良 2A 型					+	
肢带型肌营养不良 2B、2C、2D、2E、2L 和 2M 型				+		
强直性肌营养不良 1 型		+	+		+	+

（3）主要类型：假肥大型肌营养不良是临床最常见的PMD类型，以DMD和BMD两种类型最为常见。DMD/BMD是由于编码抗肌萎缩蛋白（Dystrophin，DYS）的基因（*DMD*基因，位于Xp21.2）突变导致DYS表达减少所致的遗传性肌肉病，其遗传方式为X连锁隐性遗传，主要为男性发病，临床表现为缓慢进行性加重的对称性肌无力和肌萎缩。大多数女性不发病，为致病基因携带者，少数女性患病可能与X染色体失活有关。DMD与BMD的比较见病例33表2。

（4）辅助检查：PMD继发心肌病患者的辅助检查项目包括肌病相关的检查和心脏受累相关的检查两个方面，前者包括肌酶等血清学检测、肌电图检查、骨骼肌磁共振检查、肌肉活检及致病基因检测等；后者包括心肌损伤标志物（如心肌肌钙蛋白、肌酸激酶同工酶等）检测、心电图检查（典型改变包括右胸导联R波增高，V_1导联R/S≥1，下侧壁导联异常Q波等）、动态心电图检查（可以合并不同类型房性或室性心律失常）、超声心动图检查（典型表现包括左心室扩张、心肌收缩功能减低、节段性室壁运动异常，尤其左心室下后壁基底部）、心脏磁共振检查（比超声心动图检查更加敏感，可以评估心肌纤维化，是早期诊断PMD心肌受累的敏感指标，典型改变是左心室基底部侧壁、下壁的钆延迟强化）及心内膜心肌活检等。

病例33表2　Duchenne型肌营养不良与Becker型肌营养不良的比较

比较项目	Duchenne 型肌营养不良	Becker 型肌营养不良
发病率（活产新生男婴）	1/5000	1/20 000
发病年龄	多在 3 ~ 5 岁隐匿起病	发病年龄较晚，常在 12 岁以后
临床表现	对称性和进行性肌无力和肌萎缩，下肢重于上肢，近端重于远端，鸭步，爬楼困难，腓肠肌肥大，Gower 征阳性	与 DMD 类似

续表

比较项目	Duchenne 型肌营养不良	Becker 型肌营养不良
病程进展	发展迅速，患儿常在 12 岁左右丧失行走能力，需要使用轮椅生活，于 20 岁左右死于呼吸衰竭和心力衰竭	病情进展缓慢，16 岁以后仍能行走，病程可达 25 年以上，预后较好
肌酸激酶	显著升高，可达正常的 20 ～ 100 倍以上	升高，可达正常的 5 ～ 20 倍
肌电图	肌源性损害，神经传导速度正常	同 DMD
肌肉活检	HE 染色：可见肌细胞萎缩、肥大，肌纤维坏死和再生，细胞间质内脂肪和结缔组织增生 免疫组化：抗肌萎缩蛋白表达消失或缺失	HE 染色：同 DMD 免疫组化：抗肌萎缩蛋白表达降低或部分表达
基因突变	DMD 基因突变	同 DMD

注：DMD 为 Duchenne 型肌营养不良；HE 为苏木素 – 伊红。

（5）治疗：PMD继发心肌病患者的治疗包括药物治疗、康复治疗、多学科联合治疗及外科手术治疗等几个方面。药物治疗包括：①针对原发病的治疗，如糖皮质激素等，糖皮质激素是目前唯一公认可以改变PMD（尤其是DMD/BMD）病程的首选治疗药物。地夫可特（Deflazacort）属于第三代糖皮质激素，是美国FDA批准用于治疗DMD/BMD的孤儿药；②针对心力衰竭的药物治疗：包括血管紧张素转化酶抑制剂（ACEI）、血管紧张素受体阻断剂（ARB）、β 受体阻滞剂及醛固酮受体拮抗剂等。对于合并终末期心力衰竭患者，可以考虑心脏移植或左心室辅助装置植入术。

四、病例点评

此例患者为中年男性，以慢性心力衰竭急性加重起病，心脏表型符合扩张型心肌病样表现。但是主管医师没有停留在单纯的射血分数减低型心力衰竭的诊治，根据患者既往病史和查体发现，进一步完善了骨骼肌及心肌活检、基因测序，明确诊断为Becker型肌营养不良症继发的扩张型心肌病。心内科医师应熟悉此类患者的表型，避免漏诊，争取早确诊早治疗，以改善患者预后。

（病例提供：邹长虹　黄　燕　中国医学科学院阜外医院）

（病例点评：郭潇潇　中国医学科学院北京协和医院）

参考文献

[1]Kamdar F, Garry DJ.Dystrophin-Deficient Cardiomyopathy[J].J Am Coll Cardiol, 2016, 67 （21）: 2533-2546.

[2]Duan D, Goemans N, Takeda S, et al.Duchennemusculardystrophy[J].Nat Rev Dis Primers, 2021, 7（1）: 13.

[3]Florczyk-Soluch U, Polak K, DulakJ.The multifaceted view of heart problem in Duchenne muscular dystrophy[J].Cell Mol Life Sci, 2021, 78（14）: 5447-5468.

[4]罗新林, 樊朝美.Becker型肌营养不良心肌病的诊治进展[J].中华心力衰竭和心肌病杂志, 2021, 05（2）: 123-127.

[5]Birnkrant DJ, Bello L, Butterfield RJ, et al.Cardiorespiratory management of Duchennemusculardystrophy: emerging therapies, neuromuscular genetics, and new clinical challenges[J].Lancet Respir Med, 2022, 10（4）: 403-420.

[6]Markati T, Oskoui M, Farrar MA, et al.Emerging therapies for Duchenne muscular dystrophy[J].Lancet Neurol, 2022, 21（9）: 814-829.

病例34　不同寻常的心脏传导阻滞

一、病历摘要

（一）病史简介

一般情况：患者女性，62岁，因"发现心电图异常10年，间断心悸2年余，加重1周"入院。

现病史：患者10年前始体检发现ECG间歇性左束支传导阻滞（left bundle branch block，LBBB），无不适，未进一步诊治。2年余前因情绪应激后发作心悸，自觉心搏增强，心律不齐，ECG发现室性早搏，休息后好转，未继续诊治。近2周来无诱因再发心悸，伴头晕、黑矇，与体位无关，不伴胸闷、胸痛、呼吸困难、水肿，无肢体活动障碍。就诊于我院门诊，ECG提示窦性心律，完全性LBBB，频发室性早搏。Holter提示窦性心律（28~134bpm，平均67bpm），完全性LBBB，多数时间一度房室传导阻滞（atrioventricular block，AVB），阵发二度至高度AVB，室性逸搏心律，房性早搏64次，室性早搏4815次，为进一步诊治入院。患者自发病以来，食欲可，睡眠差，二便如常，体重无显著改变。

既往史：高血压13年，服用坎地沙坦4mg/d，控制于130～140/70～80mmHg。

个人史：已婚，育有一女，配偶及女儿体健。

家族史：父亲及2个姑姑，2个堂弟均曾植入起搏器，1妹妹及1堂弟ECG发现LBBB。

（二）体格检查

体温36.3° C，脉搏66bpm，呼吸18次/分，血压160/79mmHg。发育正常，营养良好，神志清楚，查体合作。胸廓无畸形，双侧呼吸运动度一致，双肺叩诊清音，呼吸音清，未闻及啰音及胸膜摩擦音。心前区无隆起，心尖搏动位于第5肋间左锁骨中线外0.5cm，未触及异常搏动及震颤，心界向左下扩大，心率70次/分，心律不齐，心音有力，A2＞P2，各瓣膜区未闻及杂音，未闻及心包摩擦音。腹部平坦，触软无压痛，肝脾肋下未及，无叩痛，腹部叩诊鼓音，移动性浊音（－），肠鸣音4次/分。下肢不肿。四肢肌力Ⅴ级，肌张力正常。

（三）辅助检查

12导心电图（病例34图1）：

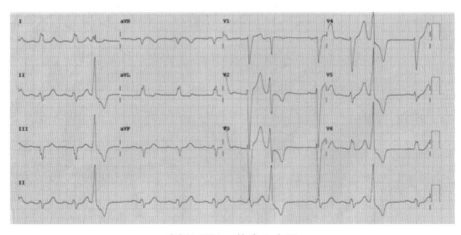

病例34图1　体表心电图

注：可见窦性心律，心率85bpm，一度AVB，LBBB，PR间期220ms，QRS波宽度144ms，频发室性早搏。

动态ECG：窦性心律（28～134bpm，平均67bpm），完全性LBBB，多数时间一度AVB，阵发二度至高度AVB（病例34图2），室性逸搏心律，房性早搏64次，室性早搏4815次。

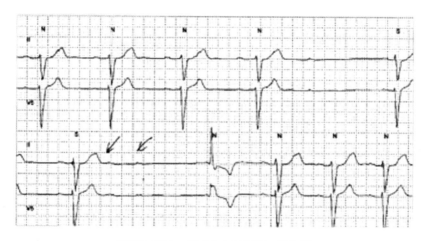

病例34图2　动态ECG连续记录条图

注：长间歇331次/全天，由二度或高度AVB所致。

超声心动图：左房前后径3.8cm，左室舒张末内径5.6cm，左室射血分数（left ventricular ejection fraction，LVEF）66.4%，E/A 1.2，E'5.7cm/s，E/E' 18，肺动脉收缩压29.4mmHg。二尖瓣及三尖瓣轻度反流。左室整体和间隔纵向应变减低，左室侧后壁收缩延迟。

冠脉CTA：未见冠状动脉粥样硬化征象。

血常规：白细胞计数7.10×10⁹/L，红细胞计数4.78×10⁹/L，血红蛋白浓度139g/L，血小板计数212×10⁹/L。

生化：钾3.59mmol/L，钠140.18mmol/L，钙2.43mmol/L，氯103.8mmol/L，肌酐72.15mmol/L，估算肾小球滤过率77.37ml/min，超敏C反应蛋白1.32mg/L，葡萄糖5.6mmol/L，糖化血红蛋白5.3%，三酰甘油2.03mmol/L，总胆固醇5.35mmol/L，高密度脂蛋白胆固醇1.58mmol/L，低密度脂蛋白胆固醇2.73mmol/L。

甲状腺功能：未见异常。

心肌酶谱：肌酸激酶及同工酶、乳酸脱氢酶、羟丁酸脱氢酶、心肌肌钙蛋白均未见升高。

感染筛查：乙型和丙型肝炎病毒、HIV、梅毒螺旋体抗体均阴性。

自身免疫抗体谱：均阴性。

初步诊断：扩张型心肌病变，房室传导阻滞，室性早搏。

二、诊治经过

患者病史中从LBBB进展至高度AVB，经完善检查确认无冠脉疾病、代谢异常、感染、药物及电解质紊乱等可逆原因，有永久起搏指征；同时患者心脏腔室轻度扩大，虽然LVEF保留，但预期心室起搏比例＞40%，为预防起搏诱导的心肌病选择传导系统起搏模式。

目前认为，传导系统起搏中希氏束起搏（His-bundle pacing，HBP）可达到最大程度的双侧心室同步性，但操作技术难度高，起搏阈值不稳定，纠正LBBB困难，存在远期起搏失夺获的风险；而左束支区域起搏（left bundle branch area pacing，LBBAP）对自身LBBB常可纠正，并有较稳定的长期阈值和心肌自身备份起搏，选择LBBAP手术方式。

起搏手术过程：经C315His鞘将3830电极送至中位间隔，起搏标测，术中尝试室间隔多个部位旋入电极时均有显著回弹，提示间隔纤维化，电极难以到达左侧间隔面。最终距三尖瓣环2.2cm处室间隔旋入电极达到左侧心内膜面（病例34图3），成功获得左束支夺获。心室起搏时可部分纠正自身LBBB图形（病例34图4），起搏参数良好。

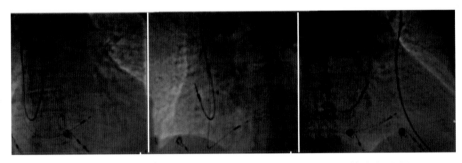

病例34图3　透视后前位，左前斜及右前斜体位显示起搏电极位置

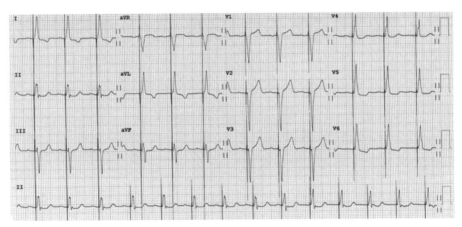

病例34图4　左束支区域起搏纠正自身LBBB图形，QRS波宽度从基线时的144ms改善至113ms

由于患者已显示左房左室轻度扩大，同时合并高血压病史，虽然目前LVEF保留，但考虑处于心力衰竭B期，加用比索洛尔5mg/d和沙库巴曲缬沙坦100mg bid改善心脏重构和预防心衰进展，同时兼顾减少室早负荷的治疗。

结合患者家族中多人植入起搏器病史，考虑遗传性进行性心脏传导阻滞疾病（progressive cardiac conduction disease，PCCD）可能，建议患者及直系亲属完善基因检查。患者基因检测结果显示LMNAc.674G＞T杂合变异，根据ACMG指南判定为疑似致病性变异，预测有害。患者女儿携带致病基因。结合家族史绘制家系图如病例34图5所示。

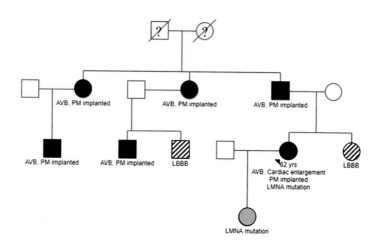

病例34图5　患者家系图

注：□男性；○女性；◥先证者。AVB：房室传导阻滞；LBBB：左束支传导阻滞；PM：起搏器。

随访：患者术后未再发作心悸、黑矇。术后1个月和3个月程控显示传导系夺获阈值良好，超声随访心脏腔室大小恢复正常范围，左室整体纵向应变增加，室壁运动协调性改善，室性早搏减少。术后6个月程控提示心肌夺获阈值低于传导系夺获阈值，起搏器自动阈值管理功能开启时呈现心肌夺获图形，超声随访LVEF减低至46%，左室整体纵向应变减低，室壁运动不协调。程控调整固定起搏输出，保证传导系统起搏夺获，术后1年和2年继续随访心功能恢复。

三、病例讨论

本例患者为老年女性，以间断心悸的主诉求诊，发现房室传导阻滞和室性早搏，同时伴有左房左室轻度增大。而较为显著的家族聚集性植入起搏器的病史提示遗传性PCCD的可能。

关于心悸症状的描述可提供心律失常性质的最初线索，脉律不齐和脱漏感可能来自于缓慢性心律失常如AVB中的间歇，也可能来自于早搏后的代偿间歇，或心房颤动时的节律不整。长程心电图记录结合患者症状的相关性分析，提供了心率和节律的确定证据。

下一步的评估着眼于基础病因和诱因的寻找。各种结构性心脏病可能合并心律失常的发生，治疗策略也应针对基础心脏疾病而不仅是心律失常本身，因此心脏结构和功能的评估十分必要。患者否认心脏疾病历史，但查体发现心界扩大，提示心脏结构病变的可能。超声心动图发现左房左室扩大，左室整体纵向应变减低，LVEF保留，提示扩张型心肌病的表型而心功能仍在代偿期。病程中无前驱感染史，心肌酶谱未见异常，超声未见心肌水肿征象，不提示急性心肌炎症。病史中血压长期控制良好，查体未闻及杂音；超声提示室壁厚度在正常范围，瓣膜和大血管未见病变，因此排除压力和容量超负荷所致结构改变。此外患者系绝经后女性，具有高血压史，但未见血糖血脂异常等动脉粥样硬化危险因素，病史中缺乏心绞痛症状，冠脉CTA结果也排除了缺血性心脏病。

由于各种外源性的因素可能影响心律失常的发生和进展，特别应注意可纠正和预防的暂时性原因的寻找，以避免不必要的器械植入和心律失常介入治疗。病史询问中仔细关注了心悸、头晕、黑矇与体力活动、前驱感染、情绪困扰、体位变化、药物治疗和情境因素的关系，入院后进一步完善了感染，代谢，电解质，药物等多方面排查，排除了相关诱因。

治疗策略方面，排除可逆的原因所致二度和高度AVB是永久起搏的明确指征。对预期起搏比例＞40%的患者，已证实传统右室起搏可能造成左室收缩相对延迟和起搏诱导心肌病的可能。目前指南建议对于有高度AVB和心室起搏指征的LVEF减低（＜40%）的患者，应使用心脏再同步化治疗（cardiac resynchronization therapy，CRT）。同时HBP可考虑作为AVB和LVEF＞40%、预计心室起搏＞20%的患者右室起搏的替代方案。但HBP同时存在操作技术难度高，起搏阈值不稳定，纠正LBBB困难，远期起搏失夺获的风险，以及感知不足的可能局限。对于该患者虽然心脏腔室轻度扩大，但LVEF保留，不满足CRT植入的指征；结合基线LBBB图形提示传导阻滞部位较低，考虑HBP的限制性，最终选择LBBAP，以同时兼顾技术难度、纠正自身LBBB可行性，以及稳定的长期阈值和感知的治疗预期。

另外，由于患者虽然心脏扩大，但LVEF保留，无心脏骤停病史，无晕厥发作，动态心电图亦未记录短阵室性心动过速，考虑不符合植入式心脏复律除颤器（implantable cardioverter-defibrillator，ICD）的指征。但鉴于患者扩张型心肌病变表型，同时频发室性早搏，药物治疗方面决定调整为ARNI和β阻滞剂改善重构，预防心力衰竭和恶性心律失常。

最后，注意到患者家族中多人植入起搏器的病史，遗传性心肌病或心律失常综合征是需要考虑的诊断。对患者及直系亲属的基因检测有助于了解疾病病程和预后。基因测序证实患者携带疑似致病的LMNA突变，临床心脏扩大，进行性传导阻滞和室性心律失常的表型得以解释。同时了解到LMNA突变可见除心脏外多系统影响，如合并骨骼肌损害。对该患者及家系中患者进一步追问病史均无相关肌肉症状，肌力肌张力以及血清肌酶谱未见异常，考虑孤立性心脏受累。

四、病例点评

本例报道了一例LMNA基因突变相关的进行性传导阻滞合并心脏扩大患者的诊治。

该病例老年女性，以逐渐进展的AVB、室性心律失常和心脏扩大入院。在初步评估中，注意排除了严重的心脏结构性病变和可逆诱因，考虑患者符合起搏指征，并按照心肌病和心力衰竭SCD风险评估考虑未达到ICD植入指征，进行了起搏器植入。

起搏方式的选择方面，由于传统的起搏方式中右室起搏造成医源性左室激动延迟，目前已经认识到需要心室起搏比例较高的患者罹患起搏诱导的心肌病和心力衰竭的可能，指南中建议对LVEF减低的患者应使用CRT双室起搏。该患者入院时LVEF保留，尚不满足CRT指征。另外，传导系统起搏因可夺获心脏自身的高速传导径路达到心肌的快速一致激动而在近年的研究和实践中更多应用。HBP可达到最大程度的双室快速激动。2021欧洲心律学会起搏指南建议HBP可考虑作为AVB和LVEF>40%、预计心室起搏>20%的患者右室起搏的替代方案。但HBP固有的限制性包括技术难度、阈值高和远期不稳定，纠正自身室内阻滞困难、感知不足以及可能需要使用CRT机器和备份起搏等仍然是使用中的主要顾虑。由中国学者首创和发展的LBBAP可以达到至少左室内的同步性，并且可操作范围相对较大，长期阈值和感知参数更佳，通常不需要备份，亦可纠正自身LBBB，目前正在越来越多的得到应用。对该患者而言，选择LBBAP也是更优的诊疗决策。但同时应当认识到，LBBAP并非没有局限。因为需要将电极穿过肌部间隔达到左侧内膜面的左束支，对于间隔心肌存在纤维化病变的患者可能旋入电极失败，同时心肌病变时左束支解剖分布相对变异较大，而植入电极时缺乏HBP标测时类似的电位指导，这些都增加了技术难度。该患者术中也是在多次尝试后才得以获得较好的传导系夺获和自身LBBB的纠正。

　　传导系统起搏另一个需要关注的方面在于后期仔细的个性化程控随访和调整。传导系统起搏夺获和邻近心肌夺获阈值可能不同，在术后至远期起搏阈值亦可能发生改变，特别需要关注起搏输出能否保证有效的传导系统夺获。现有脉冲发生器缺乏特别针对传导系统起搏的设计，既有算法功能常常需要仔细评估和调整是否开启。该例患者在随访中也发现当邻近心肌起搏夺获阈值显著低于传导系统夺获阈值，自动阈值管理功能开启时，脉冲发生器自动降低输出，造成起搏变为心肌夺获而非传导系统起搏。相应的右室心肌起搏的不利影响也显示出心室运动不协调和LVEF降低，再次程控测试后增加起搏输出保证传导系统夺获，从而有效达到了心室逆重构和临床心功能的改善。这一变化过程也说明传导系统起搏对心功能的获益主要来自于其经传导系统电信号的快速激动带来的机械同步性改善。

　　该例患者的常规诊疗评估之外，值得注意的是家族聚集性起搏植入的病史，这通常提示遗传性PCCD的可能。PCCD最早见于1964年Lev和Lenegre报道的家族性进行性传导阻滞病例，包含一组异质性疾病，但某些存在明确遗传模式并已经获知了致病基因。第一个被证实的PCCD基因是SCN5A，其功能突变可导致传导疾病，亦可表现出扩张型心肌病和心力衰竭。另一伴有显著传导系统病变的扩张型心肌病见于LMNA突变，正如本例患者后来证实。分子诊断的意义在于认识到部分突变与SCD的高风险有关。例如LMNA突变患者在所有病程阶段（包括LVEF＞35%时）都有很高的恶性心律失常风险，并且即使植入了起搏器仍可能发生SCD，同时传导阻滞的发生预测未来恶性心律失常风险。因此，目前指南对于LMNA突变相关的表述是符合常规起搏指征或已显示LBBB伴PR间期延长者均应考虑具备起搏功能的ICD（Ⅱa类C级推荐），而非普通起搏器。而该例患者因高度AVB明确，常见的提示SCD风险高危的因素缺乏，在致病基因结果获得之前植入了起搏器。虽然考虑到传导系统起搏对心功能的有效保护，加之使用β阻滞剂患者室性心律失常的负荷也有显著减少，但对未来恶性心律失常的风险预防仍有不足。由此获得的经验教训表明，家族聚集性传导系统病变很有可能与潜在的高风险突变有关，患者的基因检测应作为临床评估的一部分；针对特异性的致病突变，应考虑早期植入ICD预防SCD。

　　此外，还应认识到传导系统病变可能是某些系统疾病全身表现的一部分，例如LMNA突变患者可能合并有骨骼肌肉病变；其他神经肌肉病、代谢性疾病（如线粒体病）、Fabry病等也可能合并传导系统受累，全面的多系统评估和基因检测也有助于认识疾病全貌，对患者进行积极和充分的干预，以改善生存和整体生活质量。

　　最后，LMNA突变相关疾病主要为常染色体显性遗传，并有较高的外显率，以及可预测的功能后果，也建议对患者的家族成员筛查，尤其应关注目前无临床表现的突变基因携带个体。突变携带者至少每年进行ECG、动态心电图的检测、超声心动图随访。CMR与超声心动图相比可达到更加精确的结构和功能评估，并具有更好的可重复性，更有利于检测出左室功能的早期降低，同时基底至中间隔心肌延迟钆增强与PCCD和室性心律失常风险相关。

（病例提供：褚松筠　周　菁　北京大学第一医院）
（病例点评：吴　炜　中国医学科学院北京协和医院）

参考文献

[1]Peretto G，Di Resta C，Perversi J，et al.Cardiac and Neuromuscular Features of Patients With LMNA-Related Cardiomyopathy[J]. Ann Intern Med，2019，171（7）：458-463.

[2]Bonne G，Di Barletta MR，Varnous S，et al.Mutations in the gene encoding lamin A/C cause autosomal dominant Emery-Dreifuss muscular dystrophy[J].Nat Genet，1999，21（3）：285-288.

[3]Charron P，Arad M，Arbustini E，et al.Genetic counselling and testing in cardiomyopathies：a position statement of the European Society of Cardiology Working Group on Myocardial and Pericardial Diseases[J].Eur Heart J，2010，31（22）：2715-2726.

[4]Glikson M，Nielsen JC，Kronborg MB，et al.2021 ESC Guidelines on cardiac pacing and cardiac resynchronization therapy[J].Eur Heart J，2021，42（35）：3427-3520.

[5]Taylor MR，Fain PR，Sinagra G，et al.Natural history of dilated cardiomyopathy due to lamin A/C gene mutations[J].J Am Coll Cardiol，2003，41（5）：771-780.

[6]van Berlo JH，de Voogt WG，van der Kooi AJ，et al.Meta-analysis of clinical characteristics of 299 carriers of LMNA gene mutations：do lamin A/C mutations portend a high risk of sudden death？[J].J Mol Med（Berl），2005，83（1）：79-83.

[7]Wahbi K，Ben Yaou R，Gandjbakhch E，et al.Development and Validation of a New Risk Prediction Score for Life-Threatening Ventricular Tachyarrhythmias in Laminopathies[J].Circulation，2019，140（4）：293-302.

[8]Bezzina CR，RemmeCA.Dilated cardiomyopathy due to sodium channel dysfunction：what is the connection？[J].Circ ArrhythmElectrophysiol，2008，1（2）：80-82.

[9]Wolf CM，Wang L，Alcalai R，et al.Lamin A/C haploinsufficiency causes dilated cardiomyopathy and apoptosis-triggered cardiac conduction system disease[J].J Mol Cell Cardiol，2008，44（2）：293-303.

病例35　假性醛固酮减少症 Ⅱ 型

一、病历摘要

（一）病史简介

一般情况：患者男性，17岁，因"发现高血压、高钾血症1个月余。"入院。

现病史：2021年3月患者自测血压150～160/90～100mmHg，无明显不适，就诊当地医院。查动脉血气分析：pH 7.30，二氧化碳分压（pCO_2）36mmHg，氧分压（pO_2）38.7mmHg，碳酸氢根离子浓度（HCO_3^-）17.2mmol/L，碱剩余（BE）-8.3mmol/L，乳酸1.4mmol/L。生化：肌酐（Cr）68μmol/L，血钾（K^+）6.4mmol/L，血钠（Na^+）140mmol/L，血氯（Cl^-）115mmol/L。尿常规：pH 5.0，余（-）。予以碳酸氢钠2g/d口服。患者为求进一步诊治于我院就诊。起病以来，患者精神、睡眠、食欲可，大小便正常，体重无明显变化。

既往史：患者足月顺产，生长发育正常，智力和体力与同龄人相当。

个人史：无殊。

家族史：患者有1妹妹，目前两岁，诊断Turner综合征，血压正常，近期查血钾5.0mmol/L。患者父亲44岁时诊断高血压，目前血压130/100mmHg，未规律服用降压药，体检血钾正常。患者母亲无高血压或高钾血症病史。

（二）体格检查

身高158cm，体重58kg，体质指数BMI 23.2，血压161/100mmHg，心率75bpm。神志清楚，发育正常，营养良好，双肺呼吸音清，心律齐，各瓣膜听诊区未闻及病理性杂音，腹软无压痛，肌力正常，感觉正常，双下肢不肿。

（三）辅助检查

血常规、尿常规和肝肾功能正常，动脉血气分析及静脉血结果均提示高钾血症、高氯性代谢性酸中毒（病例35表1），口服碳酸氢钠并未改善患者的高钾血症及代谢性酸中毒。内分泌检查方面，患者肾素活性降低［0.02ng/（ml·h）］、醛固酮水平轻度升高（18.88ng/dl）。血清皮质醇、睾酮、3-甲氧基去甲肾上腺素及3-甲氧基肾上腺素水平正常。心电图、超声心动图、肾脏超声及肾上腺CT三维重建均未见明显异常。

病例35表1　本患者辅助检查结果

项目	治疗前	口服碳酸氢钠治疗 1 周后	口服氢氯噻嗪治疗 3 天后	正常范围
血压（mmHg）	160/100	160/100	140/90	
动脉血气分析				
pH 值	7.30	7.32	7.36	7.35 ~ 7.45
HCO_3^-（mmol/L）	17.2	16.2	21.5	22.0 ~ 27.0
BE（mmol/L）	−8.3	−8.4	−3.0	−3.0 ~ 3.0
K^+（mmol/L）	5.7	5.9	5.4	3.4 ~ 5.0
Na^+（mmol/L）	138	138	137	136 ~ 146
Cl^-（mmol/L）	113	116	111	98 ~ 106
静脉血				
K^+（mmol/L）	6.4	6.4	5.4	3.5 ~ 5.5
Na^+（mmol/L）	140	139	139	135 ~ 145
Cl^-（mmol/L）	115	110	105	96 ~ 111
Cr（μmol/L）	68	71		59 ~ 104
内分泌检查				
醛固酮（ng/dl）	18.88			5.9 ~ 17.4
肾素活性（ng/ml/h）	0.02			0.05 ~ 0.79
24 小时尿游离皮质醇（μg）	40.8			12.3 ~ 103.5
睾酮（ng/ml）	5.24			1.75 ~ 7.81
3- 甲氧基去甲肾上腺素（nmol/L）	0.33			< 0.9
3- 甲氧基肾上腺素（nmol/L）	0.23			< 0.5
尿检				
24 小时尿钾（mmol）	40			
24 小时尿钠（mmol）	196			
24 小时尿氯（mmol）	181			
24 小时尿肌酐（mmol）	13.28			

外周血全外显子组测序显示，患者（先证者）在*CUL3*基因的外显子9中存在一个杂合变异，位于chr2：225368370，c.1376 A＞T，p.Lys459Met。父母和他的妹妹是野生型，这意味着此患者出现了一个新的变异（病例35图1）。依据美国医学遗传学与基因组学学会（American College of Medical Genetics and Genomics，ACMG）遗传变异分类指南对该变异进行分析，考虑该变异为致病性变异。这种变异不存在于千

人基因组数据库、ESP6500（NHLBI外显子测序项目）、ExAC_ALL（外显子集合联盟）、ExAC_EAS（东亚外显子聚集联盟）、dbSNP、gnomAD、Chigene Inhouse或人类基因突变数据库（HGMD）中。我们进一步使用了PolyPhen-2（http：//genetics.bwh.harvard.edu/pph2/）和SIFT（http：//sift.bⅡ.a-star.edu.sg/）预测该变异对蛋白质功能的影响，均显示该变异对蛋白质功能可能具有破坏性。

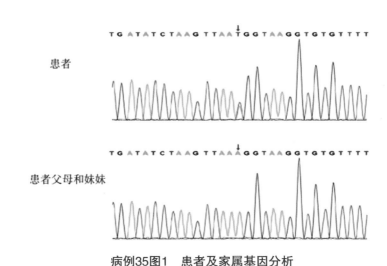

病例35图1　患者及家属基因分析

注：全外显子组测序显示，患者为 *CUL3* 基因杂合变异 c.1376A＞T，患者父母及妹妹为野生型。箭头表示变异的位置。

二、诊治经过

结合患者临床表现及辅助检查，考虑假性醛固酮减少症Ⅱ型诊断明确。患者接受限盐饮食和口服氢氯噻嗪12.5mg每日1次［0.22mg/（kg·d）］治疗。使用氢氯噻嗪治疗3天后，患者血压降至140/90mmHg，同时高钾血症及代谢性酸中毒明显改善（K^+ 5.4mmol/L，pH 7.36，HCO_3^- 21.5mmol/L，BE −3.0mmol/L）（病例35表1）。在3个月的随访中，患者的血压保持在130/80mmHg以下，血清钾水平为4.8mmol/L，并且纠正了代谢性酸中毒。

三、病例讨论

本患者临床表现为高血压、高钾血症及代谢性酸中毒，辅助检查显示患者存在肾素抑制和Ⅳ型肾小管酸中毒，同时入院检查排除了肾实质疾病、肾血管疾病或主动脉缩窄等疾病。患者的临床表现及辅助检查结果都与假性醛固酮减少症Ⅱ型的表型一致，而血清醛固酮水平的升高可能归因于血钾水平的升高。全外显子组测序表明，本患者在*CUL3*基因的外显子9中有一个新的杂合变异。

假性醛固酮减少症Ⅱ型（Pseudohypoaldosteronism Type Ⅱ，PHA Ⅱ），又称Gordon综合征、家族性高血钾性高血压，临床主要表现为高血压、高钾血症、代谢性酸中毒，同时肾功能正常、肾素活性和醛固酮水平偏低或正常。假性醛固酮减少症Ⅱ型是一种极为罕见的常染色体遗传病，通常为显性遗传。目前已知的致病基因有*WNK4*、*WNK1*、*KLHL3*和*CUL3*。WNK1蛋白和WNK4蛋白都是进化上保守的丝氨酸-苏氨酸激酶。在正常情况下，WNK4蛋白以抑制的方式间接调节位于远曲小管上皮细胞膜、上皮钠通道和肾髓质钾通道的噻嗪敏感性钠-氯协同转运蛋白的活性，以维持正常的血钾浓度和血压。*WNK4*基因的突变导致WNK4蛋白的抑制活性降低，从而增加钠和氯的重吸收，减少钾和氢的排泄，导致高血压、高钾血症和代谢性酸中毒。在正常情况下，WNK1蛋白对WNK4蛋白具有抑制作用，其突变可进一步抑制WNK4蛋白的活性。*KLHL3*基因和*CUL3*基因的变异可导致WNK1蛋白和WNK4蛋白的积累，这是因为变异可导致Cullin3-RING泛素连接酶复合物介导的WNK蛋白的泛素化失败，最终导致噻嗪敏感性钠-氯协同转运蛋白的活性增加、远曲小管对钠和氯的重吸收增加、容量扩张、血压升高和肾素分泌减少（病例35图2）。远曲小管对钠和氯的重吸收增加，降低了管腔中的电负性，从而减少了钾和氢的排泄，导致高钾血症和代谢性酸中毒。

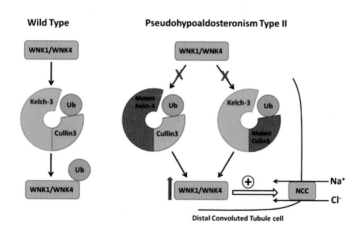

病例35图2　Kelch-3或Cullin3变异的假性醛固酮减少症Ⅱ型的病理生理学

注：Kelch-3 或 Cullin3 的变异导致 WNK1 和 WNK4 的积累，这是因为 Cullin3-RING 泛素连接酶复合物介导的 WNK 蛋白的泛素化失败，最终导致钠-氯协同转运蛋白的激活增加。

Pseudohypoaldosteronism Type Ⅱ：假性醛固酮减少症Ⅱ型；NCC：氯化钠协同转运蛋白。

CUL3基因位于2q36.2。目前报道的致病性CUL3变异均是杂合变异，位于内含子8、外显子9和内含子9，变异形式包括错义、无义、插入、缺失和剪切位点变异。研究发现，所有致病性CUL3基因变异都会导致外显子9框架内的57个氨基酸缺失（403-459），从而产生较短的CUL3蛋白。此外，具有CUL3基因变异的假性醛固酮减少症Ⅱ型患者可能表现出更严重的临床表型。他们倾向于更早地出现高血压，存在更严重的高钾血症和生长障碍，而其他三种基因变异类型的（WNK4、WNK1和KLHL3）假性醛固酮减少症Ⅱ型患者通常在18岁后患上高血压。本患者为青少年起病，临床表现为严重的高钾血症和代谢性酸中毒，全外显子组测序分析显示，本患者CUL3基因的外显子9中存在一个新的突错义变异（c.1376 A>T），且未在其他文献中报道过的。该变异位于先前已确定的致病热点（变异左右10bp范围内存在3个以上有害变异），先证者及其家庭成员存在表型和基因型的共分离。因此，考虑本患者CUL3基因变异与其表型存在相关性。治疗方面，限盐饮食和噻嗪类利尿剂可以改善假性醛固酮减少症Ⅱ型患者的所有临床表现。本患者经过治疗后的血压和血钾水平的改善，进一步支持了假性醛固酮减少症Ⅱ型的诊断。

本患者CUL3基因的新变异（c.1376 A>T）丰富了假性醛固酮减少症Ⅱ型的基因型谱。此病例也让我们在假性醛固酮减少症Ⅱ型的诊断和治疗方面积累了经验，也提醒临床工作者可积极应用基因分析手段协助假性醛固酮减少症Ⅱ型的精准诊断，从而做到早期发现、早期治疗，以最大程度改善患者预后。

四、病例点评

高血压合并低血钾是临床上继发性高血压患者常见的临床表型，鉴别诊断的思路已为心血管医师们熟知。但是高血压合并高血钾的病因在排除了检验误差、钾摄入过多、细胞溶解、肾功能不全及药物因素之后，诊断思路可能就会陷入僵局。本病例在临床表型的基础上联合基因测序，精准诊断了假性醛固酮减少症Ⅱ型这一罕见继发性高血压的病因，丰富了我们对高血压高血钾的诊断思路以及对这一罕见疾病的认识。

（病例提供：王　亮　中国医学科学院北京协和医院）

（病例点评：郭潇潇　中国医学科学院北京协和医院）

参考文献

[1]Richards S，Aziz N，Bale S，et al.Standards and guidelines for the interpretation of sequence variants：a joint consensus recommendation of the American College of Medical Genetics and Genomics and the Association for Molecular Pathology[J].Genet Med，2015，17：405-424.

[2]Wendy B Bollag.Regulation of aldosterone synthesis and secretion[J].ComprPhysiol，2014，4：1017-1055.

[3]O'ShaµghnessyKM.Gordon Syndrome：a continuing story[J].Pediatr Nephrol，2015，30：1903-1908.

[4]Mabillard H，Sayer JA.The Molecular Genetics of Gordon Syndrome[J].Genes（Basel），2019，10：986.

[5]McCormick JA，Yang CL，Zhang C，et al.Hyperkalemic hypertension-associated cullin 3 promotes WNK signaling by degrading KLHL3[J].J Clin Invest，2014，124：4723-4736.

[6]Ostrosky-Frid M，Chávez-Canales M，Romo M，et al.Familial Hyperkalemic Hypertension Genotype With a Negative Phenotype：A CUL3 Mosaicism[J].Am J Hypertens，2019，33：278-281.

[7]Boyden LM，Choi M，Choate KA，et al.Mutations in kelch-like 3 and cullin 3 cause hypertension and electrolyte abnormalities.Nature，2012，482：98-102.